浙江省普通本科高校“十四五”重点立项建设教材

同一健康与输入性传染病防控

主　编　许国章

副主编　方　挺　洪　航　尹志英　吴月静　曹雪春

编　委　（按章节编写顺序排序）

许国章　宁波大学医学部公共卫生学院
洪　航　宁波大学医学部公共卫生学院
许佳颖　宁波市第二医院
凌　锋　浙江省疾病预防控制中心
吴瑜燕　浙江省疾病预防控制中心
方　挺　宁波大学医学部公共卫生学院
吴月静　宁波大学附属第一医院
马　瑞　宁波市疾病预防控制中心
孙继民　浙江省疾病预防控制中心
唐春兰　宁波大学医学部公共卫生学院
占炳东　衢州市疾病预防控制中心
徐博捷　宁波大学医学部公共卫生学院
严剑波　舟山市疾病预防控制中心
王　铭　宁波大学医学部公共卫生学院
陈　奕　宁波市疾病预防控制中心
郑舒方　宁波大学医学部公共卫生学院
金少月　宁波大学医学部公共卫生学院
张栋梁　宁波市疾病预防控制中心
贺天锋　宁波市疾病预防控制中心
马　晓　宁波市疾病预防控制中心
顾文珍　宁波市疾病预防控制中心
倪红霞　宁波市疾病预防控制中心
任江萍　浙江省疾病预防控制中心
陈恩富　浙江省疾病预防控制中心
俞雪钧　宁波海关
曹雪春　宁波海关
尹志英　衢州市疾病预防控制中心
鲁　锋　宁波市疾病预防控制中心

科学出版社

北　京

内 容 简 介

本书基于“同一健康”理念，系统阐述输入性传染病的流行特征与防控策略，由多领域专家联合编写。全书从理论到实践，详细分析登革热、埃博拉出血热、猴痘等重点传染病的传播规律与防控要点，涵盖监测预警、实验室检测、应急处置等关键环节。通过甲型H1N1流感、疟疾等典型案例，深入剖析疫情防控的决策过程与技术应用，为读者提供可操作的实战参考。教材融合医学、兽医学和环境科学等多学科知识，介绍症状监测、分子诊断等前沿技术在口岸检疫和疾病防控中的创新应用。

本书既可作为高等院校公共卫生相关专业的研究生教材，又可为疾控机构、海关检疫和医疗机构专业人员提供专业指导，对提升我国输入性传染病防控能力具有重要价值。

图书在版编目（CIP）数据

同一健康与输入性传染病防控 / 许国章主编. -- 北京 : 科学出版社, 2025. 6. --（浙江省普通本科高校“十四五”重点立项建设教材）.

ISBN 978-7-03-081893-5

Ⅰ. R183

中国国家版本馆CIP数据核字第2025RL1908号

责任编辑：周　园 / 责任校对：周思梦

责任印制：张　伟 / 封面设计：陈　敬

科学出版社 出版

北京东黄城根北街16号

邮政编码: 100717

http://www.sciencep.com

三河市骏杰印刷有限公司印刷

科学出版社发行　各地新华书店经销

*

2025年6月第　一　版　开本：787×1092　1/16

2025年6月第一次印刷　印张：12 3/4

字数：364 000

定价：59.80元

（如有印装质量问题，我社负责调换）

序

在全球化进程不断深化的今天，人类与自然环境的互动愈发频繁，传染病的传播早已突破地域界限。从登革热到艾滋病，从埃博拉出血热到猴痘，输入性传染病的威胁如影随形，其防控已成为全球公共卫生领域的重大挑战。面对这一复杂局势，传统单一学科的应对模式已显不足，亟需以跨学科、多维度的视角重构传染病防控体系。在此背景下，同一健康（One Health）理念应运而生，强调人类、动物、环境健康的整体性与协同性，为新时代公共卫生治理提供了全新的理论框架与实践路径。

《同一健康与输入性传染病防控》一书的诞生，恰逢其时。作为国内目前可查的首部系统整合“同一健康”理念与“输入性传染病防控”双重视角的教材，此书不仅填补了我国公共卫生教育领域的空白，更响应了教育部推动交叉学科发展的战略部署。2023 年，宁波大学获批设立同一健康科学与工程交叉学科，标志着这一理念从学术共识转化为学科实践。此书的编写，正是为这一新兴学科提供理论支撑与教学资源，助力培养兼具全球视野与跨学科能力的公共卫生人才。

宁波大学组织专家，立足我国国情，紧扣“一带一路”倡议下国际交往的卫生风险，构建了“理论-策略-技术-案例”四位一体的内容体系。从同一健康的内涵解析到输入性传染病的监测处置，从登革热、疟疾等经典案例到甲型 H1N1 流感防控示范，全书既注重学科前沿的梳理，又强调实战场景的还原，更融入大数据、人工智能等新技术在口岸检疫、风险评估中的应用，充分彰显浙江省普通本科高校“十四五”重点立项建设教材的创新特质。

尤为可贵的是，此书突破传统教材的学科壁垒，实现了公共卫生学、临床医学、兽医学、环境科学等多领域知识的有机融合。教材以八章篇幅，系统阐述输入性传染病的病原特征、传播规律及防控技术，并通过案例分析揭示跨部门协作与全球治理的必要性。这种多维视角不仅契合同一健康的核心要义，更为读者提供了从局部防控到全球联动的思维跃迁。作为教学用书，此书兼具学术深度与教学适用性，既可作为公共卫生与预防医学类专业学生的核心课程教材，亦可为疾控工作者、临床医师及出入境检疫人员提供实操指南。

期待此书能成为叩响同一健康时代之门的密钥，助力更多学子与从业者在人类、动物、环境共生的宏大叙事中，书写传染病防控的新篇章。

陆家海教授
中山大学公共卫生学院
温州医科大学同一健康研究院院长
2025 年 5 月

目　录

第1章 概　论

第1节　输入性传染病概述

随着国际交往的日益扩大，经济全球化的不断深入，国际贸易的不断发展，交通工具、货物、人员的国际流动日益频繁，物资交流大幅度增长，旅游和贸易打破了疾病暴发流行的生态地域限制，为传染病及其媒介生物的传播提供了极大的空间，使传染病的传播更为迅速。世界卫生组织（World Health Organization，WHO）总干事在《1996年世界卫生报告》中指出，“我们正处于一场传染性疾病全球危机的边缘，没有哪一个国家可以免受其害，也没有哪一个国家可以对此高枕无忧”。根据《中华人民共和国2023年国民经济和社会发展统计公报》，2023年我国入境游客8203万人次，其中外国人1378万人次。全球化的推进、人员往来的频繁、国际贸易合作的密切使得来自世界各地的传染病传入中国成为可能。近年来，我国相继发生过登革热、基孔肯亚出血热、西尼罗热、恶性疟、脊髓灰质炎野病毒感染、新亚型流行性感冒（不含禽流感）的输入性病例，甚至引发本地暴发疫情。

当前，输入性传染病呈现出多样化和复杂化的态势，正在成为我国严重的公共卫生威胁。近20年来，我国输入性传染病种类和数量持续增加。2005～2016年，我国内陆地区报告的输入性传染病病例共31 740例，其中大部分为疟疾（共27 497例，占86.63%）。我国自2010年启动疟疾消除计划以来，本地感染病例大幅下降，从2005年的32 726例下降到2015年的39例，而输入性疟疾病例的占比大幅上升，从2005年的18.26%上升到2015年的98.73%，输入性疟疾已经成为我国疟疾消除的首要目标。此外，我国于2000年消灭脊髓灰质炎野病毒后，于2011年由巴基斯坦重新输入我国新疆地区并引发疫情。除了传统传染病之外，一些新发传染病的流行和输入也给我国传染病防控带来了前所未有的挑战。例如，2015年底暴发于非洲安哥拉的黄热病疫情，于2016年3月通过外出务工人员首次输入我国；2016年暴发于巴西的寨卡病毒疫情，被WHO确认为国际关注的突发公共卫生事件，同年2月9日我国通报了首例输入性寨卡病毒病病例。输入性传染病防控成为我国公共卫生问题的一大难题。

一、基 本 概 念

（一）传染病

传染病是指由病原微生物感染人体后产生的有传染性、在一定条件下可造成流行的疾病。病原微生物包括细菌、病毒、支原体、衣原体、立克次体、螺旋体、真菌、寄生虫、朊病毒等。

感染是病原体和人体之间相互作用的过程。病原体进入人体后可引起相互之间的斗争。由于适应程度不同，在相互斗争的过程中可产生各种不同的表现，临床上称为感染谱。感染过程包括病原体被清除、隐性感染、显性感染、病原携带状态、潜伏性感染等几种表现。传染病的基本特征包括：有病原体、有传染性、有流行病学特征、有感染后免疫。传染病的致病因子是活的病原微生物，任何传染病都是由特异的致病因子所引起。只有发现和确定了病原体，才算圆满完成对某一传染病的定性认识，也才能更深一步研究该病的特征和防治。传染病能在宿主之间直接地或通过媒介物相互传播，即有传染性。传染病的病原体由传染源排出，经过一定的传播途径，侵入易感者机体而形成新的感染，并不断发生、发展即构成了传染病的流行过程。在传染病流行过程中，传染源、传播途径和易感人群这三个环节，缺少其中的任何一个环节都不会发生流行。影响流行过程的因素包括自然因素，如地理、气象和生态条件；社会因素，如社会制度、经济和生活条件、文化水平等。

（二）新发传染病

新发传染病是相对于以往人们所认知的旧传染病而言，是指由新种或新型病原微生物引起，造成公共卫生问题（地域性或国际性）的新识别的和以往未知的传染病。新发传染病大体可分为以下几种：

1. 新病原体引起的新发传染病 即出现了对人类致病的新病原体并引起新的疾病，如人类免疫缺陷病毒（human immunodeficiency virus，HIV）引起的艾滋病（acquired immune deficiency syndrome，AIDS）等。

2. 新变异株引起的新发传染病 原已认识的病原微生物发生变异后出现新的型别而引起的传染病，如现在研究认为O139群霍乱弧菌可能是O1群霍乱弧菌基因突变的结果；严重急性呼吸综合征是由冠状病毒变异引起的。

3. 新认知的新发传染病 有些疾病早已存在，但未被认知，近年才被认识，如丙型和戊型肝炎、军团病和莱姆病等。

4. 新确认是传染病的新发传染病 一些疾病早已存在并被认识，但未被认为是传染病，近年来，发现这些疾病是传染病，如幽门螺杆菌引起的消化性溃疡。

5. 在某地新流行的新发传染病 某种传染病早已在一些地方流行并已被人们所认识，而当它在新的地方流行时，通常被认为是该地的一种新发传染病，如西尼罗热和猴痘在美国发生流行。

最近10余年来，全球范围内几乎年年都有新发传染病的流行。新传染病出现、旧传染病复燃以及病原体对抗生素的耐药性增加等均构成了对人类健康和生命的威胁。新发传染病与输入性传染病有区别但又密不可分，大多数新发传染病的出现，通常始于一局部地区的个例或孤立人群，此后则往往通过一些与人类社会活动直接或间接有关的因素，再造成它的传播扩散，从一个地区传入另一个地区，甚至从一个国家输入另一个国家。从新发传染病的来源可知，凡是有助于使新病原体引入人群并能感染人类和造成传播的因素均能影响新发传染病的流行，如砍伐森林或植树造林引起的生态环境变化；洪涝、干旱等气候变化；人口增长与移民，战争、贫困和城市衰退造成公共卫生设施不良；吸毒、性乱等不良行为；国际旅行与贸易活动，食品供应、全球化等。这些因素中只要有一种因素存在，或者在某几个方面的因素共同作用下，都可能造成新发传染病的传播扩散。

（三）输入性传染病

输入性传染病（imported infectious disease）是指凡本国原不存在或尚未发现或已消灭而由国外传入的传染病，相应的病例称为输入性病例。

本国没有而从国外传入的疾病，称为输入性；在一个国家内，某种疾病由一地区传入另一没有该病或已消灭该病的地区，则不称为输入性，而称为传入性，也称为带入。而在实际工作中遇到的更多的情况往往是传入性疾病，比如患者在狂犬病高发区感染狂犬病毒进入非狂犬病疫区；患者在疟疾高发区感染疟疾后进入非疟疾流行区，这些均为传入性疾病，本书的编写力求突出实用性，因此专门有一个章节介绍传入性疾病的防控技术。

输入性传染病一般有以下几个结局：

1. 病例输入后，由于当地环境、社会等因素，或防控措施得力，局限在输入个案，不引起本地传播。

2. 病例输入后，在适当的环境、社会条件下引起本地传播，由于及时采取有效控制措施，控制疫情的蔓延并最终消除该疾病。

3. 病例输入后，引起本地传播，由于当地环境、社会条件适合该病传播，或者不间断有病例输入，最终成为被输入地的主要传染病，所谓的输入性已经失去了意义。最经典的例子是AIDS。

二、输入性传染病的特征

输入性传染病除了具有一般传染病的特点外，还包括如下特征：

1. 输入性传染病不可预知，不知道会在何时输入，无法做好特异性准备。

2. 人群没有免疫力，没有有效的预防、诊断和治疗措施，来势凶，传播快，范围广和传播途径多。

3. 往往造成巨大的经济损失和社会影响。

4. 政府决策人员得不到专业人员的明确意见，无法及时做出决策。

5. 大众得不到有效的宣传和教育，产生恐慌心理，容易造成社会的不稳定。

三、影响输入性传染病传播的因素

影响输入性传染病的因素很多，凡是有助于使病原体引入人群或使之能在人群中确立并传播的因素皆能够影响输入性传染病的发生和扩散。主要包括社会和自然两方面因素。

1. 经济全球化趋势，人员交往频繁，物资交流大幅度增长，交通发达，旅游业发展，传染病的传播更为迅速。同期农产品货物贸易也快速增长。

2. 经济发展都市化进程加快，大量农村人口涌向城市，尤其是在城市的城乡接合部和小城镇，由于供水、排污、住房及有关公共卫生设施严重超负荷，环境污染严重，自净作用缺失，犹如人体“肠梗阻”，容易造成传染病传播与暴发。例如，近几年某省的一些地方甲型副伤寒沙门菌流行，其主要是由浅层地下水与海涂养殖场污染所致。

3. 人类活动扩展促进了生态环境的改变。开垦荒地，砍伐森林，修筑水坝，林区旅游，大量使用化学剂、燃料污染环境造成气候变暖、灾害增多，促使病原微生物和媒介的变异，造成传染病发生地的移动，增加了人们接触某些野生动物的机会，使一些原来在动物间传播的病原体侵袭人类。

4. 农副产品生产和食品加工的规模化及销售供应的商品化，如果其中某环节物品被污染，其涉及面和受感染人群的规模可远远超出过去一家一户或某一局部地区的食源性传染病传播扩散的范围。

5. 人们生活方式、行为方式的变化，如性开放、静脉吸毒等行为又极易造成经性传播和血液传播的传染病流行扩散。

（许国章）

第2节 国内外流行现况及防控技术

一、国内外流行现况

在我国，最经典的输入性传染病当属AIDS。1981年，美国发现世界上首例AIDS病例，其后在欧洲、非洲均发现AIDS病例。1985年我国发现首例AIDS病例，随后AIDS开始在我国快速流行，最终成为本国流行的疾病。

另一个经典的输入性传染病是登革热。登革热1917年从南亚传入我国，1928～1929年，在广州、厦门、杭州、宁波、上海、台湾和香港等地流行，1942～1945年流行更加猖獗。经过了30多年静止期后，1978 年广东省佛山市突然发生登革热暴发流行，其后广东省几乎每年均有登革热病例报告，流行呈现高度集中相对分散的暴发特点，但目前尚无明确证据表明登革热在广州已经由非地方性流行区变为低地方性流行区。有研究表明2005～2016年，我国输入性登革热每年均有报告，并且病例数量总体呈上升趋势。

“善变”的流行性感冒病毒可谓是输入性传染病中的“流行高手”。在1918～1919年源自美国兵营的“西班牙流感”是人类历史上最致命的传染病，曾经感染全世界约10亿人，2500万～4000万人死亡（当时世界人口约17亿）。1957年2月首发于我国贵州的甲型H2N2流感，1968年出现的甲型H3N2流感，也称香港流感，均引起了大流行。2009年3月底至4月中旬，墨西哥、美国等多国接连暴发甲型H1N1流感。其后在全球大多数国家均发生新型甲型H1N1流感的流行。

非洲国家加纳是疟疾高发国，WHO数据显示，2006年加纳的疟疾病例报告数为720万。疟疾导致的死亡占该国总死亡人数的19%。在加纳务工的人，感染疟疾的风险极高。中国在加纳的务工人员有1万多人来自广西壮族自治区南宁市上林县，随着他们陆续回国，也有将疟疾带回国的风险。

1952年基孔肯亚出血热首次暴发于坦桑尼亚南部的尼瓦拉州。到了20世纪60年代以后，基孔肯亚出血热东移至东南亚地区。本病多次发生于非洲以及亚洲的印尼、菲律宾、泰国、越南、缅甸和印度等地。仅1965年在印度马德拉斯的一次流行中，200万人口中就有30万患者。1987年云南西双版纳发现基孔肯亚出血热患者，并从其血液中分离出病毒。

输入性传染病全年均有发病，但许多输入性传染病都表现出明显的季节性，并且各种输入性传染病季节高峰各不相同。例如，输入性疟疾在4～8月发病率较高，在5～6月达到高峰，且在1月出现1个小高峰，这一现象可能与春节期间大量务工人员入境返乡有关；而输入性登革热主要发生在7～11月之间，并在10月达到高峰。寨卡病毒输入性病例主要在节假日（如春节、国庆节等）前后由国际机场输入。基孔肯亚出血热输入病例报告主要集中在7～11月，以夏、秋季节为主。此外，我国不同地区（省份）输入性传染病的季节高峰不同。有研究发现，云南省输入性登革热病例的高峰期为8～11月，而广东省、福建省和浙江省输入性病例高峰期为6～10月，这可能与输入性病例的职业有关，云南省输入性病例以出国务工人员为主，而广东省输入性病例以商业服务人员为主，不同职业的作业时间不同从而导致季节高峰的差异。

输入性传染病在我国各地均有报告，但主要集中在沿海地区和边境地区。这些地区人员流动频繁，与境外疾病流行区接触机会多，因此输入性病例也相应较多。例如，输入性疟疾主要集中在云南省和广西壮族自治区，其次为江苏省、四川省、河南省和浙江省等地区。而输入性登革热主要分布在我国东南部，病例报告较多的省份有云南省、广东省。

我国输入性传染病的病例来源广泛，亚洲和非洲是主要来源地区。恶性疟和卵形疟主要来源于中非和西非国家（例如尼日利亚、安哥拉、加纳、几内亚），而间日疟主要来源于东南亚地区（例如缅甸、印度尼西亚）；云南省报告输入病例主要来源于亚洲，而其他地区（例如广西壮族自治区、江苏省、四川省等）的病例主要由非洲输入。除恶性疟外，非洲还是黄热病、罗阿丝虫病的主要输出地区。东南亚是输入性登革热的主要来源地区，其中大部分输入病例被带到我国云南省和广东省，泰国、柬埔寨和马来西亚是广东省的主要输入来源，而缅甸、老挝和泰国是云南省的主要输入来源。除登革热外，以亚洲为主要来源地的还有基孔肯亚出血热、利什曼病、流行性乙型脑炎（简称乙脑）、流行性出血热等疾病。

二、防控技术

输入性传染病由于其不可预知性、可能出现严重的后果，对社会、经济与公众日常生活产生重大影响，需要采取综合的防控措施，现有策略、措施、技术队伍、设施、资源与技术储备以及特异性的诊断、预防、救治手段等，对输入性传染病的防控体现了一种综合的实力。不可否认，在发现和防范输入性传染病中，现有的业务管理体制与专业分工，可能还存在着严重的缺位问题。由于历史的缘故，大多已习惯了从一种已知的疾病或中毒事件来开展我们的工作，许多从事专业技术工作的人员，只能发现、识别、处置自己专业分工的某类疾病或某方面技术，对专业之外的疾病或事件，往往不甚明了。

输入性传染病与新发传染病密不可分。急性新发传染病的病死率一般都很高，如AIDS、埃博拉出血热等在90%左右，尼帕病毒性脑炎在48%左右。会对社会、经济与公众日常生活产生严重影响。在经济全球化、工业化、都市化迅速发展的今天，世界上任何一个角落新出现的传染病，都值得引起我们的高度重视，都要逐个分析可能输入的途径及在本土传播扩散的可能。需要考虑的是：这个新发传染病本地可能存在吗（首先考虑疫源存在的条件）？本地可能输入吗？有多大概率可能输入？从什么途径输入可能性最大？这个新发传染有可能流行吗？一旦流行其规模有多大？发展趋势如何？会造成多大后果（发病率、病死率、致残率，形成新的自然疫源地的可能，对社会与公众日常生活、经济活动带来的影响等）？通过上述分析，并根据发生的可能性及发生后可能带来的后果，按轻重缓急对各种已有的和新发的或复燃的传染病依次逐个分析，评估现有的应对能力与条件，找出需要防范的主要传染病，然后按不同情况，有计划、有重点地采取不同的防范措施。

不同种类的蚊媒传播的传染病种类各不相同，如按蚊是疟疾等的重要传播媒介，伊蚊是登革热、黄热病和寨卡病毒等的重要传播媒介，库蚊属是乙脑等的重要传播媒介。由于我国输入性病例中劳务人员构成比例高，文化水平普遍较低且大都缺乏防控意识，极易染上当地传染病，危及生命健康和安全。因此有必要通过针对前往传染病流行地区的人员，如出境旅游、务工人员等开展健康教育，如告知前往非洲、东南亚等地区的人员做好防蚊措施，预防蚊媒传染病。随着网络技术发展，可以通过微信、抖音、微博等新媒体平台向居民进行健康宣传，科普输入性传染病相关知识。此外，针对有疫苗可预防的输入性传染病做好预防接种，如接种 1 次黄热病疫苗可获得长期保护。加强卫生部门和进出境检疫、劳务输出、商务等多部门的联防联控机制，尤其发挥好口岸检疫在输入性传染病病例发现、监测、流行病学调查中的重要作用，提高疾病检测效率和准确性。口岸卫生检疫是我国输入性传染病防控的首要环节，研究表明，卫生检疫是发现输入病例的主要方式。输入性传染病如恶性疟、登革热等大部分病例均有体温升高症状，因此体温监测是口岸卫生检疫的一大重要且有效的手段。

输入性传染病的发现首先要有一个完善的监测系统，要充分利用现有的法定传染病网络直报系统和突发公共卫生事件网络直报系统。输入性传染病往往以不明原因疾病的面貌出现，针对病因不明疾病的发生情况或疾病发生的异常现象，建立专门的疾病监测系统并开展流行病学调查，是发现输入性传染病的主要途径。在临床上当发现有原因不明疾病，在排除已有或已知的各种疾病的基础上，对该病例做系统连续的观察，研究这一疾病的临床经过，留存患者的相关标本并及时报告。

对输入性传染病的发现与控制要重点关注两种病例，第一类是这些传染病的早期“首发”个例，由于缺乏经验或必要的特异诊断手段，有可能延误报告甚至漏诊，造成的后果就有可能是在当地引起大范围的传播和蔓延。而避免这种延误与漏诊，对需要争取时机迅速控制的暴发疫情是至关重要的。第二类是死亡病例，要做好对于死亡病例的监测，它可以较好地发现病情凶险、病死率较高的一些传染病，其中也有可能发现一些在本地未见或罕见的输入或新发传染病。要从死亡数据的异常变动和（或）不明原因死亡个案的主诉中，注意搜索有无传染病可能的案例。如在临床表现和流行病学方面存在疑问或可疑的线索，应在分析临床与流行资料的基础上，组织追踪调查，包括暴露史调查，如有无接触可疑疫源线索或到过可疑的疫源地，并同时对该死亡病例的密切接触的对象进行追踪观察，由此研究是否存在传播链；对周围环境做生态流行病学的调查，研究有无共同暴露的因素。

其次要做好实验室技术储备，除了传统的微生物检测方法外，输入性传染病的检测更偏重分子生物学方法，因为它避开了传统方法必须面对而又常难以做到的病原体培养问题，这是它最大的优势。选择检测方法时，必须认识到病原体引起人体疾病可以由病原体本身引起，也可由病原体产生的毒素引起，还可由病原体诱发的不适应的免疫反应引起。不同病原体致病过程不一样，相同种型病原体的不同株可能因为携带毒力不同或产毒的环境条件不同，使其致病性与致病过程各不相同，有些疾病进入人体引起致病的并不一定是病原体本身，单纯为其毒素或作为过敏原的抗原物质进入人体也可引起发病，所以病原学检测与鉴定时应考虑毒力基因、毒素或可引起超敏反应的抗原。由此研究确定采集什么样的标本（人体、动物、生物标本、环境标本）检测及确定什么时间、什么部位采集等问题。

针对以上所述，防控输入性传染病，建议做好以下措施。

（一）提高认识，加强国内外交流与合作

加强国际合作，尤其是加强与邻近国家的传染病防治部门的合作与交流，互通信息、借鉴经验，密切关注可能在我国出现的传染病，掌握相关知识和技术。吸取国内外传染病防治的成功经验，制订适合本地实际的防控措施并确保实施。

（二）加强监测，提高公共卫生医师的应对能力

建立并完善传染病监测和预警系统，密切关注国内外流行趋势，深入开展流行病学调查和研究，阐明新发传染病的流行环节、流行特征及影响因素，了解发病特点及主要诊断技术和防治措施，同时从组织体系、人员、设备、技术能力等方面提高应对新发传染病的能力。

（三）加强培训，提高临床医师的识别能力

大多数临床医师未接触过输入性传染病病例，也未接受过相关的培训，缺乏对输入性传染病的了解，容易造成误诊和漏诊。因此，应加强临床医师对可能性较大的输入性传染病的识别、治疗培训工作，使临床医师对不明原因疾病保持高度警惕，提高对新发传染病的识别能力。

（四）开展宣传教育，保持人与自然和谐相处

通过电视、报纸和网络等媒体积极开展有关输入性传染病的群众性宣传教育工作，提高公众对新发传染病的认识和防范意识。同时，建议广大市民养成良好的个人习惯和生活行为方式，爱护环境，杜绝或减少破坏生态环境，从源头上堵住输入性传染病。

（五）加强国境卫生检疫，防止传染病的输入和输出

新冠疫情结束后，国际人口流动更加频繁，输入性传染病再次成为我国公共卫生领域迫切需要解决的问题。应当做好输入性传染病健康宣传工作，提高居民传染病防控意识；推动建设多部门联防联控机制；做好口岸卫生检疫、监测和流行病学调查，做到及早发现、及时隔离、及早治疗。

此外，应提前制订好输入性传染病的应急预案，加强地区合作并依托大数据和互联网建立灵敏有效的输入性传染病监测系统，为输入性传染病的早期预警、控制干预和应急响应提供重要的技术支撑。

（许国章）

第2章 同一健康

第1节 同一健康理念的内涵、外延

一、同一健康的定义

同一健康（One Health）是一种综合统一的方法，旨在可持续地平衡和改善人类、动物、植物和生态系统的健康。它强调人类健康、动物健康和生态环境健康的密切相互依存关系。这一理念试图打破传统医学、兽医学和生态学等学科间的界限，倡导跨学科、跨领域的合作，以更系统化的方式应对全球卫生挑战。

（一）同一健康的发展历程

同一健康理念的发展可以追溯到19世纪，经历了多个重要的历史阶段和重大事件的推动，逐渐形成今天的综合健康理念。

1. 历史背景 19世纪，德国病理学家鲁道夫•魏尔肖（Rudolf Virchow）首次提出了“人兽共患病”的概念，强调人类与动物之间的健康联系。他认为，医学和兽医学之间并没有明确的界限，许多疾病的发生都与人类和动物共同的环境有关。这一理论为后来的同一健康理念奠定了基础。

魏尔肖的思想在当时并未引起足够重视，但随着公共卫生研究的发展，尤其是在新发传染病频发的背景下，他的观点逐渐受到关注。人类对动物健康和生态环境的重视，成为理解人类健康的关键因素。

2. 现代发展 进入21世纪，严重急性呼吸综合征（severe acute respiratory syndrome，SARS）疫情的暴发引起国际社会的广泛关注，促使全球各国加强对人兽共患病的监测与研究。2003年，SARS病毒的传播揭示了人类与动物之间密切联系的重要性，促使各国重新审视公共卫生政策，强调跨学科和跨部门合作的重要性。2009年，甲型H1N1流感疫情的传播再次强调了人类健康与动物健康之间的关系，推动了全球对同一健康理念的关注与实践。各国政府和国际组织开始在公共卫生政策中考虑动物健康和生态环境的因素，以提高对新发疾病的应对能力。2020年，新冠疫情的暴发使得同一健康理念成为全球公共卫生治理的核心主题。新冠疫情的迅速传播再次证明了人类、动物和环境健康之间的复杂联系，促使世界各国加强了对同一健康理念的重视与响应。

3. 国际协作 在全球卫生组织和多个国际机构推动的背景下，WHO、联合国粮食及农业组织（Food and Agriculture Organization of the United Nations，FAO）、世界动物卫生组织（World Organization for Animal Health，WOAH）等国际机构相继推动跨学科合作，强调同一健康在全球公共卫生治理中的重要性。2008年在国际卫生组织的倡导下，多个国家联合提出了“一个世界，同一健康”（One World，One Health）战略，明确将人类健康、动物健康和环境健康作为相互关联的整体进行管理。这一战略的提出标志着全球公共卫生政策的重大转变，强调了在应对传染病、加强公共卫生安全、推动环境保护等领域需要协同合作。通过这一战略，各国能够更有效地应对人兽共患病、食品安全和环境变化带来的健康威胁。

（二）同一健康的理论基础

1. 生态系统健康理论 强调生态系统中生物与非生物组成部分的相互作用及其对人类和动物健康的影响。健康的生态系统能够提供清洁的水源、充足的食物和良好的栖息环境，从而直接促进人类和动物的健康。研究表明，生态系统的完整性与人类健康密切相关，保护生态系统能够降低疾病的传播风险。

（1）生态系统的定义与重要性：生态系统是由生物（如植物、动物、微生物）及其非生物环境（如土壤、水、空气）组成的一个复杂系统。健康的生态系统不仅支撑着生物的生存与繁衍，还为人类提供多种生态服务，如气候调节、水质净化和生物多样性维护。

（2）生态健康评估指标：生态健康的评估通常依赖于水质、土壤质量、生物多样性和栖息地完整性等指标。通过定期监测这些指标，可以及时识别生态系统的变化，从而采取有效的管理措施。

2. 人兽共患病理论 揭示了人类与动物之间疾病传播的路径与模式。许多重大传染病（如狂犬病、禽流感、埃博拉出血热等）都是在人类与动物的接触中传播的。该理论强调理解传播机制对制订有效防控策略的重要性。

（1）人兽共患病的定义：人兽共患病是指能够在人类和动物之间传播的疾病。其传播途径通常与动物的健康状况、环境因素和人类的生活方式密切相关。

（2）传播机制的分析：人兽共患病的传播机制涉及多个因素，包括动物健康、环境变化和人类活动。例如，野生动物的栖息地破坏会增加人类与动物接触的机会，从而提高疾病传播的风险。

3. 全球健康治理框架理论 全球健康治理框架是指在全球范围内，国家、国际组织和非政府组织等多方共同合作，以应对跨国界健康问题的管理机制。其核心目标是提升全球公共卫生水平，确保各国能够有效应对健康挑战。

（1）全球健康治理的定义：全球健康治理强调多边合作，通过信息共享、资源调配和政策协调，促进不同国家和地区在健康问题上的协作。

（2）同一健康在全球治理中的作用：同一健康理念促进各国在公共卫生政策上的协作与协调。通过跨国界合作，各国能够共享疾病监测数据，并迅速应对新发传染病的威胁。

4. 公共卫生理论 关注如何改善和保护人群的健康，其核心目标是预防疾病、延长寿命以及促进健康。公共卫生强调通过政策和行动来改善人群的健康状况，减少健康差异，提高生活质量。

（1）公共卫生的定义与目标：公共卫生的主要领域包括流行病学、环境卫生、社区健康和健康政策等。公共卫生的目标是通过健康教育、疫苗接种、疾病监测等方式来提高人群的健康水平。

（2）公共卫生与同一健康的联系：同一健康理念强调人类、动物和生态环境的相互作用，与公共卫生的整体健康管理目标高度契合。在制定公共卫生政策时，必须考虑动物健康和生态环境的因素。

5. 社会经济与健康理论 关注社会和经济因素对健康的影响，强调健康不仅受生物因素的影响，社会和经济因素也起着重要作用。

（1）社会决定因素与健康：社会决定因素包括教育水平、收入、职业、社会支持等，这些因素直接影响人群的健康状况和健康行为。研究表明，健康不平等现象在不同社会经济群体中普遍存在，低收入和教育水平较低的人群往往面临更大的健康风险。

（2）经济发展的健康效应：经济增长对公共卫生具有双重影响。一方面，经济发展能够提高医疗保健的可及性和质量，从而改善人群的健康水平；另一方面，经济快速发展的同时可能导致环境污染、资源消耗等问题，从而对健康产生负面影响。

二、同一健康理念的内涵

（一）疾病预防的综合视角

1. 人类与动物之间的传染病传播链的识别与控制 同一健康理念的核心之一是识别人类与动物之间的传染病传播链。有效的疾病控制措施必须首先理解病原体是如何在人类和动物之间传播的。例如，许多传染病（如禽流感、狂犬病等）都是通过动物传播给人类的。通过监测动物的健康状况和环境的变化，可以及时发现潜在的疾病威胁，采取相应的预防措施。

2. 输入性传染病防控的策略与实践 应对输入性传染病需要综合采取多项策略，包括建立健全的监测体系，加强国际合作与信息共享，以及对入境旅客进行健康监测。例如，新冠疫情期间，各国通过加强对入境旅客的健康检查，及时发现和隔离病例，有效地控制疫情的扩散。

3. 对动物、媒介生物和环境的监测及其在疾病预防中的作用 监测动物健康、媒介生物和环境质量是预防传染病的重要手段。通过定期对动物进行健康检查，监测其免疫状况，能够及时发现潜在的疾病风险。此外，环境因素（如水质和气候变化）也直接影响疾病的传播，因此环境监测同样不可忽视。综合监测系统能够有效提升公共卫生的应对能力。

（二）健康促进

1. 改善动物健康和生态环境以促进人类健康 健康促进是同一健康理念的重要组成部分。通过改善动物的健康状况和生态环境，可以显著提升人类的健康水平。健康的动物群体能够减少病原体的传播风险，降低人类感染疾病的机会。

2. 动物疫苗接种、养殖管理与环境卫生措施的结合 动物疫苗接种是预防动物疾病的有效手段。结合科学的养殖管理和环境卫生措施，能够实现对人类健康的保护。例如，在养殖业中，通过对牲畜进行疫苗接种、管理饲养环境，能够有效减少疫病发生，进而保障食品安全。

3. 通过全球卫生协作促进全民健康 全球卫生协作是推动健康促进的有效方式。各国应加强合作，分享信息和资源，以共同应对全球健康挑战。例如，全球疫苗免疫联盟（The Global Alliance for Vaccines and Immunisation，GAVI）通过国际合作，帮助低收入国家获得疫苗，推动全球健康的提升。

（三）环境保护与健康的关系

1. 生态系统健康对人类和动物健康的长期影响 健康的生态系统为人类和动物提供了必要的生活资源。生态系统的退化将直接影响人类的生存质量，如水源污染、土壤侵蚀等都会对人类健康产生负面影响。

2. 气候变化、栖息地破坏等环境因素对健康的影响 气候变化和栖息地破坏是当今全球面临的重大环境问题，直接影响着人类和动物的健康。气候变化导致一些传染病的传播媒介（如蚊）在新的地区生存，从而增加疾病的传播风险。

3. 环境管理在减少输入性传染病传播风险中的作用 有效的环境管理能够降低输入性传染病传播的风险。通过合理的土地利用和生态恢复，可以减少人类与野生动物的接触，从而降低疾病传播的机会。例如，实施环境保护政策以改善水质、空气质量，有助于保护人类和动物的健康。

三、同一健康理念的外延

（一）全球健康治理中的应用

1. 同一健康理念在全球传染病防控中的跨国界合作机制 同一健康理念强调在全球范围内加强合作，以应对跨国界的传染病威胁。传染病如 SARS、H1N1 流感和新型冠状病毒感染（简称新冠感染）等，均体现出全球化背景下疾病传播的复杂性和迅速性。各国政府和国际组织通过建立多边合作机制，分享疫情数据和防控经验，形成了一套协同应对的策略。

2. 全球疾病监测与早期预警系统的建立与作用 全球疾病监测与早期预警系统是应对传染病的重要工具。在同一健康框架下，国家间的合作和信息共享使得全球监测网络得以构建。例如，WHO 主导的全球流感监测与应对系统（Global Influenza Surveillance and Response System，GISRS），通过监测流感病毒的变异和传播，及时识别潜在的健康威胁。这样的系统能够有效提高对新发传染病的快速反应能力。

3. 应对跨境健康威胁的国际协作 应对跨境健康威胁需要国际紧密合作。各国应共同制订应急响应计划，并通过协调机制确保信息流通。例如，在新冠疫情期间，许多国家通过 WHO 平台共享疫情数据，交流防控措施，形成共同应对疫情的国际合力。各国的经验分享和科学研究合作，为疫情的控制和疫苗的研发提供了重要支持。

（二）公共卫生政策的拓展

1. 政府政策如何通过同一健康框架制定和实施　同一健康框架为政府在公共卫生政策的制定与实施中提供了重要指导。通过综合考虑人类、动物和环境健康，政府能够更有效地制定全面的公共卫生战略。例如，在防控传染病时，政策制定者应将动物疫病控制、环境卫生与人类健康结合起来，从而提高整体防控效果。

2. 同一健康在抗生素耐药性、食品安全和生物安全中的作用　同一健康理念在解决抗生素耐药性、食品安全和生物安全等问题时发挥着关键作用。抗生素耐药性不仅影响人类健康，也与动物使用抗生素密切相关。通过加强对抗生素使用的监管和监测，能够有效减少耐药性病例的发生。

在食品安全方面，同一健康框架强调在生产、加工、运输等各环节中监测和控制风险，以确保食品安全。此外，通过改善动物健康和环境管理，可以减少食品传播的病原体，提高食品安全水平。

3. 通过公共卫生政策协调人类、动物和环境管理　公共卫生政策应着眼于协调人类、动物与环境管理。通过建立跨部门的协作机制，各级政府能够在传染病防控、健康促进和环境保护等方面实现资源的共享和信息的流通。例如，在处理输入性传染病时，公共卫生部门、农业部门和环境保护部门应协同工作，以形成合力应对疾病的传播。

（三）跨部门协作与多领域应用

1. 卫生、农业、环境保护等多个部门的合作模式　同一健康理念强调各部门之间的合作。公共卫生、农业、环境保护等部门在应对健康挑战时应形成合力。例如，农业部门需要与卫生部门合作，监测和控制动物疫病，防止其传播给人类。同时，环境保护部门应关注生态系统的健康，以减少对人类健康的潜在威胁。

2. 在禽流感、登革热、新冠感染防控中的合作模式　在禽流感的防控中，卫生部门与农业部门通过定期监测家禽的健康状况，及时发现并处理疫病，显著降低病毒传播的风险。在登革热的防控中，公共卫生部门与环境部门共同开展对蚊虫的监测和治理，以减少传播媒介的数量。在新冠疫情中，全球多个国家采取了跨部门协作的方式，加强公共卫生、农业和环境保护部门之间的信息共享与合作，以便快速应对疫情的蔓延。

3. 在疾病监测、疫苗研发、环境保护中的多领域应用　同一健康理念的应用不仅限于公共卫生领域，还扩展到疾病监测、疫苗研发和环境保护等多个领域。通过整合不同学科的知识和资源，各国能够更有效地监测疾病传播，开发针对性的疫苗，并制定科学的环境管理政策。例如，在疫苗研发过程中，公共卫生与生物医学研究机构可以共享信息和技术，以加快疫苗的开发与推广。

（许国章　洪　航）

第 2 节　同一健康理念在输入性传染病防控中的应用

一、输入性传染病的概述

（一）输入性传染病的定义

输入性传染病是指通过国际旅行、贸易、动物迁徙及其他跨国活动传播到特定国家或地区的传染病。这类疾病通常由外来病原体引起，可能导致当地人群和动物的感染，严重威胁公共卫生安全。输入性传染病的传播方式多样，既可以通过人际传播，也可以通过动物或环境介质（如水源、土壤）传播。

输入性传染病的防控与管理面临较大挑战，因为其传播路径复杂，涉及多个国家和地区的公共卫生体系。因此，采取有效的监测、预警和应对措施至关重要，以减少其对社会经济和公众健康的影响。

（二）主要类型及特点

1. 人兽共患病 以动物为宿主，借助环境和人类的活动传播给人类。常见的人兽共患病包括狂犬病、禽流感、布鲁氏菌病等。其特点主要体现在：

（1）传播途径多样：人兽共患病的传播途径包括直接接触感染动物、通过食物链传播以及环境因素的影响等。

（2）潜在的公共卫生风险：随着野生动物栖息地的破坏和人类活动的增加，人与动物的接触频率加大，传播的风险也随之增加。

2. 新发传染病 是指近年来首次出现的疾病，这些疾病常由未知或新型病原体引起，如冠状病毒等。其特点包括：

（1）传播速度快：新发传染病往往具备快速传播的能力，尤其是在全球化背景下，国际旅行和贸易的增加加速了病原体的传播。

（2）社会影响大：缺乏有效药物和疫苗，对人群的健康造成较大的影响。

（3）防控难度大：由于缺乏对新病原体的了解，初期的识别和响应往往面临较大的挑战。

3. 复发传染病 是指在某个地区曾经控制后又重新出现的疾病，如结核病、麻疹等。其特点包括：

（1）流行周期性：复发传染病通常呈现周期性流行的特征，受气候、环境及社会经济因素的影响。

（2）防控策略需调整：随着时间推移，流行特征可能发生变化，防控策略需要适时调整以应对新的传播模式。

（三）全球化背景下输入性传染病的挑战

1. 传播速度加快 全球化进程使得国际旅行和贸易频繁，病原体能够快速跨境传播。SARS、新冠感染等疫情在现代交通网络的背景下，传播速度远超以往。

2. 公共卫生系统的压力 输入性传染病对公共卫生系统构成巨大挑战。由于病原体的多样性和复杂性，地方公共卫生系统可能面临识别和应对的困难。此外，资源分配不均可能导致某些国家和地区在应对输入性传染病时显得能力不足。

3. 国际合作的必要性 有效应对输入性传染病需要国际密切合作。各国应建立信息共享机制，及时通报疫情和应对措施，形成合力。这不仅有助于快速控制疫情，也能在全球范围内提升公共卫生安全。

4.社会经济影响 输入性传染病的暴发不仅对健康产生威胁，还可能对经济和社会稳定造成冲击。疫情带来的经济损失、旅游业衰退、供应链中断等都可能对国家和地区的发展产生深远影响。

二、同一健康理念在输入性传染病防控中的重要性

（一）传统防控方法的局限性

1. 单一学科视角 传统的传染病防控方法往往局限于某一学科的视角，主要依赖公共卫生领域的策略。这种方法忽视了人类、动物和环境之间的复杂相互作用。例如，在应对禽流感的过程中，公共卫生部门可能主要关注人类病例的监测与防控，而未能充分考虑禽类的健康状况及其与人类健康的直接关联。

2. 缺乏综合协调 传统防控模式通常缺乏跨部门的协调与合作。公共卫生、兽医、农业和环境等不同领域的工作相互独立，导致资源和信息共享不足，影响整体防控效果。例如，在疫情暴发期间，如果卫生部门与动物卫生部门未能有效沟通，可能会导致疾病源头的延误识别，增加疫情蔓

延的风险。

3. 反应速度较慢　传统防控方法在面对新发或输入性传染病时，反应速度较慢。对于新病原体的认识和应对经验不足，导致应急响应措施难以快速实施。在新冠疫情暴发之初，许多国家缺乏针对性的监测和应对策略，导致疫情迅速扩散，造成巨大的公共卫生危机。

4. 忽视生态系统和环境因素　传统防控策略往往将重点放在病原体和宿主（人或动物）身上，而忽视了生态系统与环境因素对疾病传播的影响。例如，气候变化、栖息地破坏和污染等因素都可能直接影响传染病的传播模式。未能充分考虑这些因素，可能导致防控策略的局限性。

（二）同一健康理念的优势

1. 跨学科综合协作　同一健康理念倡导跨学科的合作，强调人类、动物和环境健康的相互依赖性。这种综合视角能够整合公共卫生、兽医学、生态学等多领域的知识，从而在传染病防控中形成更为全面的策略。例如，在应对传染病时，通过整合各部门的信息和资源，可以更有效地识别病原体的来源，制订针对性的防控措施。

2. 全面监测与早期预警　同一健康理念鼓励建立综合监测和早期预警系统，监测人类、动物及环境的健康状况。这种系统能够及时发现潜在的健康威胁，快速响应。例如，通过对动物健康状况的监测，可以及早发现潜在的疫情，并在疫情传播到人类之前采取干预措施。

3. 加强国际合作与信息共享　同一健康理念强调国际的合作与信息共享，以应对全球性健康挑战。通过国际组织（如 WHO、FAO 等）的协调，各国可以迅速共享疫情数据和防控经验。这种合作有助于形成全球统一的应对策略，从而降低输入性传染病的传播风险。

4. 环境与生态因素的整合　同一健康理念关注生态系统的健康，强调环境因素在疾病传播中的重要性。通过保护生态环境和生物多样性，可以降低新发传染病的风险。例如，通过加强生态保护和恢复措施，能够减少人与野生动物的接触机会，从而控制人兽共患病的传播。

5. 公众参与与健康教育　同一健康理念强调公众参与和健康教育的重要性。通过提高公众对人类、动物和环境健康之间关系的认识，可以增强社会对健康问题的关注和参与。例如，开展有关人兽共患病的宣传和教育，能够促进公众理解和支持相关防控措施，从而形成全社会共同参与的良好氛围。

三、跨界合作与信息共享的实践

（一）建立国际合作网络

1. 国际合作的必要性　输入性传染病的全球化背景要求各国紧密合作，以应对跨国界的疾病威胁。国际合作网络可以通过共享资源和信息，迅速识别和应对新发传染病的传播。跨国合作能够弥补个别国家公共卫生能力的不足，尤其是低收入国家在防控输入性传染病方面的弱势。

2. 国际组织的作用　WHO、FAO、WOAH 等国际机构在协调全球疾病防控工作中扮演着至关重要的角色。它们帮助各国政府制订标准化的监测流程，促进疫苗研发和防控策略的共享。例如，在禽流感的全球防控中，WOAH 和 FAO 通过国际合作减少了家禽与人类接触导致的传播风险。

3. 全球卫生安全议程和国际卫生条例　全球卫生安全议程（Global Health Security Agenda，GHSA）和国际卫生条例（International Health Regulations，IHR）是两个主要的全球合作框架，帮助各国共同防控输入性传染病。通过这些框架，国家间建立了有效的沟通机制，确保在疫情暴发时信息能够迅速传播并采取一致的应对措施。例如，在新冠疫情全球传播的早期阶段，IHR 的框架促进各国卫生当局的快速通报和合作。

（二）跨部门信息共享机制

1. 跨部门合作的重要性　同一健康理念倡导不同部门间的信息共享，特别是公共卫生、农业和环境保护等部门的协调。输入性传染病的防控需要多个领域的协同努力，才能有效阻断疾病的传播。例如，禽流感的防控不仅依赖于公共卫生系统的响应，还需要农业部门对家禽市场的监管以及环境部门对野生动物的监测。

2. 信息共享的模式与机制 建立跨部门的共享平台能够提高信息传递的效率，确保各部门能够及时获取相关数据并进行协作。通过定期召开跨部门协调会议，或利用统一的数字平台共享疾病监测、动物健康和环境风险等信息，能够提高应对速度。例如，利用大数据分析等信息技术，可以监控全球范围内疫情的动态发展，为防控决策提供科学依据。

3. 数字技术在信息共享中的应用 现代技术的广泛应用为跨部门信息共享提供支持。通过建立统一的电子数据平台，各部门可以实现实时数据更新和疫情信息共享。大数据和人工智能技术的应用也提高了信息处理和分析的效率，使得公共卫生部门能够迅速发现潜在的疫情趋势。例如，基于人工智能的模型能够根据环境和动物监测数据预测传染病的暴发点。

（三）全球疫情监测系统的构建

1. 全球疫情监测的必要性 输入性传染病的跨境传播特点要求构建全球化的疫情监测系统，以实时跟踪疾病的传播路径并预警可能暴发的疫情。通过全球化的监测系统，各国可以迅速获取最新的疫情信息，采取有效的防控措施。

2. 全球流感监测与应对系统（GISRS） 是一个成功的全球监测范例，它通过整合各国的流感数据，监测流感病毒的传播和变异情况，为全球防控策略提供了宝贵的实时信息。GISRS 的成功经验表明，全球疫情监测系统能够通过数据共享、协同合作及统一标准，提升各国应对输入性传染病的能力。

3. 数据标准化与共享平台的建立 为了确保全球疫情监测系统的有效性，各国必须遵循统一的数据收集和报告标准，确保监测结果的可比性和可靠性。通过建立全球疫情监测数据共享平台，各国能够实现实时数据共享，并联合开展疫情趋势分析和预警模型的构建。例如，WHO 推动的数据共享平台能够让各国卫生机构快速获取最新的疫情信息，并根据共享数据做出应急响应。

四、源头预防与早期预警

（一）动物疫病监测与控制

1. 动物疫病的早期监测 动物是许多人兽共患病的主要宿主，因此，针对动物的疫病监测是防控输入性传染病的首要步骤。通过对牲畜、家禽和野生动物的健康状况进行定期监测，可以及早发现疾病，并采取防控措施，防止其在人类和动物之间传播。例如，禽流感等疾病的监测重点在于家禽市场和野生鸟类的健康状况，利用快速检测技术能够及时识别病原体。

2. 疫苗接种与动物管理 有效的疫苗接种计划是控制动物疫病传播的关键措施之一。通过对家禽、牲畜等易感动物的定期接种，能够减少病毒在动物群体中的传播，降低传染病从动物传染给人类的风险。同时，改善动物的饲养和管理环境，减少动物与人类的接触，也有助于控制疫病的传播。家禽养殖场的卫生条件、市场环境的管理均是关键环节。

3. 国际动物疾病防控合作 国际合作在动物疫病防控中同样重要。跨国界的动物迁徙、跨境贸易中的家畜和野生动物均可能成为输入性传染病的传播媒介。因此，WOAH 与各国应加强信息共享与合作，监测全球范围内的动物疫病流行情况，制定共同的防控标准和策略。

（二）环境因素监测

1. 环境变化对疾病传播的影响 环境因素（如水质、空气质量、土地利用变化）对疾病传播的影响不容忽视。环境的改变会直接或间接改变病原体的传播路径。例如，气候变化可能导致蚊媒疾病（如登革热和疟疾）的传播范围扩大。通过监测水质、土壤健康、气候变化等环境因素，可以有效预测并干预疾病的扩散。

2. 环境污染与传染病传播的关联　污染物和病原体在环境中的相互作用会影响传染病的传播。水污染、空气质量恶化等问题可能为疾病传播创造有利条件。例如，未经处理的污水中可能含有病原体，导致水源性疾病暴发。加强对环境污染的监控，特别是在入境口岸、养殖场和废水处理设施等关键地点，可以减少环境对传染病传播的促进作用。

3. 环境保护与恢复措施　同一健康理念下，环境保护措施也是预防传染病的关键策略。通过恢复生态系统的自然功能，如维护湿地的生态完整性和植被恢复，可以降低病原体在环境中传播的风险。通过加强生物多样性保护，减少人与野生动物不必要的接触，也能降低人兽共患病的暴发风险。

（三）人–动物–环境接触风险评估

1. 多维度风险评估框架　同一健康理念下，人类、动物和环境之间的相互作用构成了复杂的传染病传播网络。为了更好地预防输入性传染病，必须评估人类与动物、环境之间的接触风险。风险评估应涵盖多个维度，包括人类活动的频繁程度、动物种群的健康状况、环境污染的水平等。

2. 风险评估工具的应用　现代技术，如大数据和地理信息系统，为人–动物–环境接触风险评估提供了有效工具。这些工具能够帮助研究人员识别疾病高发区域，预测疾病暴发的可能性。例如，通过跟踪野生动物的迁徙路径、结合气候数据，评估传染病可能的传播途径。

3. 防控策略的制定　基于风险评估的结果，可以为政策制定者提供科学依据，帮助他们设计更有效的防控策略。例如，通过限制高风险地区的人类活动、加强对可能传播疾病的动物的监控与隔离，可以减少传染病传播的可能性。

（四）早期预警系统的建立与完善

1. 综合监测体系的构建　早期预警系统是防控输入性传染病的核心工具之一。通过构建一个整合人类、动物和环境健康数据的综合监测系统，能够及时发现疾病暴发的早期信号。例如，通过动物疫病监测与人类健康数据的结合，可以预测某些疾病从动物传播至人类的可能性。

2. 全球预警系统的标准化　全球预警系统的有效性依赖于统一的数据标准和信息共享机制。各国应在国际组织（如 WHO、WOAH）的框架下，统一监测标准，确保预警系统能够及时、准确地提供全球范围内的疫情信息。预警系统还应与各国的公共卫生系统、农业部门、环境保护部门无缝对接，实现跨部门协作。

3. 技术在预警中的应用　现代技术的应用显著提高了早期预警系统的精确度。大数据分析、机器学习和人工智能技术可以帮助预测疫情的暴发趋势，提供实时监控数据。例如，利用人工智能分析全球各地收集的气候、动物迁徙、人口流动等数据，能够提前识别潜在的健康威胁，并向公共卫生部门发出预警。

五、口岸防控措施的优化

（一）基于风险评估的分级管理

1. 风险评估的必要性　口岸防控措施的优化依赖于科学的风险评估。不同国家和地区的输入性传染病风险不同，因此需要根据实际风险对口岸进行分级管理。通过评估旅客、货物以及动物的传染病携带风险，实施分级管理措施，能够更高效地配置防控资源。

2. 分级管理策略　根据风险评估结果，口岸管理可以分为高、中、低三个风险等级。对于高风险地区或来自疫区的入境人员，采取严格的检疫措施，包括健康监测、隔离观察等。例如，新冠疫情防控时期，高、中风险地区入境人员需接受体温筛查、核酸检测等检查；低风险地区的入境人员只需进行基本的健康申报和常规检查。

（二）多部门协同检疫

1. 协同工作机制 输入性传染病防控不仅依赖公共卫生部门，还需要农业、环境保护、海关等多个部门的紧密协作。各部门通过信息共享和联合行动，能够更有效地对疫情风险做出快速反应，确保口岸检疫工作的全面性。

2. 联合检疫的实施 在具体操作中，公共卫生部门负责旅客的健康检查和传染病防控，农业部门负责对入境动物及相关产品的检疫，环境保护部门负责防止携带病原体的媒介生物入境。例如，禽流感疫情期间，多个部门协同工作，迅速对来自疫区的旅客及其携带物品进行全面检疫，阻止了病毒的跨境传播。

（三）先进检测技术的应用

1. 快速检测技术的应用 近年来，先进的检测技术在口岸防控中发挥了重要作用。例如，聚合酶链反应（polymerase chain reaction，PCR）技术能够快速检测进出境人员是否携带病原体，缩短了传统检疫方法的等待时间。高效的检测技术能够帮助口岸工作人员在短时间内筛查大量人员，防止潜在疫情扩散。

2. 无创检测技术的发展 无创检测技术如呼气检测、红外温度监测等，能够在不影响旅客健康的情况下快速筛查潜在病原体携带者。这些技术尤其适用于繁忙的国际口岸，帮助提升检测效率并减少旅客等待时间。

六、传染病输入后的综合防控策略

（一）快速响应机制

1. 快速响应的重要性 在输入性传染病发生后，迅速做出反应是防止疫情扩散的关键。通过建立快速响应机制，各级公共卫生部门能够在疫情出现的第一时间协调资源、采取应急措施，从而有效遏制疾病的传播。

2. 应急预案的实施 各国应根据实际情况制订详细的应急预案，包括应急指挥系统、资源调配、信息发布等内容。通过定期开展演练，确保在突发疫情时能够快速执行预案，调动所需的医疗、物资和人员。

（二）多部门联合流行病学调查

1. 联合调查的必要性 流行病学调查在防控输入性传染病中扮演着重要角色。多部门联合调查能够从多角度分析疫情传播路径，确定潜在的传染源和传播模式，为防控措施的制订提供科学依据。

2. 调查步骤 疫情暴发后，公共卫生部门应联合农业、环境保护等相关部门，迅速对病原进行追踪、对接触者进行筛查，并分析环境中是否存在潜在的病原体传播途径。例如，在新冠疫情初期，多部门联合调查快速锁定了早期传播路径，为及时控制疫情提供依据。

（三）医疗救治与隔离措施

1. 医疗资源调配 在输入性传染病暴发期间，医疗资源的合理调配至关重要。需要根据疫情发展情况迅速调配重症监护床位、医疗设备和医务人员，确保高风险患者能够得到及时救治。

2. 隔离策略的实施 隔离是控制传染病扩散的重要手段。对于高风险病例和接触者，实施严格的隔离观察，防止疾病向社区扩散。对于轻症患者，集中隔离治疗可以减少医院资源压力，防止医疗系统崩溃。

（四）社区防控与健康教育

1. 社区防控的必要性 社区是防控输入性传染病的重要环节。通过社区卫生人员的宣传和监测，可以确保及时发现社区中的疑似病例，采取相应的隔离和治疗措施，防止疫情扩散。

2. 公众健康教育 社区防控的成功依赖于公众的积极参与。通过健康教育，提高公众对传染病防控的意识，鼓励他们主动采取疫情防控措施，如佩戴口罩、保持社交距离等，可以大大减少传染病在社区中的传播。

七、生态环境保护与疾病防控

（一）维护生态平衡，减少病原体传播

1. 生态平衡与病原体传播的关系 维护生态系统的平衡对于减少病原体在环境中的传播具有重要意义。生态系统的破坏会影响生物多样性，增加特定病原体的传播风险。例如，森林砍伐会导致野生动物失去栖息地，增加它们与人类的接触机会，从而增加人兽共患病的风险。通过保护自然栖息地，减少人类活动对生态系统的干扰，可以有效减少病原体的传播。

2. 生物多样性保护 生物多样性在维持生态系统稳定方面发挥着关键作用。多样的物种群体可以限制病原体的传播，防止其在某一物种中集中暴发。通过保护濒危物种和生物栖息地，支持可持续发展的农业和土地管理，能够减少传染病的暴发风险。

（二）环境污染控制与传染病防治

1. 环境污染对健康的直接影响 环境污染，如水污染、空气污染和土壤污染，常常为病原体的传播创造有利条件。未经处理的污水、工业废弃物和有害物质进入环境后，可能导致水源性疾病和空气传播疾病的扩散。例如，污染水中可能含有病原体，导致霍乱、伤寒等水源性疾病的暴发。因此，环境污染的有效控制是预防传染病的重要举措。

2. 减少污染源，控制传染病传播 通过严格的环境监管和污染控制措施，可以减少传染病传播的环境因素。加强对工业废水处理、农业化学品的使用管理，确保生活和工业废弃物的安全处理，可以降低环境对公共健康的威胁。建立有效的环境治理和清洁技术推广计划，能够减轻环境污染对传染病传播的影响。

（三）气候变化对输入性传染病的影响及应对

1. 气候变化加剧传染病传播 气候变化正在改变传染病的地理分布和传播模式。气候变暖导致病媒（如蚊、蜱）的活动范围扩大，增加了登革热、疟疾等蚊媒疾病的传播风险。气温升高、降水模式变化和极端天气事件也会改变病原体的繁殖和存活条件，从而对输入性传染病的传播产生深远影响。

2. 应对气候变化的综合策略 为了应对气候变化对输入性传染病传播的影响，各国应采取多层次的综合措施。这包括监测气候变化对疾病传播的影响、加强气候变化适应能力、促进绿色能源使用和可持续发展策略。通过减少温室气体排放，推动清洁能源技术，能够在控制气候变化的同时，减少传染病的暴发和降低扩散风险。

八、公众参与与能力建设

（一）风险沟通策略与公众教育

1. 有效的风险沟通策略 公众对传染病的认知和参与对于疾病防控至关重要。通过建立透明、可信的风险沟通渠道，政府和公共卫生机构能够及时向公众传递关于输入性传染病的风险信息。有效的风险沟通应包括定期更新疫情信息，向公众解释防控措施的重要性，并通过多种媒体渠道传递信息。

2. 加强公众教育 公众教育是提高防控意识的关键手段。通过开展宣传活动、发布健康指南和组织社区讲座，可以帮助公众了解输入性传染病的传播途径、预防措施以及如何应对疫情。特别

是在疫苗接种、卫生习惯、病媒控制等领域，公众的知情和参与能够显著提高疾病防控效果。

（二）跨学科人才培养与专业技能培训

1. 跨学科人才的培养 同一健康理念的有效实施需要培养具备多学科背景的人才。各国应在医学、兽医学、公共卫生和环境科学等领域加强跨学科的教育和培训，促进专业知识的融合。例如，通过加强公共卫生与生态学的联合课程，能够培养出应对输入性传染病的综合性人才。

2. 提升专业技能 专业技能培训对于提高应对输入性传染病的能力至关重要。通过定期举办培训项目、实地考察和国际研讨会，能够让卫生专业人员、兽医和环境科学家掌握最新的检测技术、防控策略和疾病管理方法。这种培训能够提高各部门在疾病监测、预防和控制中的合作效率。

（三）社区参与机制与国际交流合作

1. 社区参与的关键性 社区是输入性传染病防控的前线。通过积极鼓励社区参与，能够更有效地实施疾病监测和预防措施。例如，在社区中推广健康教育、病媒控制措施（如清理积水、喷洒杀虫剂）和疫苗接种计划，可以在疾病暴发初期控制疫情蔓延。社区成员的参与和合作对于确保防控措施的执行至关重要。

2. 国际交流与合作项目 全球化背景下，输入性传染病的防控依赖于各国之间的合作与信息共享。通过国际交流项目，公共卫生专家、研究人员和政策制定者可以分享成功的防控经验和先进技术。国际合作不仅有助于提升全球健康治理水平，还能通过合作研究和数据共享推动疫苗研发和防控技术创新。

（洪　航　许佳颖）

第3章 输入性传染病

第1节 登 革 热

登革热（dengue fever，DF）是由登革病毒（dengue virus，DENV）引起的急性虫媒传染病，主要通过埃及伊蚊和白纹伊蚊传播，是全球传播最快的高风险媒介相关传染病之一。目前，全球大约有50%的人口受到DF的威胁，主要分布于热带、亚热带的非洲、美洲、东南亚、西太平洋和欧洲。每年估计有5000万到1亿的DF病例发生，包括250 000～500 000例威胁生命的登革出血热（dengue hemorrhagic fever，DHF）/登革休克综合征（dengue shock syndrome，DSS）。

一、登革热的发现与流行特征

（一）登革热的发现

DF是一种古老的疾病，主要在热带、亚热带地区流行。登革一词源于西班牙语，意为装腔作势，形象地描绘了患者由于感染疾病而发生高热、关节疼痛，走路时步履蹒跚、步态夸张的样子。最早于1779年在印度尼西亚雅加达首次被发现，1943年日本学者成功分离到DENV。全球有100多个国家和地区都曾发生DF，目前在除欧洲之外的所有大陆都有流行，主要流行地为拉丁美洲、东南亚、西地中海和太平洋的热带和亚热带地区，DHF则在亚洲、美洲和一些太平洋的岛屿上发生。

东南亚和西太平洋地区的DF/DHF的流行较为严重，是世界上流行较早、持续不断的最严重地区之一。东南亚大部分国家一年四季都有病例，2006年，东南亚11个国家中报告DF的有10个国家。全球30个流行程度最高的国家中、亚洲主要有泰国、印度、印度尼西亚、缅甸、斯里兰卡。泰国自1958年发现DF病例以来，DF/DHF发病率和死亡率都逐年上升，在2002年的大规模暴发中有近20万人发病。印度尼西亚有多次较大规模流行，发病有逐年上升趋势。2006年，泰国和印度尼西亚报道的病例数占东南亚国家病例总数的80%，成为流行最严重的地区。2023年，包括孟加拉国和泰国在内的几个国家均报告称DF病例与往年相比显著增加，其中泰国2023年的DF病例相较前一年增加了300%以上，病死率也从0.07%上升到0.11%。

美洲的DF流行主要集中在南美洲和拉丁美洲。20世纪70年代后期古巴、洪都拉斯和委内瑞拉先后发生DF大流行，发病数高达76.5万例。巴西是拉美地区DF流行最严重的国家之一，自1998年发生最严重的DF流行以来，DF/DHF病例数逐年上升，从2000年的11万迅速攀升到2008年的78万。委内瑞拉在1997～2000年连续4年发生大规模流行，4年内登革病毒Ⅰ型夏威夷株（DENV-1，Hawaii株）至登革病毒Ⅳ型H241株（DENV-4，H241株）混合流行。根据WHO的统计，2023年全球报道的500多万病例中，近80%是来自美洲区域，目前该区域约有5亿人面临DF感染风险。

我国存在输入DF病例及输入病例引起本地传播两种流行形式。1917年，DF从南亚传入我国，因患者有皮疹，称为“红痧”。1928～1929年，在广州、厦门、杭州、宁波、上海、台湾和香港等地流行。1940年，上海至南通一带的流行颇为猖獗。1942～1945年，本病流行更加严重，不仅流行于沿海地区，还蔓延到汉口等地，并出现相当规模的流行，汉口约80%的居民发病。DF在我国经过了30多年静止期后，1978年在广东佛山突然发生DF暴发流行，疫情同时波及广东南海、顺德、三水等多个地区，发病人数达2.2万例，病原学证实为DENV-4型感染，这是我国首次经病原学证实的DF流行。1980年，海南省突发登革病毒Ⅲ型H87株（DENV-3，H87株）所致的DF大流行，波及海南和广东两省共34个县（市、区），发病数达45.3万例，其中海口市发病率为29.96%。1985年，海南又暴发了由登革病毒Ⅱ型新几内亚株（DENV-2，New Guinea-C株）引起的DF/DHF

流行，疫情波及广州和广西北海，流行时间长达3年。此后的2014年和2019年，我国又经历了2次DF大暴发，其中2014年的广东省DF疫情涉及感染者3.8万余人；2019年，来自中国的13个省份报告了2.2万余例DF感染者，成为继2014年后的又一流行高峰。当前，我国尚未形成稳定的DF自然疫源地，DF的主要流行形式为境外输入引起的本地传播。据研究，世界主要流行区的DF病例均曾输入我国，但仍以东南亚和南亚国家为主。

（二）流行特征

1. 地方性　DF是一种经蚊媒传播的地方性流行疾病。主要传播媒介为埃及伊蚊和白纹伊蚊，因此凡有伊蚊孳生的自然条件及人口密度高的地区，均可发生地方性流行。埃及伊蚊广泛分布在全球热带地区，近些年也扩展到亚热带地区，是全世界大部分DF流行区的主要传播媒介。白纹伊蚊被认为是次要媒介，但在缅甸、印度尼西亚、老挝以及我国广东、福建、海南的局部地区，白纹伊蚊起到唯一或主要传播媒介作用，广东省近10年的DF流行就是白纹伊蚊引起的。

2. 季节性和周期性　DF发病有季节性，季节与媒介伊蚊消长相关，多在高温多雨的夏秋季，凡媒介伊蚊的自然分布区，当伊蚊密度达到一定水平且自然条件（如气温、雨量）合适时，一旦有DENV传入，就有可能引起局部暴发或流行。不同地区流行周期不同，东南亚地区每3～5年出现一次流行高峰。

3. 突发性　流行多突然发生，不少国家在本病消匿10余年之后突然流行，如我国20世纪40年代在东南沿海曾有散发流行，至1978年在广东佛山突然流行。一个地区大流行后，虽然媒介等流行因素依然存在，但一定时期内也极少再有病例发生，甚至“销声匿迹”。

4. 传播迅速、发病率高　由于本病可通过现代交通工具远距离传播，故疫情常由一地向四周传播，多发生在交通沿线及对外开放城镇。

二、病原学特征

（一）血清学特征

DENV属黄病毒科中的黄病毒属，为有包膜的单股正链RNA病毒，根据包膜蛋白的特异性抗原差异，登革病毒可分为4个血清型，即Ⅰ型、Ⅱ型、Ⅲ型和Ⅳ型，各型病毒间有广泛的交叉抗原性。DENV的原始型和国际标准株分别为DENV-1型、DENV-2型、DENV-3型和DENV-4型。4型均可引起DHF及DSS，但Ⅱ型及Ⅲ型引起的症状较为严重。2013年，在一例马来西亚的DF患者血液样本中曾发现第5种血清型病毒，可能来自基因重组，但迄今并未发现引发广泛的流行。DENV感染后人体可获得对同型病毒的较持久免疫力，持续1～4年，但对异型病毒仅有短暂免疫力。DENV 4个血清型在我国均发生过流行，1978～1979年在广东佛山流行时分离出DENV-1和DENV-4；1980年海南省DF暴发，从埃及伊蚊成蚊中分离出DENV-1和DENV-3；1985年在急性期患者中分离出DENV-2。

（二）基因型特征

DENV基因组由11 000个核苷酸组成，病毒基因组共编码3种结构蛋白（c、prM、E）和7种非结构蛋白（NSl、NS2a、NS2b、NS3、NS4a、Ns4b、Ns5）。其5′和3′端的非编码区在基因复制和翻译中起着重要的调节作用。目前发现的毒力位点大多在E区，prM区和NS1区也有涉及。E蛋白是病毒主要的包膜糖蛋白，在病毒的致病和免疫过程中起十分重要的作用，具有中和性抗原表位，能诱导机体产生中和抗体，是主要的保护性抗原；E蛋白可能与抗体依赖的感染增强作用有关。M和NSl是次要的保护性抗原，非结构蛋白是T细胞作用的主要靶位HJ。根据病毒基因组遗传特征，每个血清型可分为若干不同的基因型。根据E基因不同DENV-1分为Ⅰ、Ⅱ、Ⅲ、Ⅳ、Ⅴ5个基因型，DENV-2分为Asian1、Asian2、Cosmopolitan、Asian/American、American、Sylvatic 6

个基因型，DENV-3 分为Ⅰ、Ⅱ、Ⅲ、Ⅳ 4 个基因型，DENV-4 分为Ⅰ、Ⅱ、Ⅲ、Ⅳ 4 个基因型。一个地区病毒主要流行株的血清型活基因型发生改变，往往预示着疫情流行的可能性较大，需要及时做好病毒监测和风险评估，实施干预措施将有利于 DF 疫情的预防和控制。

（三）病毒的免疫学特征

DENV 的感染性在 pH 7～9 最稳定。在−70℃或在冷冻干燥 4℃存放较稳定。存于 4℃的患者血清可保持数周的传染性。50℃30min 或 54℃10min、超声波、紫外线、0.05%甲醛、乳酸、高锰酸钾、甲紫溶液均可灭活病毒。对脂溶剂如乙醚和去氧胆酸钠敏感。DENV 在 pH 6.2～6.8 的条件下，能凝集鹅、鸽、小鸡和绵羊红细胞。人感染 DENV 后，可产生特异性免疫球蛋白 IgM 和 IgG 抗体，对同型产生免疫力，但对异型无保护。这两种抗体出现于初次感染疾病发作后的 5～7 天。最高滴度的 IgM 抗体产生于初次 DENV 感染时，它也可以产生于第二、三次感染。IgM 抗体在初次感染疾病发作后的 30～90 天和第二、三次感染后短期内消失。IgG 抗体持续至少 50 年并有可能伴随患者终生。首次感染 DENV 或黄病毒的患者，IgG 抗体在疾病发作后的 14～21 天达到峰值，除特殊情况外其峰值很少超过（1∶1280）～（1∶640），因而，在二次感染时会出现对登革复合物和（或）黄病毒特异性抗原决定簇的一过性回顾性 IgG 免疫反应，这种患者中 IgG 抗体滴度可以超过 1∶20 480。IgM 和 IgG 两种抗体均可以中和 DENV，并且感染提供了对 DENV 同型的终身免疫。DENV 急性感染者有两种类型的免疫反应，即第一和第二次感染。第一次感染的反应是对黄病毒属病毒无免疫力的人，其抗体滴度上升较慢，抗体水平较低，并具有相对单一的型特异性；第二次感染是发生在以往曾感染过黄病毒属病毒的人，其抗体滴度上升较快，抗体水平亦很高，并且与很多黄病毒属的抗原有交叉反应。因此，当人体第二次感染血清型别不同的 DENV 时，人体会产生抗体依赖的感染增强效应，加重感染症状，阻碍 DF 患者的有效防治。

（四）病毒的传播机制

DFNV 感染者和媒介伊蚊都是病毒复制增殖的主要场所。DFNV 进入人体后，在毛细血管内皮细胞和单核巨噬细胞内增殖，而后进入血液循环形成第一次病毒血症；然后在外周血单核细胞、组织中的巨噬细胞内复制，再次进入血液循环形成第二次病毒血症。媒介伊蚊在吸食 DFNV 感染者血液后，病毒首先在蚊虫的中肠部位增殖，突破中肠屏障后感染血细胞、脂肪体和生殖组织等，最终到达唾液腺。病毒进入蚊虫唾液腺是伊蚊能够感染人的标志，这整个过程通常需要 4～10 天，也被称为 DF 的外潜伏期。外潜伏期后媒介伊蚊可将病毒传播给其他人，也可以垂直传播给子代蚊虫。

三、诊断与鉴别诊断

（一）临床表现

DF 的症状与体征表现为突然起病、畏寒、迅速发热（24～36h 内达 39～40℃，少数患者表现为双峰热），伴有较剧烈的头痛、眼眶痛、肌肉痛、关节痛和骨骼痛及疲乏、恶心、呕吐等症状，可出现出血倾向，面、颈、胸部潮红称“三红征”，结膜充血、浅表淋巴结肿大、皮疹、束臂试验阳性，白细胞和血小板减少。部分患者上述病症不典型或表现轻微且病程短、痊愈快（其中有些可自愈）者为轻型 DF，病死率极低。DHF 开始表现为典型 DF，发热、肌肉痛、腰痛，但骨、关节痛不显著，而出血倾向严重，如鼻衄、呕血、咯血、尿血、便血等。在热退前后的 1～2 天突然病情加重，出现休克，有明显出血倾向伴周围循环衰竭，出血倾向严重者有皮肤大片瘀斑。常有两个及以上器官出血，出血量大于 100ml。有的病例出血量虽小，但出血部位位于脑、心脏、肾上腺等重要脏器而危及生命。

（二）DF 实验室诊断技术

DFNV 的实验室检测，国内外的登革实验室都已建立了一整套成熟的技术。DENV 感染的实验室诊断，主要有病毒分离、抗体和抗原检测以及病毒核酸的检测等。近年来，随着 DENV 基因组序列分析成功及核酸杂交和 PCR 技术的建立，对 DENV 感染的诊断已进入到分子生物学检测的新阶段，病毒核酸的快速检测方法（RT-PCR、Real-time RT-PCR、NASBA 和 LAMP 等）的研究开发受到青睐，现已开发出多种检测试剂盒，显示出良好的应用前景。

1. DENV 分离　分离到 DENV 是诊断 DF 感染的金标准，但能否分离到 DENV 与标本采集的时间密切相关，由于病毒血症存在的时间较短，与机体发热持续时间一致，为 2～7 天，只有发病早期的血液样本分离 DENV 才有较高的检出率。常用的 DENV 分离方法有三种：乳鼠分离、蚊虫分离和细胞分离。病毒分离至少需要 1 周时间才能出结果，不适合作为 DF/DHF 的早期诊断方法。

2. DENV 抗原、抗体检测　基于检测病毒抗原（E、M 抗原）及抗体（C、M、E、NS1、NS3、NS4a、NS4b 和 NS5）的快速的血清学方法得到极大的发展，其对急性期及恢复期患者血清 DENV 感染、初次与二次 DENV 感染的识别准确迅速。一般双份血清 IgM 抗体阳转、双份血清 IgG 抗体阳转或恢复期较急性期 IgG 抗体出现 4 倍以上升高均可确诊感染 DF。其中血液中的 NS1 蛋白作为早期快速诊断的靶标，在部分感染者中病毒 RNA 无法被 RT-PCR 检出，特异性 IgM 尚未产生时即可检出，常作为快速诊断的抗原之一。但由于黄病毒较近的亲缘关系，利用抗原和抗体的诊断结果常受到交叉感染的影响，需结合各地不同时期蚊媒病毒的流行特征，结合流行病学史进行综合判断。

（1）酶联免疫吸附试验（enzyme-linked immunosorbent assay，ELISA）：检测 DENV NS1 抗原，检测技术十分成熟，具有敏感性高、特异性好的特点，是理想的早期实验室诊断方法，对 DENV 的早期诊断和疫情的早期控制具有重要意义。ELISA 检测 DENV 抗体 IgM、IgG 技术十分成熟，包括 DENV 单克隆抗体 IgM 抗体捕捉 ELISA 法（MAC-ELISA）、间接 ELISA 等，MAC-ELISA 是 WHO 推荐的一种用于检测 DENV 的血清学方法，因其操作简便、快速，比其他方法能提供更多信息，目前广泛应用于 DF 的诊断，但不可避免交叉感染的影响。

（2）免疫荧光试验（immunofluorescence test，IFA）：结合 DENV 单克隆抗体的 IFA 是一种敏感、特异、方便的方法，也是鉴定 DENV 最常用的方法，可以对待检标本进行 DENV 的准确分型。间接 IFA 用于检测 DENV 抗体 IgG，固定于载体上的抗原与检验中的抗体结合，形成抗原-抗体复合物，然后用荧光素标记的二抗与其结合，荧光显微镜下显出特异荧光。

（3）胶体金免疫层析法（colloidal gold immunochromatography assay，GICA）：是根据 ELISA 改良的简单、快速的方法，1997 年姚海军等建立斑点免疫金渗滤法，该法可用来检测 IgM 类和 IgG 类抗体，敏感性可达 96.6%。目前已经开发出胶体金免疫层析法快速检查 DF IgM 和 IgG 抗体的测试卡（简称 DF 快速测试卡），可以判别 DENV 的初次感染和二次感染。

3. 逆转录聚合酶链反应技术　逆转录聚合酶链反应（reverse transcription PCR，RT-PCR）技术的开发利用极大促进了 DENV 的实验室诊断，RT-PCR 可用于检测人血清或组织标本中的 DENV 核酸 RNA，比病毒培养技术更灵敏更快速。1990 年，Deubel 等首次报道了应用 PCR 技术检测 DENV 核酸，此后的 10 多年时间内，中外文献上出现了很多关于应用 PCR 技术检测 DENV 核酸的报道，而且随着分子生物学技术的发展，PCR 检测 DENV 核酸的技术也已日臻完善。巴西的 de Oliveira Poersch 等应用巢式 RT-PCR 和 RT-PCR 对 DENV-1～4 进行了检测和血清学分类，其结果与 IgM 抗体捕捉 ELISA 法（MAC-ELISA）进行了比较。结果得知，PCR 技术在病毒感染 5～6h 即可诊断，在病毒感染 2 天内即可对病毒进行分型。因此，PCR 技术用于 DENV 感染前 6 天敏感性较高，而在 DF 发病 7 天以后用 MAC-ELISA 法检测敏感性较高。所以，将两种方法同时应用于 DENV 的检测，可以大大提高检出率，最大限度地减少漏诊。另外，针对病毒基因组的其他靶区域（如 5pUTR、NS5、E 等），很多实验室也建立了两步法或一步法 RT-PCR 或多管单重或单管多重 RT-PCR 方法。

（三）诊断与鉴别诊断

诊断与治疗应依据患者的流行病学资料、临床表现及实验室检查结果综合判断进行，确诊须有血清学或病原学检测结果。凡在流行区或到过流行区，在流行季节有突然起病、发热、剧烈肌肉痛、骨关节痛、颜面潮红、浅表淋巴结肿大，发热后 2 天出现皮疹，白细胞和血小板减少者应考虑本病。诊断标准参照《登革热诊疗方案（2024 年版）》。DF 暴发疫情确定后，没有必要所有病例都做病毒分离或血清学检测。

DF 应与流行性感冒、麻疹、猩红热、药疹相鉴别；DHF 应与黄疸出血型的钩端螺旋体病、流行性出血热、败血症、流行性脑脊髓膜炎等相鉴别。

四、防控技术

我国西南边境、华南和东南沿海一带与泰国、印度尼西亚等东南亚国家接壤，在商业、旅游等方面交往频繁，DF 传入风险较高，防控压力较大。由于国际交流及人口流动日益频繁，防止病原传入（DF 病例、带毒伊蚊）几乎是不可能的，凡有媒介伊蚊孳生的地区，均可能因病原的输入而暴发 DF，在媒介密度高、人口稠密的地区极容易引起大规模的 DF 暴发。

DF 作为一种虫媒传染病，其传播与媒介生物（如埃及伊蚊和白纹伊蚊）、人类活动以及环境因素密切相关，因此 DF 疫情的防控应综合考虑人类健康、传播媒介和环境因素，这与同一健康的理念不谋而合。同一健康强调人类健康、动物健康和环境健康之间的紧密联系和相互依存关系，在 DF 防控当中，可以具体到公共卫生、昆虫学、生态学、环境科学等多学科跨学科合作，要综合监测与预警、环境整治与病媒生物控制、健康教育与个人防护以及跨部门协作与信息共享等多方面的努力。根据《登革热疾病负担及预防控制策略中国专家共识》，为应对 DF 的流行采取综合性的预防控制策略，包括加强监测、及时发现输入或早期病例、疫情快速调查处置、病例实施防蚊隔离管理、疫点蚊媒杀灭的监测围堵策略；同时实施风险评估、宣传教育，因地制宜地实施病媒生物可持续控制策略；加强部门合作，动员社会参与，确保措施有效落实加强监测。

（一）控制传染源

1. 早期发现病例 在 DF 流行之初，由于患者的临床症状多样且不具特异性，极易被漏诊和误诊，因此针对高风险人群进行主动监测，同时加强技术培训增强医务人员诊断意识十分重要。我国的 DF 疫情流行形式主要为输入病例导致的本土传播，口岸是输入病例到达的第一个关口。根据卢玲敏等的研究，2017～2022 年期间监测的广西口岸的入境发热旅客中 DFNV 阳性率为 7.82%。因此，应重点加强口岸卫生检疫，尤其是针对来自 DF 流行区的入境人员开展高风险人群监测，加强与周边国家及地方各部门联防联控工作，把疫情防控关口前移。此外，提高医生诊断意识，采取科学的病毒检测手段也是早期发现病例的重要手段。但由于大多数 DFNV 感染者没有症状，或症状轻微，在入境的时候，若无申报相关病情，很容易被口岸忽略，这部分病例到了当地后往往需要当地的医疗机构来发现。宁波市利用数智化技术，打通了口岸的信息与医疗就诊信息壁垒，有效地帮助医生发现患者有无 DF 流行国家的旅行史，提高医生诊断敏感性，帮助疫情早发现。

2. 科学管理病例 主要包括对病例的救治和管控。尽管多数 DF 病例表现为轻症或无症状，且部分病例可自愈，但也有少数病例可发展为 DHF，严重者甚至可导致死亡。目前针对 DF 尚无特异性治疗药物，主要依赖于临床对症治疗，因此早期识别重症 DF 的预警指征，尽早采取治疗是获得临床良好结局的关键。此外，还要做好病例的管控工作。DF 病例的管控主要是指防蚊隔离，一般从发病开始隔离不少于 7 天或者症状消退后 3 天。可采取给患者使用蚊帐，或在病家周围清除蚊虫孳生地、杀灭成蚊等灭蚊措施。

（二）切断传播途径

DF 是蚊媒传染病，主要通过白纹伊蚊和埃及伊蚊传播。埃及伊蚊在我国主要分布在海南以及云南的部分地区，白纹伊蚊在我国分布范围较广，并且随着气候变化，其分布版图仍在不断扩大。媒介蚊虫的可持续控制是防控 DF 疫情的关键措施。媒介蚊虫的控制又可分为常态化控制和应急控制。一般情况下，大多数DF流行国都是在疫情发生后才开始采取应急的灭蚊措施，虽然短期内可将疫情压制住，长期来看随着蚊虫密度的升高，后续DF流行的风险依然很高。因此，控制媒介蚊虫应该综合考虑常态化和应急控制措施，建立长效机制，可持续地将蚊虫控制在不足以危害人群健康的水平。

1. 媒介伊蚊的常态化控制　关于蚊虫常态化控制，早在1978年陆宝麟提出了蚊虫综合防制的理念：从蚊虫和环境的整体观点出发，因地、因时制宜对有害蚊种采取环境防制、化学防制、生物防制或其他有效手段，以将蚊虫控制在不足为害的水平。1983年，WHO专家委员会提出媒介生物综合治理的概念，强调采用经济合算的方法，采取适当的技术和管理方法，实现有效的媒介生物控制。2004年，中国疾病预防控制中心的刘起勇研究员在综合防制的基础上，提出了媒介生物可持续控制（sustainable vector management，SVM或sustainable vector control，SVC）的理念和策略。2017年，WHO通过了“全球病媒控制对策2017—2030”，通过采取因地制宜的有效和可持续的病媒生物控制，减少媒介生物传染病的负担和威胁，创建无媒介生物传染病危害的世界。

常态化防控包括蚊媒种群的监测与预警、蚊媒抗药性的监测与用药指导、兼顾孳生地与成蚊控制的媒介伊蚊综合治理等。在常态化防控中，应综合多种蚊虫控制措施，侧重通过环境治理和物理防制的方法，降低蚊虫密度；减少化学杀虫剂的使用，延缓蚊虫抗药性进展，应急控制蚊虫时才能有“药”可用。此外，伊蚊控制是一项社会性卫生工程，应通过多种形式的健康教育提高广大居民的健康教育意识与自觉参与度，使广大居民自觉参与。

2. 媒介伊蚊的应急控制　媒介伊蚊的应急控制是指在DF疫情发生后，通过采取综合的应急控制措施，快速杀灭成蚊和幼虫，迅速将蚊密度降低至警戒线以下，同时将孳生地控制在较低的水平，较长的时间内不足以产生新的媒介成蚊。在该种情况下，需迅速统筹优势专业力量，对疫点进行准确识别和划分，采用成蚊空间喷洒、滞留喷洒和蚊幼孳生地控制等手段迅速降低伊蚊密度，并能够准确开展风险评估和效果评估，从顶层设计到基层分工进行有效衔接配合，共同完成疫点的应急处置和长效维持。在应急控制阶段，主要依托的蚊虫控制措施为环境防制和化学防制。通过环境防制，清除蚊虫孳生地可有效地降低蚊幼密度，通过化学防制的空间喷雾和滞留喷洒可快速杀灭成蚊。在使用化学杀虫剂将蚊媒种群密度控制在一定水平后，可通过其他环境手段或生物手段维持控制效果。

3. 媒介伊蚊的控制方法

（1）环境防制：小型积水是伊蚊孳生的必要条件。翻盆倒罐、清除积水可迅速有效地抑制伊蚊的种群密度，切断DF的传播媒介。环境治理清除孳生场所是灭蚊的根本措施。环境治理主要包括建设和改造城镇下水道系统，填平坑洼，翻盆倒罐和特殊环境治理等。①清除无用积水：搞好环境卫生，翻盆倒罐。家居内外、庭院前后以及某些行业如陶瓷、饮料、酿造等，各类盆、罐、缸、坛、瓶等人工容器积水，都是蚊虫孳生场所。对于这些容器，无用的应当做垃圾清理，暂时闲置未用的应当逐一翻转倒放，避免积水生蚊。②管好饮用或功能性容器积水：食用水容器或功能性容器积水要求严密加盖，防止雌蚊飞入容器内产卵。定期换水、洗刷容器一次，或在容器内放养食蚊鱼，以捕食蚊幼。③轮胎治理：由于废旧轮胎堆放室外，雨后轮胎积水极难排干，成为白纹伊蚊重要孳生场所。可将轮胎存放室内或避雨的场所，如要堆放室外的话，要求整齐叠放，并用防雨布严密遮盖，务使轮胎不积雨水。必要时，可用杀虫剂喷杀成蚊，并在轮胎内施放杀幼缓释剂或石油类溶剂。④竹筒、树洞的治理：竹筒、树洞是公园、学校、园林景点特有的蚊虫孳生地。对这些孳生地根除之法是用灰沙堵塞，不容其积水，或对留根的竹筒，采用“十”字砍刀法，使其有裂缝而不再积水。

（2）物理防制：是指通过物理机械的方法，如采用光、声、电等方式来捕杀、诱杀蚊虫。主要包括：①诱蚊灯。利用蚊对光和二氧化碳的趋向性设计的各类诱蚊灯可作为室内外灭蚊的较好选择。②使用电蚊拍，在室内发现有成蚊时，可用电蚊拍杀死成蚊。③安装纱窗、纱门、铝合金弹簧门和使用蚊帐等，是家庭阻隔蚊虫的重要措施。

（3）化学防制：虽然化学防制易引起蚊虫抗药性、环境污染等问题，但化学防制仍是快速杀灭蚊虫，尤其是疫情控制阶段最重要的措施之一。空间喷雾是快速降低室内外成蚊的最有效的方法，它使用较少剂量的杀虫剂直接快速地杀灭成蚊，特点是快速、安全、有效，但它没有持效。家庭室内空间喷雾一般使用家用杀虫气雾剂和手提式喷雾器；小规模室内喷雾一般使用手动喷雾器、手提式超低容量喷雾器或热烟雾机；室外大规模喷雾可用背负式机动喷雾器、车载式喷雾器和热烟雾机。室内空间喷雾一般喷雾药量为 0.2～10ml/m^3，超低容量喷雾一般为 0.05～0.2ml/m^3，热烟雾机为 1～5ml/m^3。使用时最好与具备快速击倒作用的杀虫剂复配使用，如胺菊酯、生物丙烯菊酯等。在暴发 DF 疫情时，可对疫点进行处理，对病家周围进行重点滞留喷洒。

（4）生物防制：是利用生物或生物代谢产物来控制和杀灭蚊虫。主要措施有：①鱼类治蚊。在我国利用家鱼防制技术中，稻田养鱼占首要地位，主要以鲤鱼为主，其次为草鱼或两者混合放养。根据吴瑜燕等的研究，在实验室环境中泥鳅也有良好的吞食蚊幼的效果，可作为居家环境中中小水体的蚊虫防制方式。②微生物治蚊。苏云金杆菌是以色列应用比较广泛的细菌杀虫剂，对伊蚊幼虫的毒效最高，球形芽孢杆菌的杀蚊谱比较窄，对库蚊和按蚊幼虫效果较好，但对伊蚊幼虫的作用较差。

（三）保护易感人群

疫苗接种是保护人群不受 DF 病毒感染最有效的策略，但由于存在抗体依赖的感染增强作用，DENV 各血清型之间缺乏有效交叉保护，并且由于缺乏合适的动物评价模型，严重制约着登革疫苗的发展。但国内外不少实验室仍致力于登革新型疫苗特别是四价疫苗的研究，目前已取得一些进展，有多个四价疫苗进入临床研究阶段，包括减毒活疫苗、减毒嵌合活疫苗、全病毒灭活疫苗、亚单位疫苗及 DNA 疫苗等。截至 2023 年已有法国赛诺菲巴斯德公司和日本武田公司生产的两款 DF 疫苗上市。

目前全球处于 DF 高发期，WHO 已将 DF 定义为一种主要的影响世界公共健康的疾病。DF 传播迅猛、传播途径易实现、人群普遍易感，易导致误诊、漏诊的特点，常导致疫情蔓延，引起较大范围暴发流行，特别是二次感染易引起病死率高的 DHF/DSS，因此 DF 的防控日益受到各个国家的重视。目前 DF 的主要防控措施以监测为重点，控制蚊媒密度，严防输入传播，提高诊治水平，加强部门协作，动员社会参与。

（凌　锋　吴瑜燕）

第 2 节　艾　滋　病

一、艾滋病的发现与流行特征

（一）AIDS 的发现

AIDS 是 HIV 引起的一种严重传染性疾病。HIV 主要侵犯人体免疫系统，引起以免疫功能损害为主要表现的综合征。目前既没有疫苗可以预防，也没有药物可以彻底治愈。1981 年，美国发现世界上首例 AIDS 病例，同时发现在欧洲也有该病流行，后来发现非洲流行更为严重，AIDS 在 20 世纪 80 年代才传播到亚洲。随着研究的深入，发现 AIDS 事实上可能最先在非洲流行，然后传播到欧美，再扩散到亚洲。一些科学研究结果提示 HIV 很可能起源于 20 世纪 40 年代到 50 年代之间的非洲。最早可以证实的 AIDS 病例是 1959 年一位刚果男患者，在其死亡前储存的血清中，检测出 HIV 抗体。

事实上，美国早期发现的几个 AIDS 病例，都与一位航空公司男性乘务员有关。他服务的国际航线包括非洲。在飞行国际航班时，曾与不同国籍的性伴侣发生性行为，从而把 HIV 带到世界各地。那时由于穿梭于非洲与北美洲的人较少，需要几年甚至几十年的时间，才把 HIV 从非洲带到美国。

截至 2023 年底全球估计有 3990 万人携带 HIV，其中约有 140 万是 15 岁以下的儿童。2023 年全球新增 HIV 感染人数约为 130 万，相比 2010 年减少了 39%。尽管死亡人数有所减少，但 AIDS 相关的死亡仍是一个重大的公共卫生问题，2023 年大约有 63 万人因 AIDS 相关疾病死亡，较 2010 年减少了 51%。撒哈拉沙漠以南非洲仍然是受 AIDS 影响最严重的地区，感染者约占全球 HIV 感染者的 65%。该地区的新感染病例中 44%为女性。尽管全球范围内 HIV 感染率有所下降，但东欧、中亚和加勒比地区的新发感染率依然较高。2023 年全球约有 12 万儿童感染 HIV，同时约有 7.6 万儿童因 AIDS 死亡。

（二）我国 AIDS 的流行特征

我国现阶段的 AIDS 流行特征可以概括为总人群感染率低、局部地区和重点人群呈高度流行趋势，流行涉及面广、地区分布不均、农村地区青壮年是主要受害对象。

我国于 1985 年发现首例 AIDS 患者以来，根据流行的过程和报告感染者数量来看，我国 AIDS 的流行可以分为三个阶段。

第一阶段为 1985 年 6 月～1989 年 9 月，可称为传入期。这一阶段的特点是，感染者主要是传入性，多数为外国人或海外华人。主要分布在沿海大城市，多为散发。

第二阶段为 1989 年 10 月～1994 年秋，可称为扩散期。这一时期的特点为，感染者主要集中在我国西南边境的吸毒人群。同时，全国其他地区在性病患者、卖淫者、归国人员中也发现部分感染者。

第三阶段以 1994 年冬为起点，可称为快速增长期。这一时期，在我国中部和东部的流动有偿献血人员中发现大量感染者。与此同时，在云南、新疆、广西和四川等地区，吸毒人群中的 HIV 感染率上升很快，并很快向全国其他地区吸毒人群中传播扩散。在此期间，经性途径传播的感染者比例有所增加，但多数地区的监测数据显示仍呈散发。不过，在流行出现较早的地区，经性传播上升的幅度和所占比例都明显上升，提示疫情正在从高危人群向一般人群扩散。个别疫情严重地区，普通孕产妇 HIV 阳性检出率达到 1%，表明该地区已达到高度流行水平。

从 HIV 感染发生的时间来看，我国 AIDS 流行有两个较大的流行峰，第一个流行峰是在 20 世纪 90 年代中期，主要是 1994 年底、1995 年及 1996 年初，在中部地区发生的单采血浆操作污染造成大量既往有偿供血者感染；第二个流行峰是 1995 年以后经吸毒传播途径，AIDS 从云南向全国蔓延，造成吸毒人群中的流行以及由此引发的经性途径传播扩散。

二、病原学特征

（一）病毒

HIV 颗粒呈球形或卵形，直径 100～200nm。病毒的核心为棒状或卵状，位于病毒中央。核心由双股单链 RNA、蛋白质（p7、p9）、逆转录酶（RT）、核糖核酸酶 H（RH）、蛋白酶和整合酶（INT）等所组成。其中，双股单链 RNA 为含病毒的基因。核心外为病毒核衣壳，含蛋白质 p17 和 p24。病毒的最外层为包膜蛋白，包膜上含糖蛋白 gp120 和 gp41。

（二）感染与复制

通常，HIV 从感染靶细胞到完成复制，是一个连续的过程。完成这一过程的时间可长可短，在不同的个体相差很大。这一连续的过程分为七个阶段：HIV 吸附靶细胞，病毒外衣溶解，核心内容物释放，病毒 DNA 复制与整合，病毒成分的合成，病毒装配，成熟病毒释放。

（三）病毒的变异

新形成的子代病毒，在抗原性方面，已经与母代病毒很不相同。在上述病毒复制过程中，有三处可能出现错误，而导致子代与母代病毒在抗原性方面不同。首先，在病毒的单链 RNA 变成 RNA-DNA 双链复合物时会出现错误；其次，在病毒 RNA-DNA 双链复合物变成 DNA-DNA 双链复合物时，也会出现错误；最后，在宿主细胞的 RNA 聚合酶作用下，为病毒的 DNA-DNA 双链复合物复制病毒的 RNA 时，还会出现错误。不过，每一次出现的错误都很小，否则，病毒的复制就无法进行下去。可是，三次错误的累积却相当可观。在一个被感染的个体内，病毒完成多次复制后，最早感染的原始代与新生的子代，在抗原性方面可相差达 35%。

（四）病毒感染的几种结局

HIV 进入人体后，特异地吸附到靶细胞膜上，这表明感染已经开始。从感染开始时计算，感染可以出现五种结局：不成功感染；潜伏感染；病毒在宿主细胞内缓慢复制，被感染的细胞仍然可以存活；病毒在宿主细胞内快速复制，被感染的细胞耗竭或膨胀或死亡；被感染细胞释放一些毒力因子，这些毒力因子可以杀死未感染细胞。

（五）病毒的抵抗力

HIV 的抵抗力受其存在形式的影响很大。游离的 HIV（指存在于细胞外的 HIV）很脆弱，存在于细胞内的 HIV 与细胞同存亡。病毒对化学试剂和热敏感，对紫外线不敏感。0.2%漂白粉溶液、0.2%次氯酸钠、0.3%双氧水、0.5%甲酚、75%乙醇处理 5min 即可灭活病毒；56℃ 30min 即可将病毒全部灭活；pH 小于 6 或大于 10 的溶液，在 10min 内可灭活病毒。HIV 对热很敏感，可以用高温灭活病毒。目前，WHO 推荐的灭活方法是 100℃ 20min；在室温（22～27℃）液体环境下 HIV 可存活 15 天以上；经 56℃处理 30min 可使 HIV 在体外对人的 T 淋巴细胞失去感染性；经过 60℃ 3h 或 80℃ 30min 作用后不能检出感染性病毒；干燥环境中的 HIV 活性在几小时内降低 90%～99%；在干燥环境室温下，HIV 的感染性持续时间可达 3 天以上，但其逆转录酶活性的检出时间不超过 3 天。

三、诊断与鉴别诊断

HIV 抗体检测可用于 HIV 感染的诊断和血液筛查。我国的常规 HIV 抗体检测程序分为筛查试验（包括初筛和复检）和确认试验。

（一）方法介绍

1. 筛查试验方法 主要包括 ELISA、凝集试验、酶联免疫斑点试验及免疫层析试验。其中，ELISA 是使用最早和最多的筛查方法，目前试剂已发展到第四代；凝集试验、酶联免疫斑点试验及免疫层析试验属于简单、快速试验方法。此外，除最常用的血液样品外，唾液、尿液等样品也可用于 HIV 抗体检测。

2. 确认试验方法 主要包括蛋白质印迹法（Western blotting，WB）、线性免疫印迹法（line immune assay，LIA）、放射免疫沉淀试验（radio immunoprecipitation test，RIP）及 IFA。目前国内最常用的是 WB。

（二）结果判定

1. 筛查试验

（1）初筛试验：结果呈阴性反应的样品，可由实施检测的实验室出具 HIV 抗体阴性报告；结果呈阳性反应的样品，须进行复检，不能出阳性报告。

（2）复检试验：对初筛呈阳性反应的样品用原有试剂和另外一种不同原理或不同厂家的筛查试剂重复检测。如两种试剂复测均呈阴性反应，则报告 HIV 抗体阴性；如均呈阳性反应，或一阴一阳，须送 AIDS 确证实验室进行确证。

2. 确认试验　常用的WB试剂盒有HIV-1/2混合型和单一的HIV-1或HIV-2型。先用HIV-1/2混合型进行检测，如果呈阴性反应，则报告HIV抗体阴性；如果呈阳性反应，则报告HIV-1抗体阳性；如果不满足阳性标准，则判为HIV抗体检测结果不确定。如果出现HIV-2型的特异性指示条带，需用HIV-2型免疫印迹试剂再做HIV-2的抗体确认试验，呈阴性反应，报告HIV-2抗体阴性；呈阳性反应则报告HIV-2抗体血清学阳性；呈不确定反应，则进行随访。

（三）主要临床症状

1. 感染早期的症状　HIV感染后的临床表现多数无特异性。感染早期的临床表现很像感冒的症状，包括发热、无力、头痛等。因此，很多感染者出现这些症状时还以为是感冒，而没有意识到是HIV感染。

早期的感冒症状是一过性的。当感染者的血液中出现能检查出的抗体后，感染者就没有什么症状了，可以正常工作和生活。除了检查血液外，其他检查都不能诊断一个人是否感染了HIV。

2. AIDS症状无特异性　感染后期的临床表现，在不同地区、不同的个体可能表现得不一样，但可以概括为四类：

（1）条件性感染和（或）继发性感染：条件性感染是指在正常情况下，一些微生物对健康人并不致病，可是当人体的免疫功能受损时，这些微生物可以引起致命性感染。此外，那些本来就属于致病性的微生物，在HIV感染者身上更容易发生感染，而且症状也更重。

（2）肿瘤：一部分HIV感染者的主要临床表现为正常人群所罕见的一些肿瘤，如卡波西肉瘤、非霍奇金淋巴瘤及侵袭性宫颈癌等。

（3）消耗性病变：多数AIDS患者持续消耗性疾病综合征，包括发热、疲劳、盗汗、腹泻、消瘦、咳嗽、淋巴结肿大、过敏反应迟缓等表现。

（4）精神障碍和（或）精神异常：HIV可以直接感染神经系统，轻者肌肉痉挛或颜面痉挛，重者侵犯神经系统，引起痴呆。

四、防控技术

（一）深入开展宣传教育，不断增强宣传效果

宣传教育是预防控制AIDS的首要环节。深入开展对社会公众的宣传教育，全面普及AIDS防治知识和政策，是防控AIDS的重要举措。首先，深入公共场所、城乡社区开展宣传教育。在车站、码头、机场、进出境口岸、公园等公共场所以及旅客列车、民航飞机、载客船舶等公共交通工具显著位置，设立AIDS综合防治公益广告宣传栏，放置宣传材料或播放宣传信息。设置固定宣传设施，经常开展AIDS综合防治知识宣传和咨询。利用网站、“两微一端”等新媒体平台加大宣传推送力度。其次，深入开展流动人口、青少年、妇女、被监管人群等重点人群的宣传教育。加强流动人口AIDS综合防治知识宣传教育。在流动人口较为集中的城镇地区，加强流动人口居住聚集区域或社区的AIDS综合防治知识宣传教育工作。在农民工集中居住场所摆放宣传材料和安全套，开展同伴教育活动。在青少年中开展AIDS综合防治知识宣传教育活动。在医学院校、师范院校相关课程中纳入AIDS综合防治知识教育内容，在初中及以上学校开展AIDS综合防治知识专题教育，加强师资队伍建设，保证课时落实和教学效果。充分发挥学校社团、互联网、学生刊物等平台的作用，鼓励青少年主动参与宣传教育活动。积极倡导和支持开展针对妇女的AIDS防治知识教育，防止配偶间传播和母婴传播。结合监管场所特点，加强被监管人员的AIDS综合防治知识教育。

（二）着力推进综合干预，提高干预工作质量

针对高危人群，全面落实综合干预工作措施，减少HIV传播概率。突出重点，遏制AIDS经

性途径传播。重点加强对男男同性性行为者、卖淫者、静脉注射吸毒者等AIDS高危行为人群的综合性干预工作。提高宾馆等公共场所安全套的可及性。推动高校安全套售套机设置工作。加强对感染者、患者及其配偶的健康教育和综合干预，提高配偶抗体检测率和安全套使用率。将AIDS和性病检测纳入重点公共场所服务人员健康体检，对检出的AIDS患者、性病患者及时提供治疗服务。完善性病治疗服务网络，改善服务环境，提高服务质量，及时和规范治疗性病患者，并将性病诊疗服务与AIDS预防干预紧密结合。综合运用宣传教育、同伴教育和互联网干预等行为干预措施，加强男男同性性行为人群干预。开展男男同性性行为等人群暴露前预防试点工作。开展暴露后预防宣传，推进暴露后预防措施。尽早对感染者和患者实施随访管理、规范治疗等综合措施，减少疫情二代传播风险。充分发挥“互联网+”作用，开展易感染AIDS危险行为人群规模和分布估计及行为状况评估，实施线上线下综合干预。

加强对吸毒人群的综合干预，扎实推进戒毒药物维持治疗工作，降低AIDS和毒品的危害。扩大预防母婴传播工作覆盖面，有效减少新生儿感染。为孕产妇提供AIDS与梅毒咨询、检测、转介及诊疗服务。对感染AIDS、梅毒的孕产妇及其所生婴幼儿免费提供治疗、预防性用药、随访等系列干预服务。加强相关监测、机会性感染预防及婴幼儿早期诊断等工作，减少AIDS母婴传播和先天梅毒的发生。

（三）不断加大监测检测力度，最大限度发现感染者

依托现有医疗卫生服务和监测网络，配备必要的设备和人员，进一步加强监测检测能力建设，完善AIDS、性病综合监测和实验室检测网络。动员易感染AIDS高危行为人群和重点人群定期检测，创新网络和电话预约等信息化服务方式，提供方便高效的检测咨询等服务。按照“知情不拒绝”的原则，在皮肤性病科、肛肠科、泌尿外科、妇科等重点科室为就诊者提供AIDS和性病检测咨询服务，提高就诊人群AIDS检测比例。鼓励和动员有感染风险人员开展自我检测，探索通过药店、自助售卖机、网络途径等提供AIDS检测材料，建立健全自我检测与咨询转介衔接工作机制。加强医疗机构检测和病例报告的管理，及时掌握疫情动态与流行特点，对疫情进行预测。合理设置和调整自愿咨询检测点，开展AIDS、梅毒的检测咨询工作。定期开展对感染者和患者配偶以及高危行为人群的AIDS、梅毒检测咨询工作。加强被监管人员的AIDS检测咨询工作和婚前AIDS检测工作。

（四）积极扩大治疗覆盖面，提高治疗水平和可及性

根据感染者和患者的具体情况，按照就地治疗原则，及时开展抗HIV治疗，加强随访，提高治疗效果。积极动员感染者家庭成员和社区组织参与非住院患者的治疗管理工作，提高治疗依从性。完善医疗机构在患者抗HIV、抗机会性感染治疗、随访、药品提供等方面的管理制度以及异地治疗的转介和衔接机制，加强被监管人员和流动人口中患者的治疗工作，提高治疗的可及性和规范化程度。

（五）聚焦重点人群防治，遏制快速增长势头

将学校落实预防AIDS教育情况纳入教育工作检查内容。学校承担学校AIDS防控工作主体责任，高等院校、中等职业学校、技工院校成立由校领导牵头的AIDS防控领导小组。高等院校积极开发预防AIDS在线课程，鼓励将大学生预防AIDS教育跨校学分课程等纳入教学内容。充分发挥学生社团、学生志愿者等作用，开展预防AIDS等综合健康知识教育，将学生参与AIDS防治志愿活动纳入学生志愿者服务管理和学生实践活动内容。建立疫情通报制度和定期会商机制，每年至少通报2次疫情，指导学校做好AIDS防控工作。推进免费药具、自我检测材料进校园。

推进老年人AIDS防治。加强老年人情感关怀，丰富老年人业余生活，结合基本公共卫生服务、敬老爱老等活动，创新宣传形式，每年至少开展2次AIDS防治宣传。结合基本公共卫生服务，探

索开展老年人 AIDS 检测工作。在老年人 AIDS 疫情上升较快地区，探索开展男性老年人行为干预。

五、案例（以控制传染源为目的，落实 AIDS 精准防控）

（一）背景情况

宁波市自 1990 年发现首例感染者以来，报告病例数逐年增加。截至 2017 年底，宁波市十个县区现存活 HIV/AIDS 病例 3553 例，在访的 HIV/AIDS 病例有 95%以上经性接触传播。2017 年，全市抗病毒治疗覆盖率为 94.5%，病毒抑制率达到 95.2%，病死率为 1.3%。

HIV/AIDS 病例的随访干预方式若按照常规工作要求开展，随访管理的压力将逐年增大。根据 HIV/AIDS 流行病学调查数据显示，尽管 HIV/AIDS 病例是 AIDS 的唯一传染源，但是不同 HIV/AIDS 病例之间存在个体差异，HIV 的传播风险不尽相同。目前，HIV/AIDS 的治疗随访工作均已转至定点医疗机构，疾控机构负责技术指导和质量控制。临床医生在诊疗随访过程中均采用千篇一律的随访管理模式，尽管目前抗病毒治疗比例较高，但是未治疗的患者仍然存在较大的传播风险，亟须对高传播风险的 HIV/AIDS 病例采取强化干预。因此，宁波市尝试建立 HIV/AIDS 传播风险评估方法，探索根据传播风险不同采取有针对性的随访管理方式，旨在降低高风险传染源传播风险，进一步控制 AIDS 经性接触传播，满足日益增加的 HIV/AIDS 病例随访干预需求。

（二）目标

以控制传染源为目的，建立风险评估方法；探索 HIV/AIDS 病例分类管理模式，实现 AIDS 精准防控。

（三）策略与方法

1. 策略 建立 HIV/AIDS 病例传播风险评估方法，对管理病例进行快速评估，精准定位高传播风险病例；针对不同传播风险的 HIV/AIDS 病例采取分类管理策略，对高传播风险病例强化针对性干预，降低 AIDS 传播行为，减少 HIV 二代传播。同时，明确各级医疗机构和疾控机构职责，为 HIV/AIDS 病例提供方便、及时、规范的 AIDS 诊疗服务，提高治疗效果。

2. 方法

（1）风险评估方法的建立：HIV/AIDS 病例是 AIDS 的唯一传染源，一个传染源的性活跃程度、接受抗病毒治疗情况、治疗依从性和治疗效果直接影响着 AIDS 的传播风险。然而，由于疾病的特殊性，通过流行病学调查得出的行为学信息与实际情况存在一定程度的偏差。考虑到上述因素，风险评估方法的建立拟采用定量评估方法，评估结果客观且真实。主要评估参数如下：接受抗病毒治疗情况，性病感染情况，病毒载量情况。高传播风险病例纳入标准：未接受抗病毒治疗，未接受抗病毒治疗且合并未治疗的梅毒现患者，一年内最近一次病毒载量结果＞400 拷贝/ml。满足上述任何一个条件均被纳入高传播风险。其他根据其行为学现状，评估为中低风险。针对风险评估为高传播风险的 HIV/AIDS 病例进行深入个案流行病学调查，了解其性行为状况、安全套使用情况、合成毒品使用情况、心理量表和交友方式，如有需要对已治疗病例做依从性调查。风险评估方法建立后，对示范区全部在访 HIV/AIDS 病例（1558 例）开展首次风险评估，根据传播风险不同采取不同强化干预措施，每隔 6 个月重新进行传播风险评估。

（2）分类管理模式的探索：首先，需要建立医防结合、医防各尽其职的 AIDS 防治工作模式。疾控机构和定点医疗机构指定负责人和联络人，建立工作组。建立顺畅的 AIDS 随访诊疗机制，做到疾控机构和抗病毒治疗机构之间、不同级别医院之间的有效沟通，以保证高传播风险的 HIV/AIDS 病例能够得到适当、及时、有效的治疗，为分类管理模式的实施奠定良好基础。根据风险评估结果对 1254 例中低传播风险 HIV/AIDS 病例采用常规随访管理模式，每年开展一次传播风险评估。针对 304 例高传播风险 HIV/AIDS 病例采取强化干预措施。强化干预措施包括以下内容：①警示性教育：随访工作人员面对面个人访谈，实行警示性教育干预，包括强调 AIDS 传播具体风险，社会、家庭责任，强化法律责任；特别是现症梅毒病例，提示有可能被追究故意传播 AIDS 的刑事责任。②心理干预：通过心理量表开展心理评估，强化对 HIV/AIDS 病例的心理支持。对于情绪反应过度或心理问题明显的干预对象，及时转介到宁波市精神卫生中心开展心理干预和治疗。③行为干预：促进危险行为改变。强化安全性行为教育，提高自我防护能力，避免和减少易传播 AIDS 行为，提高安全套使用率。④动员治疗，提高服药依从性：尚未接受抗病毒治疗的 HIV/AIDS 病例动员、转介抗病毒治疗；正在接受治疗的病例或 HIV 病毒学失败（病毒载量＞400 拷贝/ml）要强化治疗依从性教育或调整治疗方案。每半年检测病毒载量水平。⑤梅毒感染者的梅毒转介治疗，定点规范治疗，追踪治疗效果，3 个月进行梅毒 RPR 检测。⑥增加随访和风险评估的频次：每 3 个月对高传播风险 HIV/AIDS 病例开展一次面对面的随访，并根据随访结果重新进行 HIV 传播风险评估。

（四）产出及效果

1. 采用风险评估方法精准定位传染源　采用 HIV/AIDS 病例传播风险评估方法，对示范区在访病例 100%开展传播风险快速评估，共计 1558 例。精准定位高传播风险病例 304 例，占 19.5%。针对 HIV/AIDS 病例实行分类管理，对高传播风险病例开展为期 6 个月的强化针对性干预，第二次传播风险评估结果显示，转为中低风险病例占 45.4%（138 例），转出病例占 3.0%（9 例），高传播风险病例占 51.6%（157 例）。又经过 6 个月随访干预，第三次传播风险评估结果显示，转为中低风险病例占 54.3%（165 例），转出病例占 4.9%（15 例），高传播风险病例占 40.8%（124 例）。截至 2018 年 6 月底，高传播风险病例占 8.0%，较第一次评估降低 11.5 个百分点。完成全程风险评估比例不低于 95.1%。

2. 采用分类管理模式精准控制传播风险　截至 2018 年 6 月底，100%制定了转诊管理制度，定点医院 100%完善了临床专家组。初步形成疾控机构负责 HIV/AIDS 病例分类管理技术指导、风险评估及相关干预等工作，定点医疗机构医生负责 HIV/AIDS 病例诊疗和宣教等工作的模式。在为期一年的模式推广中，随访医生针对高传播风险病例增加随访和风险评估次数 1200 余次，成功动员 100 余例高传播风险病例接受抗病毒治疗，为 20 余例由于耐药或者不良反应引起病毒学抑制失败的高传播风险病例更换了治疗方案。除此之外，开展多次抗病毒治疗主题宣教活动，提高服药依从性，采用心理干预和行为干预等方法，针对高风险病例 100%开展强化干预工作。

（五）亮点和经验

1. 通过建立风险评估方法，能够快速将 HIV/AIDS 病例进行分类，有效筛选出高传播风险的传染源。让随访医生把有限的精力放在高传播风险的 HIV/AIDS 病例身上，减少低传播风险患者的就医次数，降低随访管理压力。

2. 通过分类管理模式的实施，进一步完善了疾控机构和医疗机构在 AIDS 诊疗随访的机制，初步实现医防联动、各尽其责的 AIDS 防控新局面。践行 AIDS 诊疗过程中“最多跑一次”的服务模式。有效提高了 HIV/AIDS 病例治疗比例和治疗效果，减少传播，距离我市实现 AIDS 防控“三个 90%”目标更近一步。

（六）问题和挑战

在分类管理模式的实施过程中，发现了一些问题，同时也存在着挑战，主要概括为以下几个方面：

1. 由于抗病毒治疗标准的变化，鼓励 HIV/AIDS 病例检测发现后及时治疗。然而，部分较早确诊的 HIV/AIDS 病例实验室检查提示 CD4 水平较高，拒绝接受治疗，增加了疾病的传播风险和随访医生的干预难度，影响了对传染源的有效控制。

2. 在分类管理模式探索过程中，AIDS 管理随访医生在随访管理过程中如果局限在医疗卫生健康教育层面开展工作，是不能满足分类管理工作需求的，需要政策规范、心理干预及社会环境等多方面的支持。

3. 随着AIDS防控相关知识体系的不断更新和完善，从事AIDS诊疗的临床医生需要不断加强AIDS相关知识培训，明确责任，提高治疗比例和依从性，针对HIV/AIDS病例出现耐药或者不良反应及时采取相应措施，提高病毒抑制成功率。

（洪　航）

第3节　流行性感冒

流行性感冒（influenza），简称流感，是一种由流感病毒引起的急性呼吸道传染病，流感病毒具有易变性、高度传染性及快速传播等特性，常在学校、幼儿园等人群密集场所暴发或流行。在全球范围内，流感每年可导致300万～500万人罹患重症，并造成30万～50万人死亡；中国每年有超过8.8万人死于流感（其中80%以上为60岁及以上老年人），与流感相关的全死因超额死亡率介于6.94/100 000～17.2/100 000。中国人口流动性大，流感疫苗接种率低，流感发病率呈波动式增长，而新冠疫情期间，流感发病率下降至极低水平。

一、发现与流行特征

（一）流感的发现

流感可能是人类历史上最早被记录的疾病之一。公元前412年，希波克拉底在古希腊的医学著作中记录了类似流感的疾病症状。中世纪的欧洲以及后来的几次大流行（如1580年西班牙的流感大流行）使流感广为人知。然而，在这些早期历史中，流感的病因尚不明确，通常被误认为是由"空气中的毒气"或其他环境因素引起的。19世纪末，随着微生物学的发展，波兰细菌学家Pfeiffer在1892年从流感患者的痰液中分离出一种细菌，他认为这就是流感的病因，后来被证实为流感嗜血杆菌。这一误解延续了几十年，直到真正的致病病毒被发现。1933年，英国的科学家威尔逊•史密斯（Wilson Smith）和他的同事分离出了第一个人类流感病毒，该病毒被称为甲型流感病毒（influenza A virus）。1940年，科学家发现了另一种不同类型的流感病毒，称为乙型流感病毒（influenza B virus）。乙型流感病毒虽然传播性较弱，但也可以引发局部性暴发。两种病毒有不同的流行特征，为之后的流感研究铺平了道路。1947年，丙型流感病毒（influenza C virus）被发现，这种病毒感染通常较为轻微，较少引发流行病，且通常只在儿童和免疫力较弱的人群中引发症状，因此对公众健康的威胁较小。21世纪初，科学家还发现了丁型流感病毒（influenza D virus）。丁型流感病毒主要感染牛和猪，并未在人类中广泛传播，但其潜在的跨物种传播可能仍是需要监控的公共卫生问题。

（二）流行病学

1. 流行特征　流行特点是经呼吸道传播，传播速度快，可引起全球大流行。在大流行中，由于新亚型的出现，人群普遍缺乏免疫力，一个机关团体内的一次发病率可高达80%以上；在一个较大的人群中常常可有20%～50%的人发病。儿童和老年人死亡率较高，大约75%的流感死亡病例发生在55岁以上人群。

甲型和乙型流感病毒是流感流行的主要病原体。丙型流感病毒主要以散发形式出现，侵犯婴幼儿，一般不引起流行。

甲型流感病毒危害较大，常常造成暴发流行或大流行。甲型流感大流行是因为出现了甲型流感的某种新病毒株，人群对其普遍缺乏免疫力，从而使其在短期内逐渐扩展至世界各地。20世纪以来已发生了5次世界性大流行，均是甲型流感病毒感染引起，分别发生于1918年、1957年、1968年、1977年、2009年；其中1918年的流行最为严重，死亡人数高达2000万。大流行的间期不固定，难以预测。经过一次大流行或几次起伏后，人群免疫力水平逐渐上升。同时，经过一连串的流行，有抗原漂移的变种陆续出现，由于针对变异种的人群免疫水平比针对原始毒株的免疫水平低，故在以后的年份中，同一亚型的有抗原漂移的病毒株可引起反复流行。一种病毒亚型引起的感染并不对另一亚型提供交叉免疫。最严重的流感大流行是由血凝素（hemagglutinin，HA）和神经氨酸酶（neuraminidase，NA）两种亚型抗原都发生了较大变化的毒株所引起。尽管美国卫生部门极力倡导接种流感疫苗，但由于接种不够普及，美国每年仍有 2000 万人罹患流感，其中 2 万人因流感或其相关的疾病而死亡。

乙型流感病毒常引起中等流行或局部地区和群体的小流行。人群中暴发流行有其特殊方式。通常为骤发，在 2～3 周内达到发病高峰，并持续 6～10 周。人群中暴发流感的最初征象是患发热性呼吸道疾病的学龄儿童人数骤然增加，随后很快波及成人；并约在 1 周后出现流感相关并发症的患者人数增多。

流行性及非流行性感冒的发生虽无明显季节性，但大都出现于冬季。在温带地区，非流行期极少发现流感病毒。但在热带，流感活动可持续全年。在我国温带或寒带地区，流感的散发流行多发生于冬春季，在亚热带或热带地区，则更多在夏季流行。一般流感流行在我国北方多于南方。流行期间，平均发病率为 10%～20%。但在特定人群中，包括医院、护理室以及某些易感年龄组，发病率 40%～50%也并不鲜见。近年来的研究提示，甲型流感病毒的两种不同亚型（H1N1 及 H3N3）、同一亚型中的两种不同病毒株或甲、乙两型流感病毒都可能同时暴发流行。

2. 传染源　流感患者是流感的主要传染源，其次是隐性感染者。患者以儿童和青少年多见。从潜伏期末到发病的急性期都具有传染性，其中病初 2～3 天传染性最强。成人和年龄较大的儿童患季节性流感（无并发症）期间，病毒在呼吸道分泌物中一般持续排毒 3～6 天。住院的成年患者可以在发病后持续一周或更长的时间散播有传染性的病毒。研究发现，婴幼儿流感或人 H5N1 型禽流感病例中，长期排毒很常见（1～3 周）。此外艾滋病等免疫缺陷患者也会出现病毒排毒周期延长的现象。隐性感染者体内有病毒增殖，但无明显症状且不易发现。轻型患者和隐性感染者数量大，感染期间常继续从事正常活动，是对公共卫生威胁最大的传染源。

3. 传染途径　空气飞沫传播是主要的传播途径。病毒存在于患者或隐性感染者的呼吸道分泌物中，通过说话、咳嗽或打喷嚏等，以飞沫或气溶胶形式散播于空气中，易感者吸入后即能感染。故流感传染性强，传播速度快、流行广泛。流感在人群中蔓延的速度与广度与人口密集程度相关。一旦出现流感流行，流感患者往往频繁出入医院，使医疗机构很容易成为流感播散的源头之一。

此外，还存在病毒污染饮食、茶具、食具、毛巾等间接传播的可能性。流感病毒在物品表面存活的时间与外界环境因素（如温度、湿度、光照、pH 等理化情况）有关，一般可存活 3 天。

4. 易感人群　人群对流感病毒普遍易感，与性别、职业等无关。抗体于感染后 1 周出现，2～3 周达到高峰，1～2 个月后开始下降，1 年左右降至最低水平。抗体存在于血液和鼻黏膜分泌物中，但鼻黏膜分泌物中的抗体仅为血液中的 5%左右；然而，鼻黏膜作为抵抗呼吸道传播的黏膜屏障，其分泌物中的 IgA 抗体比血液中的 IgG 循环抗体更为重要。流感病毒 3 个型别之间无交叉免疫，感染后免疫保护维持的时间不长，据观察，感染流感病毒 5 个月后，即使血液中有抗体存在，患者仍能再次被相同病毒感染。呼吸道黏膜产生分泌性 IgA，能阻止病毒的侵入，但当黏膜局部上皮细胞脱落后，即失去其保护作用。流感病毒极易发生变异，导致人类无法获得对流感病毒的持久免疫力，这也为疫苗的研制带来了困难。例如，甲型流感病毒在人群免疫压力下，每隔 2～3 年就会有流行病学上重要的抗原变异株出现。感染率最高的通常是青少年。

（三）流感大流行特征

流感大流行是指当甲型流感病毒出现新亚型或旧亚型重现，人群普遍缺乏相应免疫力，造成病毒在人群中快速传播，从而引起流感在全球范围的广泛流行。流感大流行具有发病率和病死率高，传播速度快和波及范围广的特点。

流感病毒曾发生过5次大变异，引起5次世界性大流行，即1918～1920年出现的H1N1亚型（“西班牙流感”），1957年出现的H2N2亚型（亚洲流感），1968年出现的H3N2亚型（香港流感），1977年出现的H1N1亚型（俄罗斯流感）和2009年出现的H1N1亚型（墨西哥流感）。

在历史上的流感大流行中最应吸取教训的是1918～1920年的流感大流行。因为这是人类医学史上的一件最为突出事件，曾被描述为“在人类历史上最大的医学灾难”，“1918年的流感大流行与东罗马帝国的鼠疫和黑死病相当，是人类三大最具有破坏性的大流行之一”和“在流行高峰时每夜在医院的患者死亡率超过25%”。这次流行始于美国，1918年3月，在堪萨斯州军营中开始流行，1918年4月美国远征军的船到法国的波尔多，1918年的4～5月传播到英国远征军和其他参加战争的军人，同月传播到意大利和西班牙，在此期间德国也有流行。当时由于同盟军与德国作战，疫情保密，而西班牙是中立国，所以当时发布了流感流行起源于西班牙的信息，称为“西班牙流感”。6月流感到达英国，通过英国军队传到俄罗斯。流感到达北非的时间是1918年5月，在非洲流行后传到印度的孟买和加尔各答，然后在6月传入中国、新西兰和菲律宾。每个国家的感染传播很快，约为数周，然后很快下降。这次流感流行的特点是流感病毒的毒力在人群中流行后逐步上升，后期比前期的毒力至少增加10倍。病毒到达澳大利亚是在1919年1月，它通过非洲到其他港口，沿交通线在数周内有150万～200万人死亡。印度的流行开始于1918年的10月，导致700万人死亡。

1957～1958年间，世界经历了第二次大规模的流感疫情。因发源地为亚洲，此次全球流感疫情被命名为“亚洲流感”，其病原体为H2N2型流感病毒。该病毒最初于1957年2月在我国贵州省西北部被发现，自1957年3月起，该病毒从贵州省扩散至我国其他内陆省份，4月份进一步侵袭香港各地，短时间内感染病例超过25万。在我国大规模暴发后，接下来的8个月内迅速蔓延至全球，导致15%～30%的人口发病。引发了继“西班牙流感”之后最为严重的一次流感大流行，全球死亡人数估计在100万～400万。伴随着全球经济社会的快速发展以及卫生防疫政策和医疗技术的显著进步，H2N2流感的致死率逐渐降低。

第三次大规模流行的流感病毒为H3N2型，最初暴发的记录地点为香港。1968年7月，香港各地相继暴发流感疫情，据卫生署统计报告，病例数在4万～6万，约占全香港人口总数的15%。随后，在1968年8～9月间，疫情逐渐扩散至新加坡、泰国、日本、印度及澳大利亚，同年年底进一步蔓延至北美洲多个地区，最终导致全球超过100万人死亡，其中英国有3万死亡病例，美国则有34万人因感染而丧生。因该流感首次在香港发现，故被命名为“香港流感”。其后，1997年香港暴发了H5N1禽流感疫情。H5N1禽流感病毒（AIV）是甲型流感病毒中一个具有高致病性的亚型，此次疫情中首次发现了H5N1禽流感病毒感染人类并导致死亡的情况，受害者是一名3岁的男孩。在那次禽流感疫情中，共有18人受到感染，其中6人不幸死亡。此后，H5亚型的禽流感病毒开始在全球范围内传播。另外，禽流感病毒频繁地从禽类跨物种直接感染人类，甚至曾经引发过全球性的大流行，这对人类健康和公共卫生安全构成了巨大的潜在威胁。然而，随后的禽流感疫情大多呈局限性散发，并未造成全球范围的大流行，只是偶有禽流感感染导致人类死亡的病例被报道。

1977年11月“俄罗斯流感”在苏联远东地区暴发。1978年1月，“俄罗斯流感”在美国在校学生及新兵中开始迅速蔓延。至1978年冬季，其他国家也纷纷报告了感染病例。值得注意的是，此次“俄罗斯流感”与以往历次流感存在显著差异：这是一次“有年龄区别的”疫情，主要感染者为1950年以后出生的青少年。经研究确认，引发此次流行的致病病毒为1950年流行的H1N1病毒株的变异体。因此，那些在该病毒株初次流行前出生的人，对于1977～1978年重新出现的甲型流感病毒H1N1病毒株具有免疫力和抵抗力。由此，绝大多数关于1977～1978年流感流行的报告均指出，尽管此次流行表现为典型的暴发模式，但成年人感染症状轻微，而在校青少年却有着较高的发病率。此外，与1957年和1968年的流感流行情况不同，此次出现的新病毒亚型并未取代先前流行的病毒株。因此，到目前为止，由1977年的病毒株进化出的H1N1病毒株与从1968年的流行株中产生的甲型病毒（H3N2）已流行了约半个世纪，而且仍然在引起流感流行。

2009年4月25日，WHO宣布，墨西哥和美国暴发的甲型流感构成了“具有国际影响的公共卫生紧急事件”。对此，我国政府迅速响应，立即成立了由卫生部主导的、涵盖 33 个部门的甲型流感联防联控工作组，并实施了一系列有效的疫情防控措施。在疫情初期，我国通过系统地隔离疑似患者及其密切接触者，对潜在的输入性病例实施严格的防控措施，并提供了财政支持以扩大流感样病例监测哨点医院与实验室网络，从而加强了主动监测能力。自 2009 年 6 月起，我国启动了疫苗研发工作，并迅速完成了研发任务。随后，我国遵循“知情同意、自愿、免费”的原则，成功接种了近 5000 万例甲型流感疫苗。同时，自疫情暴发之初，我国卫生部门即及时向 WHO 及相关国家和地区通报了我国的甲型流感疫情情况，并在国内通过媒体第一时间准确发布了国内外最新的疫情信息。这一举措不仅保障了公众的知情权，还有效防范了社会恐慌，并促进了个人防护意识的提升。得益于这些有效的防控措施，我国成功地遏制了甲型流感疫情在国内的大规模暴发。我国政府透明且及时的应对方式也赢得了 WHO 的赞誉，并成为 2009 年度卫生领域国内公众满意度最高的一项工作。在全球范围内，该次甲型流感大流行导致了数十万人死亡，但因为我国进行了成功的预防应对和有效的医疗救治，显著降低了患病率和病死率。

二、病原学特征

（一）流感病毒的分型

根据流感病毒感染的对象，可以将病毒分为人类流感病毒、猪流感病毒、马流感病毒以及禽流感病毒等类群。人类流感病毒根据其核蛋白和基质蛋白的抗原性不同可以分为三类：甲（A）型、乙（B）型和丙（C）型；其中甲型和乙型流感病毒的主要抗原决定簇 HA 和 NA 均为跨膜糖蛋白；基于 HA 和 NA 抗原性的不同又将甲型流感分为 18 个 H 亚型（H1～H18）和 11 个 N 亚型（N1～N11）。其中，人类流感主要与 H1、H2、H3 和 N1、N2 亚型有关。感染人和动物甲型流感病毒有部分共同抗原成分，但彼此一般不发生交叉感染。

（二）流感病毒的结构

流感病毒属正黏病毒，呈球形，直径 80～120nm，含单股 RNA。有三个不同的血清型，即甲型、乙型和丙型流感病毒，其中只有甲型流感病毒才能引起世界性的大流行。人类流感病毒的自然宿主是禽类，也可以说流感病毒原本是禽类的病毒。甲型流感病毒可感染多种动物，包括鸟、马、猪及海洋哺乳动物，为人类流感的主要病原体，20 世纪以来共发生的 5 次世界大流行，均由甲型流感病毒引起；乙型及丙型流感病毒相对较少，且仅感染人类。

流感病毒是有包膜的 RNA 病毒，它与披膜病毒科、弹状病毒科和副黏病毒科一样，是由一个内部的核衣壳和包膜组成。自外而内可分为包膜、基质蛋白以及核心三部分。

1. 核心　病毒的核心包含了存储病毒信息的遗传物质以及复制这些信息必需的酶。流感病毒的遗传物质是单股负链分节段的 RNA，简写为 ss-RNA，ss-RNA 与核蛋白（NP）相结合，缠绕成核糖核蛋白体流感病毒结构模式图。甲型和乙型流感病毒的 RNA 由 8 个节段组成，丙型流感病毒则比他们少一个节段，第 1、2、3 个节段编码的是 RNA 聚合酶，第 4 个节段负责编码血凝素；第 5 个节段负责编码核蛋白，第 6 个节段编码的是神经氨酸酶，第 7 个节段编码基质蛋白，第 8 个节段编码的是一种具有拼接 RNA 功能的非结构蛋白，这种蛋白的其他功能尚不得而知。丙型流感病毒缺少的是第 6 个节段，但其第 4 个节段编码的血凝素可以同时行使神经氨酸酶的功能。

2. 基质蛋白　基质蛋白构成了流感病毒的外壳骨架，实际上骨架中除了基质蛋白（M1）之外还有膜蛋白（M2）。M2 蛋白虽然数量有限，但却起着非常重要的作用：它不仅是重要的离子（主要是 Na^+）通道，还起着调节膜内 pH 的重要作用。基质蛋白与病毒最外层的包膜紧密结合起到保护病毒核心和维系病毒空间结构的作用。

当流感病毒在宿主细胞内完成繁殖之后，基质蛋白是分布在宿主细胞的细胞膜内壁上的，成型的病毒核衣壳能够识别宿主细胞膜上含有基质蛋白的部位，与之结合形成病毒结构，并以出芽的形式突出释放成熟病毒。

3. 包膜 包膜是包裹在基质蛋白之外的一层磷脂双分子层膜，这层膜来源于宿主的细胞膜，成熟的流感病毒从宿主细胞出芽，将宿主的细胞膜包裹在自己身上之后脱离细胞，去感染下一个目标。包膜中除了磷脂分子之外，还有两种非常重要的糖蛋白：HA 和 NA。这两类蛋白突出病毒体外，长度为 10～40nm，被称作刺突。一般一个流感病毒表面会分布有 500 个血凝素刺突和 100 个神经氨酸酶刺突。在甲型流感病毒中血凝素和神经氨酸酶的抗原性会发生变化，这是区分病毒毒株亚型的依据。

（1）HA：指红细胞凝聚素，呈柱状，能与人、鸟、猪、豚鼠等动物红细胞表面的受体相结合引起凝血，故而被称作血凝素。血凝素是流感病毒包膜的糖蛋白突起之一，在流感病毒感染和复制过程中起着重要作用。

1）宿主细胞（包括红细胞）的表面具有血凝素受体，流感病毒通过血凝素与其结合，使流感病毒得以吸附于宿主细胞膜。由于流感病毒对红细胞的吸附表现为红细胞凝集现象，血凝素故此得名。流感病毒吸附于宿主细胞表面后，以囊泡形式进入宿主细胞质内。

2）在囊泡内低 pH 的环境中，HA 裂解为 HA1 和 HA2 亚单位，发生构象改变，存在于 HA2 的氨基酸末端上的融合序列裸露，激活溶解多肽，使已经以囊泡形式进入宿主细胞质内的病毒核壳体得以破囊释出。

（2）NA：是分布于流感病毒包膜的糖蛋白突起之一。NA 是一个呈蘑菇状的四聚体糖蛋白，具有水解唾液酸的活性，可以协助成熟流感病毒脱离宿主细胞进而感染新的细胞，在流感病毒的生活周期中扮演了十分重要的角色。当成熟的流感病毒经出芽的方式脱离宿主细胞之后，病毒表面的 HA 会经由唾液酸受体与宿主细胞膜保持联系，此时需要由 NA 将唾液酸水解，切断病毒与宿主细胞的最后联系，使病毒能顺利从宿主细胞中释放，继而感染下一个宿主细胞。在甲型流感病毒中，NA 的抗原性会发生变异，这成为划分甲型流感病毒亚型的依据，在已知的甲型流感病毒中共有 9 种不同的 NA 抗原型。因此 NA 也成为流感治疗药物的一个作用靶点，针对此酶设计的奥司他韦是最著名的抗流感药物之一。

（三）流感病毒的稳定性

流感病毒不耐热，100℃环境下 1min 或 56℃环境下 30min 灭活，对常用消毒甲醛、过氧乙酸、含氯消毒剂等以及干燥、紫外线照射敏感。在温度低的环境下，病毒较为稳定，在 4℃环境下能存活 1 个多月，在–70℃左右环境下能存活 5 个月以上。

（四）流感病毒的变异

迅速的变异进化是流感病毒的一大特点。流感病毒变异主要是由于 HA 和 NA 抗原结构的改变，尤其是 HA 的改变。这是因为机体针对 HA 产生的抗体是中和性抗体，故流感病毒通过改变 HA 的抗原特性可有效地实现免疫逃逸。变异有两种形式，即抗原转换和抗原漂移。

1. 抗原转换 也称抗原漂变，是指某些微生物由于对季节性环境以及卫生条件等因素的敏感性而引起的抗原变化的过程。抗原转换变异幅度大，属于质变，即病毒株表面抗原结构一种或两种发生变异，与前次流行株抗原相异，导致新血清型的出现。抗原转换是一种常见的病原体逃逸免疫系统攻击的机制。HA 和 NA 的各自变异不断组合成新的变异株，足够大的变异使人群中对原有流行株所建立的免疫屏障不再能发挥有效的保护作用。由于人群缺少对变异病毒株的免疫力，从而引起流感大流行。如果两种不同病毒同时感染同一细胞，则可发生基因重组形成新亚型。

2. 抗原漂移 是指抗体对特定抗原的亲和性会随时间变化而变化，在抗体的生产过程中，由于体内环境中抗原的浓度、类型、组分等不断变化，免疫细胞对抗原产生的反应也不断变化。抗原漂移所导致的抗体亲和度变化，将影响免疫细胞与抗原结合的效率和速度。抗原漂移属于较小程度上发生的基因变异，每年或每几年均在甲型或乙型流感病毒中频繁发生。一般认为这种变异是由病毒基因点突变和人群免疫力选择所造成的，所引起的流行是小规模的。在感染人类的三种流感病毒中，甲型流感病毒有着极强的变异性，乙型次之，而丙型流感病毒的抗原性非常稳定。

乙型流感病毒的变异会产生新的主流毒株，但是新毒株与旧毒株之间存在交叉免疫，即针对旧毒株的免疫反应对新毒株依然有效。

甲型流感病毒是变异最为频繁的一个类型，每隔十几年就会发生一个抗原性大变异，产生一个新的毒株，这种变化是抗原转换，也称抗原的质变；在甲型流感亚型内还会发生抗原的小变异，其表现形式主要是抗原氨基酸序列的点突变，是抗原漂移，也称抗原的量变。抗原转换可能是血凝素抗原和神经氨酸酶抗原同时转变，称作大族变异；也可能仅是血凝素抗原变异，而神经氨酸酶抗原则不发生变化或仅发生小变异，称作亚型变异。

甲型流感病毒的高变异性增加了人们应对流感的难度，人们无法准确预测即将流行的病毒亚型，便不能有针对性地进行预防性疫苗接种，另一方面，每隔十数年便会发生的抗原转换更会产生根本就没有应对疫苗的流感新毒株。

抗原漂移和抗原转换是免疫反应中非常重要的概念，不同类型抗体对抗原的亲和力在时间和环境的影响下会发生改变，这可能影响到免疫系统对流感病毒的反应和灭活效率。因此，了解抗原漂移和抗原转换的机制和影响有利于增强人体对流感的免疫力。

三、诊断与鉴别诊断

（一）临床表现与并发症

流感的潜伏期为1～3天，最短为数小时，最长可达4天。流感的症状较普通感冒重，在临床上可分为单纯型、胃肠型、肺炎型和中毒型4种类型。

1. 单纯型 主要表现为起病急、高热、寒战、头痛、疲劳乏力、食欲减退、全身肌肉酸痛等全身中毒症状，上呼吸道卡他症状相对较轻或不明显，少数病例可有咳嗽、鼻塞、流涕、咽干痛、声嘶等上呼吸道症状，体温1～2天达高峰，3～4天后逐渐下降，热退后全身症状好转，乏力可持续1～2周，上呼吸道症状持续数日后消失。此型最为常见，预后良好。

2. 胃肠型 在流感病毒的基础上出现明显的胃肠道症状。主要胃肠道症状有恶心和呕吐、腹痛，多为绞痛或隐痛、腹泻；其他症状包括发热、咳嗽、头痛、乏力等常见流感症状同样存在。胃肠型常见于儿童，成年人较少见。

3. 肺炎型 患者可表现为持续高热、剧烈咳嗽、呼吸急促、胸痛、发绀、咯血、极度疲乏等症状，甚至呼吸衰竭。影像学表现为胸部X线或CT检查可见肺部浸润影或实变影，提示肺炎存在。肺炎型流感由流感病毒直接引起或继发细菌感染，病情较重，常见于婴幼儿、老年人、孕妇、慢性心肺疾病患者和免疫功能低下的患者。病初与单纯型流感相似，1～2天后病情加重。体检双肺呼吸音低，布满湿啰音，但无实变体征。痰液中可分离到流感病毒。抗菌治疗无效。本型病死率高，最后多因呼吸及循环衰竭于5～10天内死亡。

4. 中毒型 表现为显著的全身中毒症状，可有高热不退、剧烈头痛、极度乏力和虚弱、严重肌肉酸痛、寒战以及神经系统症状，表现为烦躁不安、意识障碍、抽搐，同时伴有循环系统受累，表现为低血压、心率异常等。晚期可能出现中毒性心肌损害，严重者可出现休克、弥散性血管内凝血（disseminated intravascular coagulation，DIC）、循环衰竭等。中毒型流感病死率较高，预后不良，极少见。

流感可并发上呼吸道感染、气管炎或支气管炎，细菌性肺炎，中毒休克综合征，中毒性心肌炎或脑病脂肪肝综合征等。其中脑病脂肪肝综合征，是感染甲型和乙型流感病毒的患者肝脏、神经系统所发生的并发症，机制不清，认为可能与服用阿司匹林有关。

（二）诊断

《流行性感冒诊断标准》（WS 285—2008）将流感分为临床诊断病例和确诊病例。

1. 临床诊断病例　依据流行病学史包括当地流行季节（如我国北方的冬春季，南方的冬春季和夏季；一个单位或地区集中出现大量上呼吸道感染者，或医院门诊、急诊上呼吸道感染患者明显增加）。相关临床症状，通常表现为急起高热（腋下体温≥38℃）、畏寒、头痛、头晕、浑身酸痛、乏力等中毒症状及咽痛、干咳等呼吸道症状，但卡他性症状常不明显；少数病例有食欲减退，伴有腹痛、腹胀、呕吐和腹泻等消化道症状；少数病例也可并发鼻窦炎、中耳炎、喉炎、支气管炎、肺炎等，甚至因呼吸循环衰竭而死亡；在两岁以下的幼儿，或原有慢性基础疾病者，两肺可有呼吸音减低、湿啰音或哮鸣音，但无肺实变体征；重症患者胸部 X 线检查可显示单侧或双侧肺实质性病变，少数可伴有胸腔积液等；外周血常规白细胞总数不高或偏低，淋巴细胞相对增加，重症患者多有白细胞总数及淋巴细胞下降。

2. 确诊病例　流感样病例（即临床诊断病例）+流感特异性实验室检测结果（从患者呼吸道标本中分离和鉴定到流感病毒；患者恢复期血清中抗流感病毒抗体滴度比急性期高 4 倍或以上；在患者呼吸道标本流感病毒特异的核酸检测阳性或检测出特异的抗原；采集标本经敏感细胞将病毒繁殖一代后，流感病毒特异的核酸检测阳性或检测出特异的抗原）。

临床上还可以应用 RT-PCR 法、病毒抗原检测（快速诊断试剂检测）法、血清学诊断以及胶体金试验等进行检验。

（三）鉴别诊断

轻型流感及散发流感很难与普通感冒鉴别。与其他呼吸道病毒感染也不易从临床区分。

1. 普通感冒　通常由于感染腺病毒、鼻病毒等多种病毒引起，多为散发，起病较慢，上呼吸道症状明显，全身症状较轻。感冒俗称伤风，以鼻咽部卡他症状为主要表现。成人多由鼻病毒引起，次为副流感病毒、呼吸道合胞病毒、埃可病毒、柯萨奇病毒等。潜伏期约 1 天左右，起病较急，初期有咽干、咽痒或烧灼感，发病同时或数小时后，可有喷嚏、鼻塞、流清水样鼻涕，2～3 天后变稠。可伴咽痛，有时由于耳咽管炎使听力减退，也可出现流泪、味觉迟钝、呼吸不畅、声嘶、少量咳嗽等。一般无发热，或有轻度发热和头痛，无明显中毒症状。检查可见鼻黏膜充血、水肿、有分泌物，咽部轻度充血。如无并发症，一般 5～7 天痊愈。

2. 流感伤寒型钩体病　夏秋季多发，有疫水接触史，主要表现为全身的感染及中毒症状，没有具体的脏器损伤表现。患者可表现为高热、头痛、全身肌肉及关节疼痛，可以出现血管受损，表现为颜面充血及结膜充血、出血，也可出现皮肤的瘀点、瘀斑等出血表现。突出的症状是全身肌肉疼痛，而腓肠肌的疼痛和压痛比较突出，腹股沟淋巴结肿大、压痛。实验室检查可通过显微凝集实验检测抗体，若抗体效价为 1∶400 以上增高，考虑该病，通过血培养可诊断。

3. 支原体肺炎　由肺炎支原体引起。潜伏期 2～3 周，起病缓慢，传染性小，病程较长，为 2～6 周，病情明显较流感病毒肺炎轻。病初为上呼吸道感染症状，2～3 天后症状逐渐加重，以咳嗽、乏力为主要特征，可伴轻重不一的发热；肺部可闻及干、湿啰音，或有胸膜摩擦音并胸腔少量积液，胸部 X 线检查呈肺部点状模糊阴影；冷凝集试验及 MG 链球菌凝集试验阳性等有助于鉴别诊断。

4. 其他类型上呼吸道感染　包括急性咽炎、扁桃体炎、鼻炎和鼻窦炎。感染与症状主要限于相应部位。局部分泌物流感病原学检查阴性。急性扁桃体炎咽部红肿，扁桃体肥大，有脓性分泌物，下颌下淋巴结肿大，白细胞总数或中性粒细胞比例增高，血培养可呈阳性，抗菌药物治疗有效。

5. 流行性脑脊髓膜炎　简称流脑，是由脑膜炎球菌引起的化脓性脑膜炎。早期症状与流感相似，以冬春季节多见，且多见于儿童。潜伏期 1～7 天，一般为 2～3 天，早期主要为上呼吸道感染症状，主要表现为低热、咽痛、咳嗽等，有剧烈头痛和脑膜刺激症状，可出现口唇疱疹。但流脑患者有皮肤黏膜瘀点、瘀斑，脑膜刺激征阳性，血常规显示中性粒细胞数升高；培养可分离出脑膜炎奈瑟菌等菌群，可用于鉴别。

四、防控技术

（一）流感疫苗接种

每年接种流感疫苗是预防流感最经济有效的措施，增加高危人群如老人、儿童、孕妇、慢性病患者、学生、医务工作者的流感疫苗免疫覆盖率是降低流感发病率的首要策略。

全球已上市的流感疫苗分为流感灭活病毒疫苗、流感减毒活疫苗和流感病毒重组疫苗。按照疫苗所含组分，分为三价和四价流感疫苗，其中三价流感疫苗组分含有 A（H3N2）亚型、A（H1N1）亚型和 B 型流感病毒株的一个系，四价流感疫苗组分含 A（H3N2）亚型、A（H1N1）亚型和 B（Victoria）系、B（Yamagata）系。根据生产工艺，又可分为基于鸡胚培养、基于细胞培养和重组流感疫苗。具体疫苗种类包括基于鸡胚培养的标准剂量流感裂解疫苗和亚单位灭活疫苗、基于细胞培养的流感灭活病毒疫苗、流感病毒重组疫苗、流感减毒活疫苗、基于鸡胚培养的高剂量流感灭活病毒疫苗以及佐剂流感灭活病毒疫苗等。

1. 疫苗的免疫原性　免疫原性是指抗原能够刺激机体形成特异抗体或致敏淋巴细胞的能力，评价指标主要为病毒株特异性血凝抑制抗体滴度和血清抗体阳转率，评价结果会受接种者年龄、免疫功能和接种前抗体水平的影响。

（1）全人群：流感灭活病毒疫苗在健康成人中免疫原性良好。在健康成人中，随机对照试验研究系统综述提示，接种流感灭活病毒疫苗可预防 59%的实验室确诊流感；当疫苗株和流行株匹配时，接种流感灭活病毒疫苗可减少 42%的流感样病例就诊。

（2）孕妇：研究显示，孕妇接种流感灭活病毒疫苗，具有良好免疫原性。除 HIV 感染孕妇的抗体反应较低、持续时间相对较短外，孕妇和非孕妇对流感疫苗的抗体反应类似。孕妇接种流感疫苗，不仅保护孕妇自身降低孕期患流感、孕期发热、子痫前期、胎盘早破的风险，也可通过胎传抗体保护 6 月龄内无法接种流感疫苗的新生儿免于罹患流感。

（3）儿童：6 月龄以上儿童按推荐的免疫程序接种流感疫苗后对流感病毒感染有保护作用。接种流感疫苗可降低儿童的流感相关医疗机构就诊和住院，并预防相关并发症、减少父母缺勤及对其他人群起到间接保护作用，此外，接种流感疫苗还可以减少儿童抗生素的使用。

流感减毒活疫苗中含有鼻腔接种后可在鼻咽部复制的减毒流感病毒，其所含疫苗株具有以下 3 个特点：毒力衰减（限制其反应原性和致病性）、温度敏感性（限制其在下呼吸道复制）和冷适应性（允许其在鼻咽部复制）。经鼻腔接种流感减毒活疫苗后可诱导血清和鼻黏膜均产生抗体，同时也可诱导细胞介导的免疫反应。

（4）学生：开展基于学校的流感疫苗接种可有效减少学龄儿童流感感染的发生，同时还可以减少罹患流感导致的缺勤缺课。

（5）老年人：接种流感疫苗可有效降低老年人群的流感发病，降低老年人流感相关并发症发生率，减少流感相关住院及死亡。然而，老年人接种标准剂量的流感疫苗所产生的免疫原性与年轻人比较相对较低，为提高流感疫苗在老年人中的免疫应答、保护效力和保护效果，与接种标准剂量流感疫苗相比，老年人接种高剂量流感疫苗可产生较高水平的流感抗体，对于预防流感确诊感染具有相对较好的保护效力。

（6）慢性基础性疾病患者：流感疫苗对儿童和成人哮喘患者有较好的免疫原性，哮喘患者接种流感疫苗能够有效减少流感感染和哮喘发作，我国开展的队列研究表明，接种流感疫苗可以减少慢性阻塞性肺疾病和慢性支气管炎的急性感染和住院。流感疫苗在心血管疾病患者中免疫原性良好，能够保护心血管病患者减少流感感染。冠心病患者接种流感疫苗后，可以减少急性冠脉综合征患者的心血管不良事件发生率，降低其住院风险和与心脏病相关的死亡率。另外还有研究表明接种流感疫苗可以减少免疫功能受损的流感住院儿童并发症的发生风险，缩短住院时间。

（7）医务人员：接种流感疫苗除有利于保护个人外，还有利于确保卫生系统的正常运转；接种流感疫苗可以降低医务人员流感发病率，减少医务人员带病工作的风险，对保障医疗安全有重要意义。

2. 接种建议 流感防控，需要全面实施“强化监测预警、免疫重点人群、推进多病共防、规范疫情处置、落实医疗救治、广泛宣传动员”的综合举措。一是应积极采取措施，多渠道筹集资金，降低疫苗接种费用，及时做好流感疫苗接种工作准备。二是根据流感疫苗预防接种技术指南等文件，制订适宜的免疫策略和接种方案，要特别针对60岁及以上老年人、医务人员、慢性病患者、6月龄～5岁儿童等重点和高风险人群优先开展接种，并鼓励有条件的地方对上述人群实施免费接种，提升流感疫苗接种率，降低流感聚集性疫情的发生。三是各地要统筹做好流感疫苗和其他常规疫苗接种工作。根据流感疫苗接种需求、现有设施条件、现有预防接种服务能力和服务区域，通过组织集中接种、设立临时接种点或成人接种门诊等形式，提供规范、便利的接种服务，提升流感疫苗接种服务能力和信息化管理水平。

3. 接种剂次

（1）6月龄～8岁儿童：首次接种流感疫苗的6月龄～8岁儿童应接种2剂次（2剂次选择同一剂型的疫苗），间隔≥4周；以前接种过1剂或以上流感疫苗的儿童，则建议接种1剂。

（2）9岁及以上儿童和成人：仅需接种1剂次。

4. 接种部位及方法 流感疫苗的接种采用肌内注射。成人和大于1岁儿童首选上臂三角肌接种疫苗，6月龄～1岁婴儿的接种部位以大腿前外侧为最佳。

5. 接种禁忌证 对疫苗中所含任何成分（包括辅料、甲醛、裂解剂及抗生素）过敏者或有过任何一种流感疫苗接种严重过敏史者，禁止接种。

患有急性疾病、严重慢性病或慢性病的急性发作期以及发热患者，建议痊愈或者病情稳定控制后接种。既往接种流感疫苗后6周内出现吉兰-巴雷综合征的患者，建议由医生评估后考虑是否接种。

以下人群禁止接种流感减毒活疫苗：①因使用药物、HIV感染等任何原因造成免疫功能低下者；②长期使用含有阿司匹林或水杨酸成分药物治疗的儿童及青少年；③2～4岁患有哮喘的儿童；④孕妇；⑤有吉兰-巴雷综合征病史者；⑥接种前48h使用过奥司他韦、扎那米韦等抗病毒药物者，或接种前5天使用过帕拉米韦者，或接种前17天使用过巴洛沙韦者。

（二）加强健康教育

1. 传播流感知识

（1）科普流感基本知识：通过社区讲座、宣传手册、网络平台等形式，向群众介绍流感的病因、传播途径、症状和潜在并发症。利用生动的图片和视频，使内容更易理解和接受。通过互动问答和实例分析，增强群众对流感知识的记忆和理解。

（2）强调流感的季节性：告知群众流感高发季节（通常是秋冬季节），提醒大家在这些时期特别注意预防。同时，结合气象部门的数据发布流感预警信息，提高公众的警觉性和预防意识。

2. 提高预防意识

（1）推广流感疫苗接种：通过社区卫生中心、学校和企业等渠道，宣传流感疫苗的安全性和有效性，鼓励高危人群（如老年人、儿童、孕妇和慢性病患者）每年接种流感疫苗。利用真实案例展示疫苗接种的效果，打消群众对疫苗的顾虑。

（2）宣传个人防护措施：教育群众养成良好的卫生习惯，如勤洗手、咳嗽或打喷嚏时用纸巾或肘部遮掩、避免用手触摸眼口鼻、定期清洁和消毒常接触的物品表面。通过社区演示和宣传视频，教会正确的防护方法。

3. 普及健康行为

（1）健康生活方式的推广：鼓励群众均衡饮食、充足睡眠、适量运动，以增强免疫力。组织健康讲座、健身活动、健康饮食指导等，帮助群众了解和实践健康生活方式。

（2）日常防护措施教育：教会群众如何正确佩戴口罩，特别是在流感高发期或前往人多的公共场所时。同时，强调保持室内通风的重要性，通过宣传材料和实际操作示范，增强群众的防护意识和能力。

4. 加强健康监测和就医指导

（1）症状识别和就医指导：教育群众如何识别流感症状（如发热、咳嗽、喉痛、肌肉疼痛等），并了解何时应就医。提供社区卫生服务中心的联系方式，以便群众在需要时能够及时获取医疗帮助。通过模拟演练和案例分析，增强群众的自我监测和应急处理能力。

（2）鼓励早期治疗：强调流感早期治疗的重要性，特别是使用抗病毒药物的时间窗口（通常在症状出现的48h内），以缩短病程和减少并发症。通过健康宣教活动和医务人员的指导，提升群众对早期治疗的认知和重视。

5. 利用多种传播渠道

（1）社交媒体和网络平台：利用微信、微博、社区网站等平台，发布有关流感预防和治疗的科普文章、视频和海报，扩大宣传覆盖面。通过在线问答和互动活动，增强宣传效果和群众参与度。

（2）社区活动：组织社区健康日、义诊活动、健康知识竞赛等，提高群众参与度和关注度。通过实际案例展示和互动游戏，增强宣传的趣味性和实际效果。

（3）学校教育：通过学校健康教育课程，向学生普及流感防控知识，并通过学生带动家庭成员共同参与防控。组织健康讲座和预防演练，增强学生和家长的健康意识和防控能力。

（三）流感监测

必须在全面掌握流感疫情的基础上，对可能流行的病毒株及时进行预测，然后针对可能流行的病毒株型研制生产出相应的流感疫苗。所以，目前为止，流感监测仍是控制和预防流感的关键措施。流感是第一个实行全球性疫情监测的传染病。WHO每年定期在疫情周报上公布流感病毒流行的代表性毒株及亚型内的代表株。中国一直是流感的高发区之一，在全球流感监测防治工作中发挥关键性作用。目前全国设立了556家流感监测哨点医院，为动态监测流感流行水平、科学研判疫情走势提供了科学的数据支持。

（方　挺　吴月静　马　瑞）

第4节　埃博拉出血热

埃博拉出血热（Ebola hemorrhagic fever，EHF）是由埃博拉病毒（Ebola virus，EBV）引起的一种急性出血性传染病。人主要通过接触患者或感染动物的体液、排泄物、分泌物等而感染，临床表现主要为发热、出血和多脏器损害。埃博拉出血热的病死率极高，可达50%～90%。埃博拉出血热于20世纪70年代在非洲首次发现，主要在非洲的乌干达、刚果、加蓬、苏丹、科特迪瓦、利比里亚、南非等国家流行。

一、发现与流行特征

（一）埃博拉出血热的发现及疫情概况

埃博拉出血热是一种致死率极高的传染病，首次发现于苏丹。1976年6月，苏丹恩扎拉镇一名从事仓库管理工作的男性，突发39℃高烧并因感到头痛及腹痛而住院，之后因消化器官及鼻腔大量出血而死亡。这是埃博拉出血热第一例病例，后来，曾在医院里跟该病例密切接触的两人也同样发病，病毒经由血液及共用医疗器具等方式传播开来。疫情持续到11月，最终该地区共有 284 人被感染、151 人死亡。1976 年 8 月，扎伊尔（现刚果民主共和国）小城杨布库疫情从一所医院开始，由于共用未经充分消毒的针头，大量人感染埃博拉病毒，疫情迅速在邻近地区扩散。最初发病的男性来自扎伊尔的埃博拉河附近，他曾在森林深处的烧炭小屋里长期生活，这被认为是其感染病毒的来源，因此引起这种疾病的病毒便被命名为“埃博拉病毒”，病名也称为“埃博拉出血热”。

之后埃博拉出血热在非洲地区多次发生流行。1979 年在苏丹的恩扎拉镇引发了第 3 次流行，发病 34 例，死亡 22 例，病死率为 64.7%，大部分病例为患者家属，是在家庭内护理患者而感染。之后 10 多年世界各地未发生流行，1994 年在加蓬马科库周边雨林深处几个金矿村庄发生疫情，最初被认为是黄热病，但疫情的一些特征并不符合黄热病的特征。1995 年，研究人员回顾性调查发现其中涉及埃博拉病毒。1995 年在扎伊尔发生了流行，发病 315 例，死亡 254 例，病死率为 80.6%。首例患者是基奎特市第二医院实验室技术人员，相继被感染者主要是为他治疗和护理的人员，占所有病例的 25%，均在采取个人防护之前感染发病。经过有效的医学防护措施、隔离传染源和加强流行病学监测等措施后，疫情得到有效控制。1996 年，加蓬北部城市博韦发病 60 例，死亡 45 例，病死率为 75%。首例病例是一名居住在伐木营地的猎人，他将病毒传染给了其他人。该地区报告有多只黑猩猩死亡，并从其中一只黑猩猩身上获得的皮肤样本检测证实，这只动物感染了埃博拉病毒。同年春季加蓬伊温多河附近的马伊、布图 2 村发生疫情，森林中一具死亡黑猩猩的尸体被猎人吃掉，参与屠宰该动物的 18 人患病，这些病例的家庭成员中也陆续出现病例。

进入 21 世纪后，埃博拉出血热在非洲多个地区发生较大流行。2000 年 10 月乌干达北部，距苏丹 90 千米处的古卢发生了流行，到 2001 年 1 月 23 日古卢医院收治最后 1 例病例，共发病 425 例，死亡 224 例。2001 年首次在刚果共和国报告了埃博拉出血热病例，这次疫情发生在加蓬和刚果共和国边境附近，首个人类病例与在该地区周围狩猎和接触野生动物有关。同年加蓬邻近刚果共和国的边境地区发现了大量非正常死亡的动物，主要是非人灵长类动物。首例人类病例与周边地区的狩猎和与野生动物接触有关。2002 年 3 月发生在刚果共和国和加蓬的流行结束，总共 124 名埃博拉出血热病例，97 例死亡。

2002 年 12 月底刚果共和国西部发生疫情，病毒是在猎人报告与被杀死的野生动物或死去的野生动物有密切接触后进入人群的。直接接触感染者，特别是家庭成员，是主要的传播方式，感染病例 143 人，死亡人数达 128 例。2007 年 9 月中旬，刚果民主共和国开赛省暴发疫情，最后一例确诊病例发生在 10 月 4 日，疫情于 11 月 20 日宣布结束，最终确诊病例 264 例，死亡 187 例。同年乌干达本迪布焦区报告出现新的埃博拉病毒株，这种新型毒株与其他相关病毒相似，然而，此次疫情的病死率低于 50%，总共 131 名埃博拉出血热病例，42 例死亡。

2013～2015 年西非经历了最严重的埃博拉出血热疫情暴发。这次疫情于 2014 年 3 月在几内亚首次报道，但最终可追溯至 2013 年底，不久在邻近几内亚的利比里亚和塞拉利昂也发现了病例。由于监测能力薄弱和公共卫生基础设施脆弱，病例识别困难。糟糕的感染控制措施和紧张的卫生保健系统也导致了这次疫情的破坏性影响。到 2014 年 8 月，WHO 宣布该疫情为国际关注的突发公共卫生事件。疫情于 2016 年 6 月宣布结束，最终确诊病例 28 646 例，死亡 11 323 例。

2018 年 8 月 1 日，刚果民主共和国政府宣布在东部北基伍省发生该国第 10 次埃博拉出血热疫情。伊图里省和南基伍省以及乌干达也报告了病例。WHO 于 2020 年 6 月 25 日宣布此次疫情结束，此次疫情最终确诊病例 3470 人，死亡 2287 例。

全球埃博拉出血热病例主要分布在苏丹、刚果、乌干达、加蓬等非洲地区国家。流行病学证据显示，第一代患者都与非人类灵长类和其他哺乳动物接触有关，而大多数第二代患者与家庭内传播有关，医院内传播目前得到较好的控制。到目前为止，我国尚未发现埃博拉出血热病例，但随着国际交往日益增多，不排除该病通过动物或通过潜伏期患者输入的可能性。全球埃博拉出血热重大疫情分布见表 3-1。

表 3-1 埃博拉出血热重大疫情年表

年份	国家	病毒分型	病例数	死亡数
1976	扎伊尔	扎伊尔型埃博拉病毒（Zaire Ebola virus）	318	280
1976	苏丹	苏丹型埃博拉病毒（Sudan Ebola virus）	284	151
1976	英国	扎伊尔型埃博拉病毒（Zaire Ebola virus）	1	0
1977	扎伊尔	扎伊尔型埃博拉病毒（Zaire Ebola virus）	1	1
1979	苏丹	苏丹型埃博拉病毒（Sudan Ebola virus）	34	22
1989	菲律宾	莱斯顿型埃博拉病毒（Reston Ebola virus）	3	0
1989	美国	莱斯顿型埃博拉病毒（Reston Ebola virus）	4	0
1994	加蓬	扎伊尔型埃博拉病毒（Zaire Ebola virus）	51	31
1994	科特迪瓦	塔伊森林型埃博拉病毒（Taï Forest Ebola virus）	1	0
1995	扎伊尔	扎伊尔型埃博拉病毒（Zaire Ebola virus）	315	254
1996	加蓬	扎伊尔型埃博拉病毒（Zaire Ebola virus）	60	45
1996	加蓬	扎伊尔型埃博拉病毒（Zaire Ebola virus）	31	21
1996	俄罗斯	扎伊尔型埃博拉病毒（Zaire Ebola virus）	1	1
1996	南非	扎伊尔型埃博拉病毒（Zaire Ebola virus）	2	1
2000	乌干达	苏丹型埃博拉病毒（Sudan Ebola virus）	425	224
2001	刚果共和国	扎伊尔型埃博拉病毒（Zaire Ebola virus）	65	53
2001	刚果共和国	扎伊尔型埃博拉病毒（Zaire Ebola virus）	59	44
2002	刚果共和国	扎伊尔型埃博拉病毒（Zaire Ebola virus）	143	128
2003	刚果共和国	扎伊尔型埃博拉病毒（Zaire Ebola virus）	35	29
2004	苏丹	苏丹型埃博拉病毒（Sudan Ebola virus）	17	7
2004	俄罗斯	扎伊尔型埃博拉病毒（Zaire Ebola virus）	1	1
2005	刚果共和国	扎伊尔型埃博拉病毒（Zaire Ebola virus）	12	10
2007	刚果民主共和国	扎伊尔型埃博拉病毒（Zaire Ebola virus）	264	187
2007	乌干达	本迪布焦型埃博拉病毒（Bundibugyo Ebola virus）	131	42
2008	菲律宾	莱斯顿型埃博拉病毒（Reston Ebola virus）	6	0
2008	刚果民主共和国	扎伊尔型埃博拉病毒（Zaire Ebola virus）	32	15
2011	乌干达	苏丹型埃博拉病毒（Sudan Ebola virus）	1	1
2012	乌干达	苏丹型埃博拉病毒（Sudan Ebola virus）	11	4
2012	乌干达	苏丹型埃博拉病毒（Sudan Ebola virus）	6	3
2012	刚果民主共和国	本迪布焦型埃博拉病毒（Bundibugyo Ebola virus）	38	13
2014	刚果民主共和国	扎伊尔型埃博拉病毒（Zaire Ebola virus）	69	49
2014	西非、美国和英国	扎伊尔型埃博拉病毒（Zaire Ebola virus）	28 646	11 323
2017	刚果民主共和国	扎伊尔型埃博拉病毒（Zaire Ebola virus）	8	4
2018	刚果民主共和国、乌干达	扎伊尔型埃博拉病毒（Zaire Ebola virus）	3470	2287
2018	刚果民主共和国	扎伊尔型埃博拉病毒（Zaire Ebola virus）	54	33
2020	刚果民主共和国	扎伊尔型埃博拉病毒（Zaire Ebola virus）	130	55
2021	刚果民主共和国	扎伊尔型埃博拉病毒（Zaire Ebola virus）	12	6
2021	刚果民主共和国	扎伊尔型埃博拉病毒（Zaire Ebola virus）	11	9
2021	几内亚	扎伊尔型埃博拉病毒（Zaire Ebola virus）	23	12
2022	乌干达	苏丹型埃博拉病毒（Sudan Ebola virus）	164	55
2022	刚果民主共和国	扎伊尔型埃博拉病毒（Zaire Ebola virus）	5	5
2022	刚果民主共和国	扎伊尔型埃博拉病毒（Zaire Ebola virus）	1	1

注：数据来自美国疾病控制与预防中心官方网站，统计时间截至 2023 年 6 月。

（二）流行病学

1. 传染源和宿主动物 感染埃博拉病毒的人和非人灵长类动物均可为本病传染源。埃博拉病毒的自然储存宿主及其在自然界的自然循环方式尚不清楚，但首发病例与续发病例均可作为传染源而造成流行。非人灵长类动物、人类或其他哺乳动物通常被认为是埃博拉病毒的终末宿主而非储存宿主。基于现有证据，人们认为果蝠（狐蝠科） 可能是埃博拉病毒的自然宿主。

2. 传播途径

（1）接触传播：是本病最主要的传播途径。患者或动物的血液及其他体液、呕吐物、分泌物、排泄物（如尿、粪便）等均具有高度的传染性，可以通过接触患者和亚临床感染者（特别是血液、排泄物及其他污染物）而感染。医院内传播是导致埃博拉出血热暴发流行的重要因素，患者自急性期至死亡前血液中均可维持很高的病毒含量，医务人员在治疗、护理患者时或处理患者尸体过程中容易受到感染，患者的转诊还可造成医院之间的传播。

（2）气溶胶传播：吸入感染性的分泌物、排泄物等也可造成感染。1995年曾有学者报道用恒河猴、猕猴作为感染埃博拉病毒的实验动物，含有感染动物分泌物、排泄物的飞沫通过空气感染了正常猴，证实了气溶胶在埃博拉病毒传播中的作用。

（3）血液传播：使用未经消毒的注射器曾是该病的重要传播途径。1976年扎伊尔一位疑诊为疟疾的患者，在接受注射治疗后一周内，数位在该院住院重复使用受污染针头接受注射治疗的患者感染了埃博拉病毒而死亡。

（4）性传播：有报道曾在埃博拉出血热患者的精液中检出埃博拉病毒核酸，甚至病后82天的精液中也可检出，因此理论上埃博拉病毒可以通过性活动传播。

3. 易感人群 人类对埃博拉病毒普遍易感。医务人员、检查人员、现场及监测人员等是主要的高危人群，尤其是医务人员感染率较高。

4. 其他分布 无明显的季节性，各次流行的季节均不同，全年均有发病。各年龄段人群均有发病，但以成年人为多见。在性别上，女性感染率略高于男性。在最初的暴发流行中，医源性感染占主要地位，共同出席病死患者葬礼也可导致疾病暴发。

二、病原学特征

（一）病原学

埃博拉病毒属丝状病毒科（Filiviridae），病毒呈长丝状体，可呈杆状、丝状、“L”形等多种形态。毒粒长度平均 1000nm，直径 70～90nm。病毒有脂质包膜，包膜上有呈刷状排列的突起，主要由病毒糖蛋白组成。

埃博拉病毒可在人、猴、豚鼠等哺乳动物细胞中增殖，其中 Vero-98、Vero-E6、HeLa-229 细胞最敏感。病毒接种后，6～7h 出现细胞病变，表现为细胞圆化、皱缩，细胞质内可见纤维状或颗粒状结构的包涵体。给猕猴接种埃博拉病毒后可产生与人类疾病相似的症状体征并引起死亡。在鸟类、爬行类、节肢动物和两栖类动物细胞内不能复制，在仓鼠与豚鼠中，需多次传代才能引起死亡。

埃博拉病毒在室温下稳定，60℃作用 1h 大部分病毒被灭活，对紫外线、γ 射线、甲醛、次氯酸、酚类等消毒剂和脂溶剂均敏感。

根据 WHO 的信息公布，埃博拉病毒可分为 6 种不同亚型：扎伊尔型（Zaire Ebola virus）、苏丹型（Sudan Ebola virus）、本迪布焦型（Bundibugyo Ebola virus）、塔伊森林型（Taï Forest Ebola virus）、莱斯顿型（Reston Ebola virus）和邦巴利型（Bombali Ebola virus）。除莱斯顿型外，其余亚型均最先发现于非洲。前三种毒株亚型与非洲的大规模疫情暴发相关，并且是造成埃博拉出血热大部分死亡病例的原因。塔伊森林型从一名对一只死亡黑猩猩进行尸检的民族学家身上分离出来，目前这仍然是唯一已知的塔伊森林型病例。莱斯顿型是唯一一种源于亚洲的丝状病毒，最初是在菲律宾被发现，病毒可以感染猴子和猪，人类感染表现为无症状，仅有抗体检出。本迪布焦型与莱斯顿型一样，它被认为是第二种对人类无明显症状的埃博拉病毒，最初是在塞拉利昂的邦巴利区被发现的，存在于犬吻蝠科的游离尾蝠中。

（二）基因组结构

埃博拉病毒基因是不分节段的负链 RNA，长度为 18.9kb，含 7 个结构基因，分别代表病毒的核蛋白（nucleoprotein）NP 基因、病毒蛋白（viral protein）VP35 基因和 VP40 基因、糖蛋白（glycoprotein）GP 基因、VP30 基因、VP24 基因和 RNA 聚合酶（RNA polymerase）7 个开放阅读框。

包膜糖蛋白 GP 为 Ⅰ 型跨膜蛋白，具有 2 个阅读框，分别编码 1 个分泌型的小蛋白 sGP（secreted GP）和 1 个全长的跨膜 GP，sGP 作为 GP 的早期产物被大量分泌出来，可能与干扰免疫细胞对病毒的杀伤作用有关，然后再通过 RNA 编辑或框架漂移方式合成 GP 蛋白。GP 是病毒表面棘突的唯一结构蛋白，它通过与受体结合介导病毒进入宿主细胞；GP 可通过与内皮细胞结合破坏微血管的完整性，引起血管渗漏。VP40 是与病毒内膜相关的基质蛋白，在病毒以病毒样颗粒（virus-like particle，VLP）方式在宿主细胞芽生过程中起重要作用。VP24 为小型膜蛋白，可能与病毒的组装和出芽释放有关。研究表明，正是这三种与膜相偶联的蛋白（GP，VP40 和 VP24），在病毒的毒粒装配、出芽以及致病过程中起到了相当关键的作用。NP 为病毒的核衣壳蛋白；VP35 不仅在 RNA 的合成中起到不可替代的作用，而且还可以抑制 Ⅰ 型干扰素；VP3 是一种锌指结构蛋白，能与 DNA 双螺旋结构结合，可激活病毒的转录；病毒聚合酶 L 是一种依赖于 RNA 的 RNA 聚合酶。

三、诊断与鉴别诊断

（一）临床特征

1. 临床表现　本病潜伏期为 2～21 天，一般为 8～12 天，尚未发现潜伏期有传染性。感染埃博拉病毒后可不发病或呈轻型，非重症患者发病后 2 周逐渐恢复。

典型病例为急性起病，临床表现为高热、畏寒、头痛、肌痛、恶心、结膜充血及相对缓脉。发病 2～3 天后可有恶心、呕吐、腹痛、腹泻、黏液便或血便等表现，半数患者可有咽痛及咳嗽。病后 4～5 天进入极期，发热持续并出现神志的改变，如谵妄、嗜睡等。重症患者在发病数日可出现不同程度的出血倾向，有咯血，鼻、口腔、结膜、胃肠道、阴道及皮肤出血或血尿，病后第 10 天为出血高峰，50%以上的患者出现严重的出血，并可因出血、肝肾功能衰竭及致死性并发症而死亡。患者最显著的表现为低血压、休克和面部水肿，还可出现 DIC、电解质和酸碱的平衡失调等。90% 的死亡患者在发病后 12 天内死亡（7～14 天）。

急性期并发症有心肌炎、细菌性肺炎等。由于病毒持续存在于精液中，也可引起睾丸炎、睾丸萎缩等迟发症。在病程第 5～7 天可出现麻疹样皮疹，以肩部、手心和脚掌多见，数天后消退并脱屑，部分患者可较长期地留有皮肤的改变。

2. 发病机制　埃博拉病毒通过皮肤或黏膜进入机体后，可能在局部淋巴结首先感染单核细胞、巨噬细胞和其他单核吞噬细胞系统（mononuclear phagocyte system，MPS）的细胞。一些感染的 MPS 细胞转移到其他组织，当病毒释放到淋巴结或血液中，可以引起肝脏、脾脏以及全身固定的或移动的巨噬细胞感染。从 MPS 细胞释放的病毒可以感染相邻的细胞，包括肝细胞、肾上腺上皮细胞和成纤维细胞等。感染的 MPS 细胞同时被激活，释放大量的细胞因子和趋化因子，包括肿瘤坏死因子（tumor necrosis factor，TNF）。这些细胞活性物质可增加血管内皮细胞的通透性，诱导表达内皮细胞表面黏附和促凝因子，以及组织破坏后血管壁胶原暴露，释放组织因子等，最终导致 DIC。在感染晚期可发生脾、胸腺和淋巴结等大量淋巴细胞凋亡。

3. 病理特征　是指皮肤、黏膜、器官的淤血、出血。组织病理学特征是肝、脾、肺、淋巴结和睾丸的急性坏死以及 DIC；电解质及酸碱平衡失调；大动脉内皮细胞产生前列腺素能力受损，内皮细胞生化完整性破坏。大量淋巴母细胞出现导致白细胞数量增多。尸检时从血清及组织中查出高滴度病毒。在肝、淋巴组织、肾、卵巢、睾丸中可见局灶性坏死，并有弥漫性显微出血，肝细胞中有嗜酸性包涵体，肝脏无明显炎症反应。在肝、脾、肺、肾、皮肤和睾丸等不同组织中见到微循环系统的损坏及病毒颗粒和包涵体的广泛存在。

（二）实验室检测

埃博拉出血热可以通过以下实验室结果确诊：病毒抗原阳性；血清特异性 IgM 抗体阳性；恢复期血清特异性 IgG 抗体滴度比急性期有 4 倍以上增高；从患者标本中检出埃博拉病毒 RNA；从患者标本中分离到埃博拉病毒。

1. 血清学检测　患者最早可在症状出现后 7～10 天从血清中检出特异性 IgM、IgG 抗体，IgM 抗体可维持 3 个月，IgG 抗体可维持很长时间。多数患者抗体出现于起病后 10～14 天，也有重症患者至死也未能检出抗体，故 IgG 抗体检测主要用于血清流行病学调查，IgM 抗体可作为近期感染的血清流行病学调查指标，但不能满足早期诊断的需要。

血清特异性 IgM 抗体多采用 IgM 捕捉 ELISA 法检测；血清特异性 IgG 抗体多采用 ELISA、免疫荧光等方法检测。

2. 病原学检测　埃博拉病毒高度危险，与活病毒相关的实验必须在生物安全 4 级实验室（BSL-4）进行。

（1）病毒抗原检测：由于埃博拉出血热有高滴度病毒血症，可采用 ELISA 等方法检测血清中病毒抗原。免疫荧光法应用也很广泛，它可从感染动物肝、脾中检测病毒抗原。

（2）核酸检测：采用 RT-PCR 等核酸扩增方法检测。一般发病后 1 周内的患者血清中可检测到病毒核酸。

（3）病毒分离：采集发病 1 周内患者血清标本，用绿猴肾（Vero）细胞进行病毒分离培养。

（三）诊断与鉴别诊断

1. 诊断依据

（1）流行病学资料：来自疫区，或 3 周内有疫区旅行史，或有与患者、感染动物接触史。

（2）临床表现：起病急、发热、牙龈出血、鼻出血、结膜充血、瘀点和瘀斑、血便及其他出血症状；头痛、呕吐、恶心、腹泻、全身肌肉或关节疼痛等。

（3）实验室检查：病毒抗原阳性；血清特异性 IgM 抗体阳性；恢复期血清特异性 IgG 抗体滴度比急性期有 4 倍以上增高；从患者标本中检出埃博拉病毒 RNA；从患者标本中分离到埃博拉病毒。

2. 诊断　本病的诊断依据流行病学史、临床表现和实验室检查。疑似病例：具有上述流行病学史和临床表现。确诊病例：疑似病例基础上具备诊断依据中实验室检查任一项检测阳性者。

3. 鉴别诊断　需要和以下疾病进行鉴别诊断：①马尔堡出血热、克里米亚-刚果出血热、拉沙热和肾综合征出血热等病毒性出血热。②伤寒、副伤寒。③恶性疟。④其他：病毒性肝炎、钩端螺旋体病、斑疹伤寒、传染性单核细胞增多症等。

四、防 控 技 术

过去几十年间，科学家们一直在努力开发有效的埃博拉病毒疫苗，已有多款疫苗显示出了很好的保护效果。但截至目前严格隔离控制传染源、密切接触者追踪、管理和加强个人防护是防控埃博拉出血热最重要的措施。

（一）预防性措施

1. 加强输入性埃博拉出血热的监控。基于同一健康跨学科、跨部门、跨地区的协作，及时发现和隔离控制输入性病例是有效控制传染源的关键。卫生部门要加强与检验检疫、旅游、交通等部门的联防，及时发现来自流行地区的输入病例。

加强对动物的检疫，尤其是黑猩猩、大猩猩、猴子等非人灵长类和蝙蝠等野生动物的检疫工作。从国外进口动物，特别是从埃博拉出血热流行地区引进动物，要严格进行卫生检疫。口岸检疫部门一旦发现可疑病例和动物，要及时通报卫生部门做好疫情调查和处理。

2. 对前往非洲疫区的旅游者和医疗卫生工作人员进行防疫知识的宣教，使其避免接触丛林中的非人灵长类动物，在医院接触患者时要提高警惕意识，做好个人防护。

3. 密切关注埃博拉出血热的流行动态，加强国际信息交流与合作，尤其要高度关注曾出现过埃博拉出血热流行的地区，如非洲的乌干达、刚果、加蓬、苏丹、科特迪瓦、利比里亚和南非等国家的疫情情况。

（二）疫情控制措施

1. 病例和接触者管理 各级医疗机构一旦发现疑似埃博拉出血热病例后要及时报告，使卫生行政和疾控部门尽早掌握疫情并采取必要的防控措施。一旦发现可疑病例及其接触者，应采取严格的隔离措施，以控制传染源，防止疫情扩散流行。

2. 做好医院内感染控制

（1）加强个人防护：由于接触污染物是主要的传播方式，因此与患者接触时要戴口罩、手套、眼镜、帽子与防护服，防止直接接触患者的污染物。若环境中患者的血液、体液、分泌物、排泄物较多时，还应戴鞋套。出病房时，应脱去所有隔离衣物。鞋若被污染则应清洗并消毒。在处理针头等其他锐器时防止皮肤损伤，若进行外科或产科处理时也应咨询防疫部门或感染科。

（2）对患者的排泄物及污染物品均严格消毒：对患者的分泌物、排泄物要严格消毒，可采用化学方法处理；具有传染性的医疗污物（污染的针头、注射器等）可用焚烧或高压蒸汽消毒处理。人的皮肤、黏膜暴露于可疑埃博拉出血热患者的体液、分泌物或排泄物时，应立即用肥皂水清洗，也可用恰当的消毒剂冲洗；黏膜应用大量清水或洗眼液冲洗，对接触者应进行医学评价和追踪观察。搞好医院内消毒隔离，防止医院内感染是预防埃博拉出血热流行的重要环节，应坚持一人一针一管一消毒或使用一次性注射器。

患者死亡后，应尽量减少尸体的搬运和转运，尸体应消毒后用密封防漏物品包裹，及时焚烧或就近掩埋。必须转移处理时，也应在密封容器中进行。需做尸体解剖时，应严格实施消毒隔离措施。患者使用过的衣物应进行蒸汽消毒或焚化。

3. 加强实验室生物安全 所有涉及埃博拉病毒的实验活动应严格按照我国有关规定进行。相关的实验室检查应减少至需要的最低限度。标本采集应注意个人防护，采集后将标本置于塑料袋中，再置于有清晰标志、坚固的防漏容器中直接送往实验室。注意不要污染容器的外表，并做好相应的消毒。进行检验的实验室应有相应的生物安全级别。病毒分离与培养只能在 BSL-4 实验室进行。

4. 流行病学调查 疾控人员接到病例报告后要立即进行流行病学调查，包括调查病例在发病期间的活动史、搜索密切接触者和共同暴露者，寻找感染来源，及时隔离控制传染源，防止疫情扩散。

5. 开展公众宣传教育，正确预防，减少恐慌 积极、广泛地宣传埃博拉出血热的防治知识，避免疫情发生后引起不必要的社会恐慌，使公众正确对待事件的发生，及时、有效地采取预防措施。

（孙继民）

第5节 疟　疾

疟疾（malaria）是严重危害人体健康的重要寄生虫病，历史上曾广泛分布于我国。输入性疟疾是指在外地感染到当地发病的疟疾病例，对当地而言为输入性病例。目前我国除了云南、海南的南部高传播地区和安徽、湖北、河南、江苏等中部疫情不稳定地区外，其余各省份当地的疟疾疫情处于低发状态。随着经济的发展，往返于非洲、东南亚等高发区的人群增多，从而使外出感染的输入性疟疾病例呈增多趋势。

一、疟疾的发现与流行特征

（一）疟疾的发现与历史

疟疾的病原体是疟原虫属(*plasmodium*)，寄生于人体的疟原虫有4种：间日疟原虫(*Plasmodium Vivax*)、恶性疟原虫（*Plasmodium falciparum*）、三日疟原虫（*Plasmodium malaria*）和卵形疟原虫（*Plasmodium Ovale*）。

1880年，法国军医拉韦朗（Laveran）在一名患恶性疟的炮兵血涂片中发现恶性疟的配子体（gametophyte），他认为这就是该病的病原体，这是最早发现了疟原虫的红细胞内期。1897年，英国军医罗斯（Ross）在按蚊（*Anopheles Mosquito*）的胃壁上发现了卵囊，首先阐明了疟疾传播途径和在蚊体内的发育过程。1977年，李森科（Lysenko）等提出，间日疟原虫的子孢子（sporozoite）在进入肝细胞后，可分为速发型和迟发型子孢子，并认为这是间日疟潜伏期有长有短，复发有近期和远期的原因，至此疟原虫在人体和蚊体内的生活史被基本阐明。

（二）疟疾的流行特征

1. 流行概况　全球疟疾的负担仍然十分沉重，尤其在撒哈拉以南非洲地区。根据2023年“世界疟疾报告”的数据，2022年全球疟疾病例达到了2.49亿，其中95%的死亡发生在撒哈拉以南的非洲，死亡总数约为60.8万。在这一地区，疟疾仍然是儿童的主要死亡原因之一。大部分病例集中在非洲的几个国家，尤其是尼日利亚、刚果民主共和国、乌干达和莫桑比克。

我国疟疾疫情近年来得到有效控制，尤其是在2010年后，发病率持续下降。2021年，中国成功被WHO认证为无疟疾国家，标志着国内疟疾的流行基本得到遏制。然而，由于境外输入病例的存在，云南和海南等地仍需加强防控措施，特别是防范来自边境地区的恶性疟。

2. 传播环节

（1）传染源：凡人体末梢血液中含有疟原虫配子体者，即可成为疟疾的传染源，包括疟疾的现症患者和无症状的带虫者。

（2）传播媒介：按蚊是传播疟疾的媒介，我国国内主要的传疟媒介：①中华按蚊，分布遍布于全国，是传播间日疟的主要媒介。②嗜人按蚊，在我国15个省份有分布，是传播恶性疟的重要媒介，传疟作用大于中华按蚊。③微小按蚊，南部山丘地区的传疟媒介。④大劣按蚊，在海南和云南山林地区的传疟媒介。作为传疟媒介，必须具备经常吸人血，具有一定长的寿命，有维持传播所需的数量和对疟原虫具有敏感性4个条件。

（3）易感人群：对于各种疟原虫人类不分种族、性别、职业、年龄都是易感的。不同性别和职业而引起的疟疾感染率的差异，常与暴露和生活方式有关。

二、病原学特征

（一）疟原虫生活史

疟原虫生活史具有宿主交替（脊椎动物与吸血昆虫）和世代交替（无性生殖与有性生殖）的特点。人体疟原虫需要在人体内和按蚊体内发育而完成其生活史。

1. 疟原虫在人体内发育

（1）肝细胞内发育，又称红细胞外期。当带有疟原虫子孢子的雌性按蚊叮咬人体时，子孢子可随按蚊的涎液进入人体末梢血液，约经30min随血流侵入肝细胞。子孢子在肝实质细胞内进行无性的裂体增殖，核多次分裂，形成裂殖体（schizont）。裂殖体分裂到一定程度，细胞质也分裂，并包绕核周围形成裂殖子。间日疟原虫和恶性疟原虫在肝细胞内完成裂体增殖的时间分别约8天和6天，各形成10 000余个和40 000个裂殖子。肝细胞破裂后，裂殖子进入血液中，一部分被吞噬细胞吞噬掉，一部分侵入红细胞，进行红细胞内期（erythrocytic phase）的发育。目前认为间日疟原虫的子孢子具有遗传学上不同的两个型，即速发型和迟发型。速发型子孢子在 7～8 天完成红细胞外期裂体增殖发育，迟发型子孢子须经或长（可达 300 余天）或短的休眠状态后，才完成红细胞外期裂体增殖发育。

（2）红细胞内发育，包括红细胞内的裂体增殖（称红细胞内期）及配子体形成，即有性期开始。红细胞内裂体增殖，分滋养体和裂殖体两阶段。早期滋养体的细胞质呈纤细的环状，核位于胞质的一侧，疟原虫似指环状，故称"环状体"。随着滋养体发育，虫体增大，胞质形状不规则，出现空泡和疟色素（malarial pigment），同时受染红细胞胀大，约经 40h，滋养体变圆，核开始分裂，但细胞质未分裂，称之为未成熟裂殖体。在 48h 左右，裂殖体形成 12～24 个裂殖子。受染红细胞破裂，裂殖子被释出，再侵入正常红细胞继续其裂体增殖。经过几次裂体增殖后，部分裂殖子侵入红细胞内不再进行裂体增殖而发育为雌性配子体或雄性配子体。成熟配子体如未被按蚊吸入，经一定时间即变性，被吞噬细胞消灭。疟原虫完成红细胞内裂体增殖所需的时间因虫种而异，间日疟原虫为 48h，三日疟原虫为 72h，恶性疟原虫为 36～48h。

2. 疟原虫在蚊体内发育　需在蚊胃腔内进行有性生殖，即配子生殖；及在蚊胃壁进行无性生殖，即孢子增殖。当雌性按蚊刺吸疟疾患者血时，雌、雄配子体到达蚊胃腔后几分钟内即开始形成雌、雄配子。两者受精后形成合子，随后合子体渐伸长，形成香蕉状和能活动的动合子（ookinete）。动合子可穿过蚊胃壁组织并停留于其弹性纤维膜下，形成圆球形的卵囊（oocyst）而进入孢子增殖阶段。约在吸血后 3 天，卵囊内的核开始分裂，6 天左右可形成 1 个或多个成孢子细胞。在适宜温、湿度条件下，按蚊吸带配子体者血之后 10 天左右发育为子孢子。1 个蚊胃壁上的卵囊数量可由数个到千余个，1 个卵囊内可含千余个到成万个子孢子。子孢子可主动从卵囊壁钻出，或因卵囊破裂而被释放出来，并随蚊血淋巴到达蚊唾液腺（salivary gland）内。1 只蚊虫的唾液腺内含子孢子数量多达 20 万个，此时，子孢子可随蚊虫吸血再传播给人，疟原虫又开始其人体内的发育。

（二）疟原虫形态

疟原虫在红细胞内生长、发育、繁殖，形态变化很大，一般分为滋养体、裂殖体和配子体三个主要发育期。用光学显微镜观察疟原虫的形态时，须将血涂片用吉姆萨或瑞特染液染色，染色后的疟原虫，细胞核为紫红色，细胞质为蓝色，疟色素不受染色的影响仍为棕褐色。疟原虫在红细胞内的各期形态是实验室诊断、鉴别不同疟原虫虫种的主要依据，间日疟原虫和恶性疟原虫的红细胞内期主要鉴别要点，见表 3-2。

表 3-2　间日疟原虫和恶性疟原虫的红细胞内期形态比较

	间日疟原虫	恶性疟原虫
环状体	细胞质淡蓝色，环较大，约为红细胞直径的 1/3；核 1 个，偶有 2 个；红细胞内通常只有 1 个环状体	环纤细，约为红细胞直径的 1/5；核 1～2 个；红细胞内常有 2 个以上原虫寄生，可见虫体常位于红细胞边缘
大滋养体	核 1 个；细胞质增多，有伪足伸出，形状不规则，空泡明显；疟色素棕黄色，细小杆状，分散在细胞质内	一般不出现在外周血液，开始集中在内脏毛细血管。体小，圆形或不规则，细胞质深蓝色；疟色素少，呈黑褐色，集中
未成熟裂殖体	核开始分裂；细胞质随着核的分裂呈圆形，空泡消失；疟色素开始集中	外周血不易见到。虫体仍似大滋养体，但核分裂成多个；疟色素开始集中
成熟裂殖体	虫体充满红细胞，裂殖子 12～24 个，常为 16 个，排列不规则；疟色素集中	外周血不易见到。裂殖子 8～36 个，通常 24 个，排列不规则；疟色素集中
雌配子体	虫体圆形或卵圆形，占满胀大的红细胞，细胞质蓝色；核小致密，深红色，偏向一侧；疟色素较多而分散	新月形，两端较尖，细胞质蓝色；核致密，深红色，位于中央；疟色素黑褐色，多分布在核周
雄配子体	虫体圆形，细胞质蓝而略带红色；核大，疏松，淡红色，位于中央；疟色素较多而分散	腊肠形，两端钝圆，细胞质蓝而略带红色；核疏松，淡红色，位于中央；疟色素多分布于核周
被寄生的红细胞	除环状体外，其余各期均胀大，色淡；常见较多红色、细小的薛氏小点	正常或略小，可有数颗粗大紫红色的茂氏小点

三、诊断与鉴别诊断

流行区居民或曾于疟疾传播季节在疟区住宿，或曾经患疟疾，或有输血史等，当出现原因不明的发热时，应考虑疟疾的可能。用疟疾血涂片法或快速检测抗原法做实验室检测。

（一）疟疾的诊断标准

1. 流行病学史 曾于疟疾传播季节在疟疾流行区停留或有近两周输血史。

2. 临床表现

（1）典型的周期性寒热发作。

（2）有发冷、发热、出汗症状，但不规律。

3. 假定性治疗 氯喹（chloroquine）作假定性治疗，3 天内症状控制。

4. 实验室检查

（1）血涂片查见疟原虫。

（2）疟原虫抗原检测阳性。

5. 疟疾的判定

（1）带虫者：无临床症状，同时符合 4。

（2）疑似病例：具备 1 与 2（2）。

（3）临床诊断病例：具备 1 与 2（1），或具备 1、2（2）与 3。

（4）确诊病例：具备 1、2 和 4。

（二）疟疾的临床表现

1. 潜伏期 从人体受到疟原虫感染到出现发热症状为潜伏期。潜伏期以恶性疟最短，一般 9～15 天，平均 12 天。间日疟及卵形疟平均 13～17 天，有些间日疟原虫的虫株潜伏期长达 9 个月或更长。三日疟潜伏期平均 28 天。疟疾潜伏期的长短与疟原虫的种类、疟原虫感染的数量、感染的方式、受染者的健康状况与免疫状态、是否服过抗疟药等因素有关。潜伏期末可出现前驱症状，主要有头痛、全身酸痛、乏力、畏寒、恶心、食欲缺乏等。

2. 发作期 典型的热发作间日疟与卵形疟的发热周期为 48h 左右，所以隔日发热一次。三日疟为 72h，所以隔两天发热一次，恶性疟则天天发热。如果同时感染两种或三种疟原虫，发热的表现更为复杂。典型的热发作分三期，即寒战期、发热期与多汗期。

（1）寒战期：发冷寒战骤然开始，若在盛夏，虽盖棉被数层也感不暖。此期共 0.5～2h，而后体温上升。

（2）发热期：体温上升高达 40～41℃，症状加重，皮肤发热，面红，结膜充血。口渴，多欲喝凉水，时有呕吐，下泻。呼吸急促，脉速而浮，达 120～150 次/分。头痛剧烈，辗转不安，呻吟，小儿或病重的成人可出现惊厥，谵妄或昏迷。尿少而赤，尿道灼痛。患者热感明显，多揭去衣服。一般发热期持续 4～6h，而后进入多汗期。

（3）多汗期：体温急剧下降，达 36℃以下。大汗淋漓、衣服湿透，症状缓解，呼吸脉搏恢复正常，进入休止期（hypnozoite stage）。自觉舒畅而乏力，嗜睡，入睡数小时，醒后畅快，至疟原虫完成第二次无性生殖时，再重复同样发作。

在患者两次热发作的间歇期内，多数患者体温正常，自己感觉良好。而在下一次热发作来临之前症状则很快明显化。

间日疟不经治疗时，第一周典型的热发作及症状均较重。以后逐渐减轻，经 6～8 周的反复发作，多自行缓解。但有些患者再经数周或数月可复发。恶性疟不经治疗，难以自行缓解，重症恶性疟可致命。

（三）疟疾的鉴别诊断

一般非典型疟疾应与下列疾病相鉴别：

1. 败血症 疟疾急起高热，热型为稽留热或弛张热，类似败血症。但是败血症全身中毒症状重，有局灶性炎症或转移性化脓病灶，白细胞总数及中性粒细胞增高，血培养可有病原菌生长。

2. 钩端螺旋体病 发病早期或流感伤寒型症状类似疟疾，但可伴上呼吸道症状、头痛、全身酸痛、眼结膜充血、淋巴结肿大，尤以腓肠肌痛最为突出，青霉素治疗有效。

3. 伤寒、副伤寒 全身中毒症状较疟疾显著，无周期性发热，血常规嗜酸性细胞明显减少或消失，肥达反应阳性，血或骨髓培养阳性，氯霉素或诺氟沙星等抗生素治疗有效。

4. 急性血吸虫病 可有弛张热、盛汗、肝脾肿大等类似疟疾表现。但发病前有疫水接触史，有皮疹，嗜酸性粒细胞明显增高，血吸虫抗体阳性，大便孵化阳性，即可确诊为血吸虫病。

5. 利什曼病 长期弛张热，肝脾肿大，白细胞减少，可类似疟疾。但本病主要分布于长江以北地区，寒战、高热、盛汗热退的规律不明显，抗疟药治疗无效。五价锑剂治疗有效，骨髓或淋巴结穿刺涂片可找到利什曼原虫。

6. 其他 应与活动性肺结核、布鲁氏菌病、斑疹伤寒等病鉴别。

四、输入性疟疾的防控技术

（一）流行病学个案调查

各级医疗及疾控机构，发现疟疾病例后，应及时进行疫情网络报告，按照属地管理的原则，对病例进行个案调查。一般采用访谈法，直接与患者面对面进行询问。个案调查的内容包括一般情况、外出史、既往病史、本次疟疾发病情况、其他情况（包括是否有同伴随行等）。个案调查的重要目的是根据患者的发病时间与外出情况，判定病例性质和感染来源，将病例分为本地原发、输入继发、外出感染或外来输入患者。其中后二类为输入性疟疾病例，外出感染病例是指当地户籍人口外出到高疟区感染疟疾后，回到当地发病的病例；外来输入患者是指外来人口在外地感染疟疾后，来到当地发病的疟疾病例。对于本地感染病例与输入性疟疾病例的疫情处置方法，有很大的不同，因此病例性质的判定非常关键。

（二）病例治疗

1. 现症患者病原学治疗

（1）间日疟推荐治疗方案：氯喹口服总剂量 1.2g（8 片），第一天分两次服 0.6g（4 片），第二天服 0.3g（2 片），第三天服 0.3g（2 片）。伯氨喹口服总剂量 180mg（24 片），从服氯喹第 1 日起，同时服伯氨喹，每日 1 次，每次 22.5mg（3 片），连服 8 日。

（2）恶性疟推荐治疗方案：采用双氢青蒿素哌喹片（每片含双氢青蒿素 40mg，磷酸哌喹 320mg），口服每天 2 次，每次 2 片，连服 2 天。

（3）重症疟疾的治疗方案：输入性重症疟疾病例以恶性疟为多见，由于疟原虫密度高，病情重，在治疗时往往需要增加药物剂量。对重症疟疾的治疗方案，优先采用以单方青蒿素类药物的注射剂型进行治疗。

1）青蒿琥酯（artesunate）注射剂：静脉注射每次 60mg，连续 7 天，首剂加倍。病情严重时，首剂给药后可每 4～6h 静脉注射 1 次，直至患者清醒后改每日肌内注射 1 次或口服给药。

2）蒿甲醚（artemether）注射剂：肌内注射每次 80mg，连续 7 天，首剂加倍。病情严重时，首剂给药后可每 4～6h 肌内注射 1 次，直至患者清醒后改每日肌内注射 1 次。

2. 对症治疗

（1）体温过高者给予物理降温。

（2）保证液体容量。

（3）应用低分子右旋糖酐，防止血管内红细胞凝集，有利于DIC的治疗与预防。

（4）有脑水肿时，用20%甘露醇250ml快速静脉滴注，每日2～3次。

（5）重症患者可适当应用肾上腺皮质激素。

3. 休止期根治（抗复发治疗）　间日疟病例在次年春季采用伯氨喹总剂量180mg，每天1次服22.5mg（3片），连服8天。

（三）疫点处置

1. 输入性疟疾疫点的定义与分类

（1）定义：发现输入性疟疾病例或疟原虫携带者且具有传播潜势即具有传疟媒介的自然村、居住点或单位为输入性疟疾疫点。

（2）分类：可分为非活动性疫点和活动性疫点，前者指3年及以上已无当地感染的新发和复发病例，仅有原发输入性疟疾的疫点。后者指发生了由原发性输入性疟疾传播病例的疫点。

2. 输入性疟疾的疫点处理

（1）非活动性疫点：①对疟疾患者进行规范治疗。恶性疟患者追踪观察1年，间日疟患者追踪观察2年。②疫点内开展疟疾知识的宣传教育，提高居民防护意识。③在当年和次年疟疾传播季节，开展疟疾传播媒介按蚊的种类和密度调查。④对输入性间日疟，在次年传播休止期对患者进行根治。

（2）活动性疫点：对活动性疫点除了采取非活动性疫点的处理措施外，还应采取以下措施。①在疫点和周围地区，开展疟疾患者的主动和被动侦查。②在疫点内实施一次人群预防性治疗，必要时服药范围可扩大到疫点周围地区。③在疫点及其周围地区，于当年及次年疟疾传播季节，加强环境清理整治，采用菊酯类杀虫剂进行墙壁的滞留喷洒或浸泡蚊帐，并动员群众加强防蚊、灭蚊措施。④对于输入性间日疟疫点，于次年传播休止期对患者以及疫点附近的居民进行休止期根治。

（3）不具备传播条件的输入性疟疾疫点：当某些地方没有传播某种疟疾的媒介按蚊，或不处于传播季节的时候，这类输入性疟疾不具备在当地传播的条件。这时仅需对输入性疟疾患者进行规范性抗疟治疗，且对恶性疟追踪观察1年，间日疟追踪观察2年。

（四）输入性疟疾的风险评估

输入性疟疾的风险评估，就是对输入性疟疾可能引发的疟疾流行的潜在影响因素进行量化评价，包括识别风险因素，评估风险因素概率和可能带来的负面影响，确定预防控制机构承受风险的能力等。

1. 风险因素　主要是传染源、传播途径与预防和控制措施三个方面。

（1）传染源：必须有传染源（病例或带虫者）自外地输入，输入病例越多，风险越大。

（2）传播途径：疟疾的传播媒介是按蚊，按蚊的种类、分布、季节消长都对疟疾的传播起决定性的作用。

（3）预防和控制措施：有效的预防控制措施是防止疟疾输入传播的保障，与疫情发生地的传染源早期发现能力、卫生处理能力、公众的认知程度和有效的预防措施等方面相关。

2. 风险的判断　由于输入性疟疾风险评估体系中的大部分指标难以量化标定，所以只能以非数字方式评估指标体系中的各危险因素，将风险等级划分为可忽略风险、较小风险、中等程度风险和很大风险4级。

3. 风险评估的应用　对所有疟疾传入风险指标的收集、整理并进行各指标风险等级的评估，最后根据各因素的权重进行综合评价，确定风险等级，进行相应的预防控制措施。

（1）1级：为“可忽略风险”，要关注疫情动态和趋势，加强宣教和临床培训，提高早发现和规范治疗病例的能力。

（2）2级：为“较小风险”，须加强监测和口岸检测，加强媒介控制，对前往疟疾疫区人员发放预防药物，对每个输入性疫点进行有效处置。

（3）3 级：为“中等程度风险”，在口岸应对入境人员启用体温筛查制度，加强来自疫区的交通工具等的卫生处理，并对个别风险等级较大的因素采取针对性的控制措施，如加大预防性服药的范围、开展有效的媒介控制等。

（4）4 级：为“很大风险”，这时须强化口岸入境健康申报和体温筛查制度，对无效或不全面的控制措施进行改进，开展大规模的预防服药，加大传播疟疾媒介的控制力度，必要时可以封锁国境口岸，限制人员流动。

（唐春兰）

第 6 节　基孔肯亚出血热

基孔肯亚出血热（Chikungunya hemorrhagic fever）是由基孔肯亚病毒（Chikungunya virus，CHIKV）引起，经媒介伊蚊传播，以发热、皮疹及关节疼痛为主要特征的急性传染病。尽管基孔肯亚出血热是一种自限性疾病，疾病死亡率较低，但在幼儿、老年人以及患有心血管疾病、糖尿病、肾病和慢性病等基础疾病的人群中已有基孔肯亚出血热相关死亡的报告。有 40%～50%的基孔肯亚出血热病毒感染者会发展为慢性关节炎，可能持续数月至数年，致使感染人群丧失劳动能力，从而导致重大的社会与经济损失。1987 年我国云南西双版纳发现基孔肯亚出血热患者，从其血液中分离出病毒，2008 年 3 月 4 日自马来西亚入境的山东旅客，在入境时被发现基孔肯亚出血热病毒阳性，为我国发现的首例输入性病例，2010 年我国广东省报告国内首起基孔肯亚出血热本地暴发疫情，2017 年浙江省发生一起基孔肯亚出血热输入病例引起的本地疫情，2019 年云南省发生了基孔肯亚出血热本地疫情，其中浙江省发生本地病例 3 例，广东和云南疫情规模均超过百例。加强对该病的诊断、监测和防治，防止该病在我国成为局部暴发甚至地方性流行是当前面临的重要任务。

一、疾病的发现与流行特征

“基孔肯亚”是坦桑尼亚南部的土语“Chikungunya”的译音，意即身体弯曲形同折叠，是关节剧痛引起的，故本病可意译为“屈曲病”。据记载，基孔肯亚出血热 1952 年首次暴发于坦桑尼亚南部尼瓦拉州，随后沿着坦桑尼亚和莫桑比克边界蔓延（也有研究认为基孔肯亚出血热疫情早在 1779 年前就曾发生过，但被错误地记录为登革热疫情）。之后迅速在整个撒哈拉以南非洲、印度和东南亚诸多国家和地区蔓延，继而导致后续多年的大规模流行。乌干达、刚果民主共和国、津巴布韦、尼日利亚、南非和肯尼亚的频繁暴发也证明该病毒在当地已成为地方病。

20 世纪 60 年代以后，基孔肯亚出血热东移至东南亚地区。1958 年泰国曼谷暴发首起疫情，随后疫情在柬埔寨、越南、马来西亚等地接连暴发。印度的首起疫情发生在加尔各答，1963 年发生于西孟加拉，这次疫情造成近 200 名儿童发病，与非洲的毒株相比，从加尔各答疫情中分离的 CHIKV 更接近于泰国的毒株，说明此次疫情源自东南亚。1965 年在印度马德拉斯的一次流行中，200 万人口中就有 30 万患者。1973 年以后，印度类似的暴发销声匿迹，在接下来长达 30 年的时间里只发生零星、散在的疫情。2004 年肯尼亚发生大流行，疫情蔓延至 13 个州，受累人口达 140 万，这次流行也呈现出许多不同寻常的临床病理特征，包括基孔肯亚出血热并发死亡病例的出现以及母婴垂直传播等，这次暴发疫情迅速蔓延至印度洋群岛、印度、东南亚部分地区，至少在亚洲、欧洲、北美 18 个国家和地区发生输入性病例。在 5 年的暴发流行中，据估计病例约 200 万，而这些暴发的国家和地区在此之前从未有该种病毒引起疫情的记载。由于这些地区的居民均为本地居民，罹患率约为 70%，这无疑对公共健康和经济都产生了巨大的影响。这次大规模暴发的分子流行病学监测结果显示，该病毒的传播机制、毒力都发生了变化，有待对此做更进一步的研究。

该病毒的分子遗传学研究表明，2004 年的暴发源于肯尼亚沿海。有 2 个部落的数以万计的居民都受到了感染。2005 年初，该病毒迁延到了岛国科摩罗，在不足 1 个月的时间里受累人口达 21.5 万，罹患率为 63%。该病毒继续向印度洋的法属留尼汪岛扩散，据估计，在暴发高峰期每周约有 40 000 例病例。在接下来的 1 年里该病毒继续蔓延至印度，病例达 130 多万。随后，1 例感染者将病毒携带至意大利，2007 年意大利发生本土传播。上述地区发现的病毒基因型均为中非/东非基因型，但在流行过程中发生了细微的突变。近年来，从疫区返回欧洲、美国和澳大利亚的旅游者中也有基孔肯亚出血热病例的报道。

2013 年美洲首次报告由蚊子传播的本地基孔肯亚出血热病例，此后该地区经历了大规模疫情，影响了大多数国家。2022 年美洲地区疑似和确诊基孔肯亚出血热病例超过 27.3 万例，与 2021 年相比增长约 119%。在 2023 年 1 月至 3 月间，报告病例达 11.3 万例，死亡 51 例，均较 2022 年同期增加了 4 倍。

截至 2023 年，WHO 的 6 个区域中已有 110 个国家报告了本地蚊媒传播，约 40 亿人处于感染风险中。尽管该病的病死率低于 1%，但由此引起的慢性关节疼痛或残疾需引起关注。

（一）流行病学特点

1. 传染源　人和非人灵长类动物是 CHIKV 的主要宿主。急性期患者、隐性感染者和感染病毒的非人灵长类动物是本病的主要传染源。该病毒存在于森林蚊子和非人灵长类动物之间的森林循环中。在农村和城市循环中，主要通过白天活跃的伊蚊传播给人类。

（1）患者：基孔肯亚出血热急性期患者是主要传染源。人患该病时，在发病后 1～5 天内可产生高滴度病毒血症，具有较强的传染性，可引起媒介伊蚊感染从而导致该病传播。

（2）隐性感染者：疫情流行期间，隐性感染者是 CHIKV 的重要传染源。

（3）非人灵长类动物：在丛林型疫源地内，也是本病的主要传染源。已证实非洲绿猴、狒狒、红尾猴、黑猩猩、长臂猿、猕猴和蝙蝠可自然或实验感染 CHIKV，并能产生病毒血症。

2. 传播途径　主要通过感染病毒的伊蚊叮咬传播。在实验室条件下，可能存在气溶胶传播的风险，但目前尚无直接的人际传播报道。大多数孕期的基孔肯亚出血热病毒感染不会导致胎儿感染，但在分娩期间感染的风险较高，垂直传播率可达 49%。目前没有证据表明该病毒可通过母乳传播。

埃及伊蚊和白纹伊蚊是基孔肯亚出血热的主要传播媒介，这两种蚊子同样能够传播登革热和寨卡病毒病。这些蚊子通常在洁净的小型积水中孳生，叮咬人类的时间主要集中在白天，活动高峰出现在日出后 2h 和日落前 2h，均在户外觅食。雌性伊蚊在叮咬病毒血症期的人或动物后，病毒在蚊体内繁殖并到达唾液腺内增殖，经过 2～10 天的外潜伏期再传播病毒。蚊体内的病毒可长时间存活，甚至可能终身带毒。

3. 人群易感性　人对 CHIKV 普遍易感，感染后可表现为显性感染或隐性感染。感染后，个体可获得持久免疫力，但抗体滴度会随着时间下降。患者在发病当天至 7 天具有传染性，潜伏期 1～12 天，通常 3～7 天。

（二）地区分布

除南极洲外，各大洲多个国家均发现了 CHIKV 感染。基孔肯亚出血热的流行呈现出长期性、周期性与季节性，以间隔几年至数十年的周期性突然暴发为特点，与媒介伊蚊的地理分布相关，温暖和潮湿的环境有利于蚊子的繁殖并增加 CHIKV 的传播。在非洲次撒哈拉地区、东南亚地区、印度洋沿岸及岛屿、西太平洋地区的热带或亚热带区域呈地方性流行，这些地区的疾病负担最重。在非洲及印度洋岛屿主要流行的有坦桑尼亚、南非、津巴布韦、刚果民主共和国、塞内加尔、安哥拉、尼日利亚、乌干达、科摩罗、毛里求斯、马达加斯加、马约特岛、塞舌尔及法属留尼汪岛等国家和地区。在亚洲有印度、斯里兰卡、缅甸、越南、泰国、老挝、柬埔寨、菲律宾和马来西亚等。

据 WHO 报道，近年来非洲和东南亚地区常发生基孔肯亚出血热的暴发和流行。2006 年马尔代夫、毛里求斯、马达加斯加、塞舌尔、法属留尼汪岛、马来西亚、印度尼西亚以及印度等国家和地区曾报道基孔肯亚出血热暴发疫情，其中，法属留尼汪岛的发病人数高达 27 万人，约占当地人口的 40%；印度当年报告的疑似病例超过 139 万，部分地区的发病率超过 45%。2008～2009 年，泰国、新加坡、印度、马来西亚报告了基孔肯亚出血热疫情；2010 年印度、印度尼西亚、越南、中国均有基孔肯亚出血热疫情报告。法国和美国等非流行国家不断发现输入性病例。

2013 年来自亚洲的病毒株首次在加勒比圣马丁岛出现，该病毒从该岛传播到南美大陆 50 多个国家，造成保守估计 100 万人感染。2014 年法国蒙彼利埃记录了 4 例本地感染病例。2015 年塞内加尔向 WHO 通报，凯杜古地区确认了 10 例确诊病例。2016 年肯尼亚暴发基孔肯亚出血热疫情，同时美国在得克萨斯州确认了首例本地感染；同年，阿根廷也首次报告基孔肯亚出血热的本土传播。2017 年意大利、法国和肯尼亚相继出现基孔肯亚出血热疫情。2018～2020 年，苏丹、刚果和乍得相继暴发疫情，其中乍得在 2020 年报告了 27 540 例病例及 1 例死亡。

（三）人群分布

任何年龄均可感染发病，但新老疫区有差异。由于感染后能产生保护性免疫反应，在新疫区或输入性流行区，所有年龄组均可发病，而在非洲和东南亚等长期流行地区，儿童发病较多。无性别、职业和种族差异。

（四）季节分布

本病主要流行季节为夏、秋季，热带和亚热带地区一年四季均可流行。季节分布主要与媒介伊蚊季节消长有关。

对非洲疫情的分析发现，基孔肯亚出血热的流行高峰一般呈循环性出现，经常间歇 3～4 年或更长时间后又反复发生疫情，这种情况可能与自然宿主非人灵长类动物间的病毒传播及动物的免疫状况有关。

（五）输入性

凡有伊蚊存在地区，当伊蚊达到一定密度且自然条件适合时，如有 CHIKV 传入，就可能引起流行或暴发。

1. 输入性病例 指发病前 12 天内到过有基孔肯亚出血热流行的国家或地区的病例。

2. 本地感染病例 指发病前 12 天内未离开过本地区（以县/区为单位），或未到过有基孔肯亚出血热流行的国家或地区的病例。

二、病原学特征

基孔肯亚出血热的病原体是 CHIKV。这是一种属于披膜病毒科甲病毒属的 RNA 病毒。CHIKV 属于披膜病毒科甲病毒属（Togaviridae *Alphavirus*）的抗原复合群，病毒直径约 70nm，带有包膜，包含 3 个结构蛋白（衣壳蛋白 C、包膜蛋白 E1 和 E2）和 4 个非结构蛋白（nsP1、nsP2、nsP3 和 nsP4）。其基因组为不分节段的正链 RNA，长度约为 11～12kb，编码顺序为 5′NS1-NS2-NS3-NS4-C-E3-E2-E1 3′。通过 E1 基因的系统发生分析，CHIKV 可分为三个组：第 1 组包含全部西非的分离株，第 2 组为亚洲分离株，第 3 组则由东、中、南部非洲的分离株构成。

CHIKV 可在绿猴肾、C6/36、BHK-21 和海拉（HeLa）等细胞中繁殖并引起细胞病变，而对原代淋巴细胞、T 淋巴细胞、B 淋巴细胞及单核细胞等血细胞不敏感。此外，CHIKV 也可感染非人灵长类、乳鼠等动物。在感染后 2～6 天内，IgM 抗体出现，持续时间可达几周至 3 个月；而 IgG 抗体在恢复期出现，并可持续几年。CHIKV 与其他虫媒病毒（如登革病毒）可能会发生交叉反应。

CHIKV 对理化因素的抵抗力较弱，不耐酸、不耐热，58℃以上可被灭活。70%乙醇、1%次氯酸钠、脂溶剂、过氧乙酸等消毒剂及紫外照射均能有效杀灭病毒。对酸、热、脂溶剂、去污剂、漂白粉、酚、70%乙醇和甲醛敏感。

三、诊断与鉴别诊断

（一）临床表现

易感人群被经历外潜伏期的感染媒介伊蚊叮咬后，经1～12天潜伏期（通常3～7天），一些感染者出现临床症状。

1. 急性期　起病急，寒战、发热，体温可达39℃，热程通常1～7天，可自行退热；部分患者热退后再次出现发热，表现为双峰热，持续3～5天恢复正常。发热时，多个关节出现疼痛和肿胀，关节痛多为对称性，且进展迅速，可数分钟或数小时内关节功能丧失。多侵犯小关节如指、趾、腕、踝关节等，也可累及膝、肩等大关节，可持续数天或数月。半数以上病例会在发热后2～5天出现皮疹，皮疹呈典型的斑疹、丘疹或紫癜，主要分布在躯干、四肢的伸侧、手掌和足底，疹间皮肤多为正常，可伴瘙痒感，数天后消退。此外，急性期还可出现肌肉痛、弥散性后背痛、头痛、恶心、呕吐、食欲减退、淋巴结肿大等症状和体征。少数患者可有结膜充血、轻度畏光的结膜炎表现，可出现脑膜炎、肝肾功能异常、心肌炎及皮肤黏膜出血等。

2. 亚急性和慢性期　出现症状10天后，大多患者会感觉好转，关节痛减轻。但有部分患者会随后出现风湿病症状，包括末梢多发性关节炎、发病初期受累关节和骨骼疼痛再次加剧、腕和踝关节亚急性增殖性腱鞘炎。部分患者还可发展成短暂性外周血功能障碍，如雷诺综合征（Raynaud syndrome）。慢性期多指病症持续到3个月以上，甚至长达数年，最常见的慢性期症状是急性期受累的关节出现持续性炎性关节痛，但受累部位X射线和实验室检查通常无阳性发现。部分患者进而可发展为破坏性的关节炎或关节痛，类似类风湿或银屑病关节炎，甚至致残。其他慢性症状还有疲倦和抑郁等。

基孔肯亚出血热通常不致命，极少数患者可出现出血、脑炎或脊髓炎等严重并发症，甚至导致死亡。

新生儿通常在出生时无症状，但随后可能出现发热、烦躁、皮疹和周围性水肿。分娩期间感染的婴儿可能会发生神经系统疾病（如脑膜炎、白质病变、脑水肿和颅内出血）、出血症状和心肌疾病。实验室检查常见肝功能异常、血小板和淋巴细胞计数下降，以及凝血酶原水平降低。患有神经系统疾病的新生儿可能会发展为长期残疾。目前没有证据表明该病毒可通过母乳传播。

（二）实验室检测

1. 血清学检测

（1）IgM抗体检测：采集急性期患者血清和（或）脑脊髓液标本，运用酶联免疫法检测CHIKV IgM抗体（MAC-ELISA），患者血清或脑脊髓液标本中CHIKV IgM抗体阳性，表示患者新近感染CHIKV。

（2）IgG抗体检测：采集患者血清标本，运用间接免疫荧光法（IFA）检测CHIKV IgG抗体，恢复期血清IgG抗体阳转，或IgG抗体滴度较急性期有4倍及以上增高，均表示患者近期感染了CHIKV。

（3）中和抗体检测：采集患者血清标本，运用蚀斑减少中和试验检测CHIKV中和抗体，恢复期血清抗体滴度比急性期升高4倍及以上或抗体阳转，表示患者近期感染了CHIKV。蚀斑减少中和试验检测CHIKV中和抗体实验应在BSL-3级实验室内进行。

2. 病原学检测

（1）病毒分离：采集病例血标本开展病毒培养分离，患者血标本中分离到CHIKV表示患者感染了CHIKV。

（2）核酸检测：采集病例血标本，运用 RT-PCR TaqMan 探针法检测标本中的 CHIKV 核酸，患者血清中检测到 CHIKV 核酸，表示患者体内存在 CHIKV。

（三）诊断依据

1. 流行病学史　发病前 12 天内居住或到访过基孔肯亚出血热流行区或工作、生活等场所周边曾有本病报告。

2. 临床表现　急性起病，出现发热、关节疼痛、皮疹等症状。

3. 实验室检查　①急性期血清病毒特异性 IgM 抗体阳性；②恢复期血清特异性抗体（IgG 或中和抗体）滴度比急性期升高 4 倍及以上，或急性期抗体阴性而恢复期抗体阳性；③从患者标本中检出 CHIKV RNA；④从患者标本中分离到 CHIKV。

（四）诊断标准

结合流行病学史、临床表现和实验室检查结果，对本病做出诊断。在从未发生过基孔肯亚出血热流行的地区，应以实验室检查依据为主。

1. 疑似病例　有流行病学史，且临床表现为发热、关节疼痛和（或）皮疹，并排除登革热等其他发热伴出疹性疾病患者。

2. 临床诊断病例　疑似病例中急性期血清特异性 IgM 抗体阳性者。

3. 确诊病例　恢复期血清特异性抗体（IgG 或中和抗体）滴度比急性期升高 4 倍及以上，或急性期抗体阴性而恢复期抗体阳性，或患者标本中检出 CHIKV RNA，或患者标本中分离到 CHIKV。

在临床上，应关注下列情形：①非典型病例：实验室确诊的基孔肯亚出血热临床病例，伴有神经、心血管、皮肤、眼科、肝脏、肾脏、呼吸或血液等表现。②严重急性病例：实验室确诊的基孔肯亚出血热临床病例，表现为至少一个器官或系统功能障碍，威胁生命并需要住院治疗。③疑似慢性病例：之前临床诊断患有基孔肯亚出血热，症状出现 12 周后，出现以下至少一种关节表现：疼痛、僵硬或水肿，持续或反复发作。④确诊慢性病例：每一个基孔肯亚出血热实验室检测呈阳性的慢性病例。

（五）鉴别诊断

1. 登革热　基孔肯亚出血热与登革热的传播媒介相同，流行区域基本相同，临床表现也类似，并且这两种病毒可在同一地区流行，偶尔会导致同一患者同时感染，与登革热较难鉴别。基孔肯亚出血热更容易引起高烧、严重的多关节痛、关节炎、皮疹和淋巴细胞减少症，且出血倾向较轻。而登革热更可能导致中性粒细胞减少、血小板减少、出血、休克和死亡。

2. 甲病毒感染的其他疾病　甲病毒感染其他疾病的临床表现和基孔肯亚出血热相似，不易根据临床表现和一般实验室检查进行鉴别，需要通过特异性检测进行鉴别诊断。由于这些病毒之间存在抗原性交叉，对血清学检测结果需要仔细分析。核酸检测和病毒分离是鉴别这些病毒感染的主要方法。

3. 传染性红斑　由细小病毒 B19 引起，首先出现颧部红斑，伴口周苍白，2～5 天后出现躯干和四肢的斑丘疹。关节受损表现为多关节周围炎，较多发生在近端指趾关节、掌关节，可侵犯腕、膝和踝关节。细小病毒 B19 特异性抗体和核酸检测阳性。

4. 其他　本病还需与流感、麻疹、风疹、传染性单核细胞增多症、风湿热、细菌性关节炎等疾病相鉴别。

（六）治疗

本病目前无特效药物，主要采取对症支持治疗。高热患者采用物理降温，有明显出血症状的患者应避免酒精擦浴，可使用非甾体抗炎药，但应避免使用阿司匹林类药物。关节剧烈疼痛者可使用抗炎镇痛药物如布洛芬、萘普生、对乙酰氨基酚等。脑膜脑炎治疗主要为预防脑水肿，可使用甘露醇、利尿等药物降低颅内压等。

急性期患者应卧床休息，并使用蚊帐和蚊香等防蚊措施，避免蚊子叮咬导致疫情传播。

四、防 控 技 术

目前国内尚无针对基孔肯亚出血热病毒感染的批准疫苗。控制伊蚊媒介的密度、做好防蚊灭蚊工作，以避免蚊虫叮咬，是预防控制基孔肯亚出血热的最基本和最重要的措施。

（一）预防性措施

1. 加强卫生宣教，普及预防知识

（1）指导群众防蚊灭蚊：基孔肯亚出血热流行风险的地区，应采取多种有效形式，以通俗易懂的方式开展健康教育活动。宣传的重点包括基孔肯亚出血热由伊蚊（又称花斑蚊或花蚊子）叮咬传播；伊蚊在水缸、水盆等积水容器中繁殖；清除积水、翻盆倒罐是预防基孔肯亚出血热流行的重要措施。

疫情发生地区，建议穿长袖衣物，并涂抹蚊虫驱避剂以防止蚊虫叮咬。为保护小孩、老年人、患者以及白天休息的其他人，应使用经杀虫剂处理过的蚊帐来预防蚊虫日间叮咬。同时，白天可使用蚊香和杀虫剂蒸发器。要定期清理房屋周围的废弃容器，并对正在使用的容器每 3～4 天翻转或清空一次，以防止蚊子孳生，或完全盖住它们以阻止蚊子进入。

疫情期间，可喷洒杀虫剂以杀死成蚊，杀虫剂应用于蚊子降落的容器内部和周围的表面，并用于处理容器中的水以杀死未成熟的幼虫。在难以处理的水体应定期投放缓释剂。

（2）提示旅游者预防境外感染：旅游部门应对前往基孔肯亚出血热流行区的旅游者及导游进行宣传教育，特别是针对前往东南亚、南亚和非洲流行区的旅游者，以增强他们的防范意识。游客应使用驱虫剂（驱虫剂应严格按照产品标签的说明涂抹于暴露的皮肤或衣物上），并穿着长袖和长裤。此外，应确保住宿环境安装纱窗和纱门，以防止蚊子进入。告知游客一旦出现可疑症状，应主动就医并告知医生其旅游史。

2. 强化医务人员培训，提高疾病识别能力　开展医务人员诊疗知识培训，提高疾病诊断与识别能力。重点地区应在每年流行季节前开展一次基层医务人员基孔肯亚出血热相关知识的强化培训，增强对基孔肯亚出血热的认识，及时发现和报告疑似基孔肯亚出血热病例。

3. 加强媒介伊蚊密度监测，落实灭蚊措施　疾控机构应开展基于社区的蚊媒密度监测或调查，重点包括伊蚊的种类、密度及季节变化等。一旦发现蚊媒密度偏高，需及时提醒相关单位进行蚊虫孳生地的清除和预防性灭蚊工作。此外，昆虫学监测应强调对成年雌性伊蚊指数的常规监测，因为这一阶段与病毒传播风险直接相关。同时，还应监测杀虫剂的耐药性。

4. 开展爱国卫生运动，全面清除蚊虫孳生地　存在流行风险的地区应积极做好爱国卫生运动，搞好室内外环境卫生、清除蚊虫孳生地等工作。

5. 加强信息沟通，做好联防联控　卫生部门与检验检疫、旅游等部门建立联防机制，及时通报信息和协调疫情处置工作。

6. 加强疫苗研发，开展预防接种　2023 年 11 月 9 日，美国食品药品监督管理局（Food and Drug Administration，FDA）批准了全球首款 CHIKV 疫苗 Ixchiq，该疫苗由 Valneva 公司开发，获准供应给 18 岁及以上接触 CHIKV 风险较高的个体。基孔肯亚出血热疫苗上市后，与黄热疫苗类似，可以采取去高风险地区之前预防接种的策略。

（二）疫情控制措施

疫情控制措施包括病例管理、个案调查、病例搜索、宣传教育、蚊媒密度调查、灭蚊及效果评价等内容。

1. 输入性病例的控制措施 输入性病例的防控重点是查明患者病毒血症期（起病 7 天内）的活动地点，根据蚊媒密度与传播风险评估结果，采取针对性措施控制疫情扩散，主要包括以下几个方面。

（1）开展流行病学调查和风险评估：发现基孔肯亚出血热病例后，应尽快开展流行病学调查，查明患者感染来源地以及发病前后活动情况；开展病例搜索和疫点蚊媒密度调查，评估传播风险。

（2）疫点现场的组织协调与沟通：根据流行病学调查与传播风险评估划定疫点后，应尽快通知疫情发生地的乡镇（街道）政府（办事处），做好组织开展基孔肯亚出血热防治的协调工作，落实防蚊灭蚊药物和物资的储备与调拨，采取杀灭成蚊、清除蚊媒孳生地以及开展公众宣传教育等措施。

（3）开展病例搜索：发现输入病例后，应追踪有共同暴露史人群的健康状况，对可能共同暴露者应尽可能采血送检。

（4）疫情通报，强化部门协作：发现输入病例时，应尽快通报相关地区或由上级疾控机构向有关地区进行通报，通报内容应包括患者姓名、发病和诊断情况、主要行程、旅行团或接待单位名称以及相关的联系方式等。

病例途经地区的疾控机构接报后，应根据病例停留日期和传染期，评估当地传播风险，并开展相应的防控工作。

2. 本地感染疫情的控制措施 发现本地感染疫情时，应在做好病例管理的基础上，重点做好以下工作：

（1）加强组织领导，建议疫情所在地人民政府尽快成立基孔肯亚出血热疫情控制领导小组，组织落实各项防控工作。

（2）开展流行病学调查，划定核心区和预警区，制订相应的防控策略。在核心区开展以杀灭成蚊、清理蚊虫孳生地为重点的综合防控措施。对预警区的人群，主动开展发热伴关节痛等症状的应急监测工作。

（3）媒介监测与效果评价。在核心区要求每 3 天开展 1 次布雷图指数（Breteau Index，BI）调查工作，每 4 天开展 1 次成蚊密度调查，要求尽快将 BI 及诱蚊诱卵指数控制在 5 以下。在预警区要求每周 1 次蚊媒幼虫和成蚊密度调查，力求将 BI 及诱蚊诱卵指数控制在 5 以下。

（4）开展流行因素调查，评估疫情扩散风险。在开展流行病学调查的同时，详细收集疫点及预警区的自然生态、人口与居住条件、流动人口特点、环境与卫生设施、地形地貌、气温、降雨量等与疾病发生和传播相关的信息，分析当地自然因素和社会因素对疾病传播的影响，评估疫情扩散风险。根据疫情评估结果，及时调整防控策略。

（5）做好风险沟通。依法依规及时向社会公布疫情信息，充分发动群众，开展以清除伊蚊孳生地为主要内容的爱国卫生运动。

（三）疫情终止判定

最后一例病例发生后 39 天（7 天病毒血症期+20 天蚊媒寿命+12 天内潜伏期）没有新发病例，并且所有核心区 BI 降至 5 以下，同时双层叠帐法成蚊密度≤2[只/（顶·小时）]，可认为本次疫情终止。

（四）风险评估

随着人口的流动及经济全球化浪潮的发展，国际、地区间的交往日益增加，使我国发生基孔肯亚出血热疫情的概率增加。特别是我国广东省近年来也有基孔肯亚出血热疫情的发生，我国多地与广东省具有类似的气候和生态，病例发生的概率较大，要做好疫情的监测工作。

（五）案例与经验

2017年浙江省某市发生一起输入病例引起的本地疫情。8月7日，该市一名商务人员到孟加拉国首都达卡参加商贸活动，8月16日返回该市，8月20日夜出现发热等症状，22日上午实验室检测CHIKV RNA阳性，诊断为基孔肯亚出血热确诊病例。在之后的应急监测中，该病例同村人员中先后于8月29日、8月31日和9月1日发现3例发现发热、皮疹、关节疼痛等症状病例，经实验室检测诊断为基孔肯亚出血热确诊病例，流行病学调查显示3例病例均与输入病例有流行病学关联。

疫情发生后，当地政府高度重视，立即启动应急响应，成立疫情防控领导小组。根据基孔肯亚出血热预防控制技术指南和诊疗方案，积极做好病例救治，迅速开展流行病学调查，确定疫点，划定核心区和警戒区，实施发热病例监测和蚊媒监测，广泛开展健康教育，加大基孔肯亚出血热等传染病知识的宣传力度，动员群众开展爱国卫生运动，翻盆倒罐，清除杂草，清理蚊虫孳生地，对相关场所进行成蚊杀灭，有效防止了疫情的扩散蔓延。

（占炳东）

第7节 西尼罗热

西尼罗热（West Nile fever，WNF）是一种由西尼罗病毒（West Nile virus，WNV）引起的人兽共患病，其病原于1937年首次分离到，是第一个发现的节肢动物携带性病毒。WNF最早在非洲及中东等地区流行，随后传入欧洲、美洲等地区。该病主要对人类、马以及某些鸟类有明显易感性，感染者多呈隐性感染，部分感染者出现发热、头痛、皮疹、淋巴结肿大等症状，在罕见情况下会出现视力受损、抽搐、部分瘫痪、无菌性脑炎等神经症状，严重的会发生昏迷和死亡。WNV具有极其广泛的宿主范围，包括鸟类、爬行动物、两栖动物、哺乳动物、蚊和蜱等，其中蚊是主要传播媒介，而主要宿主是鸟类，尤以乌鸦科动物最为敏感，因此疾病监测计划常常以死亡的乌鸦作为WNF存在的信号。

一、发现与流行特征

（一）地区分布

WNV在东半球和西半球的所有主要大陆上均有发现，在包括非洲、澳大利亚、北美、欧洲、加勒比地区、中东等在内的许多国家和地区流行。虽然这些病毒在许多地区都是地方性疾病，但它们可能会通过候鸟或其他方式定期重新进入其他地区。关于WNV在亚洲的分布情况尚知之甚少，尤其是日本乙型脑炎病毒的存在使得诊断更为复杂，但到目前为止，在东亚和南亚尚未报告过大规模的人感染WNV疫情，这可能与这些地区大多接种乙型脑炎疫苗有关，因为黄病毒疫苗之间存在一定程度的交叉保护力，从而保护了人类。但在动物中，我国从20世纪80年代起就在多个地区的各种动物中检测到WNV抗体，也从蚊中分离到了病毒，因此WNV在国内的后续防控也值得引起高度重视。整体而言，由于WNV起源于非洲，因此多数WNV都在非洲流行。WNV根据基因型可分为5种谱系，被依次命名为谱系1～5，其中谱系1和谱系2为主要谱系。WNV的谱系分布各异，1a谱系的病毒在多个地点发现，包括最早发现的非洲、中东、欧洲和北美。昆津病毒谱系（1b谱系）仅在澳大利亚发现，而1c谱系（或称5谱系）病毒是印度地方性疾病。其他一些谱系（如3和4谱系）偶尔也在非洲以外的地区如欧洲被检测到。谱系2原本主要在撒哈拉以南非洲地区流行，但从21世纪初开始在欧洲特别是东欧扩散，并在过去15～20年中被广泛检测到。与谱系1相比，谱系2通常被认为致病性较低，但近年来的一些暴发显示其可以造成严重疾病，并在一些地区试图取代谱系1病毒。谱系3、4、5通常与人类感染无关，为次要谱系，主要在非洲发现，对全球公共卫生的影响较小。

据 WNV 发现的历史，其最早于 1937 年在乌干达西尼罗省从一名发热女性患者身上分离出来。然而，感染导致脑膜炎和脑炎的首个临床症状则出现在 1957 年以色列的疫情中。20 世纪 60 年代早期，法国和以色列的疫情揭示了 WNV 对人类的威胁。此后，WNF 疫情在北非、欧洲、中东等地流行，20 世纪 90 年代出现了严重的神经系统疾病案例和死亡事件，据统计，此时中东地区儿童的流行率在 3.5%～5%。1999 年 WNV 首次在纽约出现，标志着该病毒进入北美，并在此后的 3 年内迅速扩散至美国大部分地区及其邻国加拿大、墨西哥及加勒比地区。2012 年，美国经历了一次大规模的 WNF 疫情，共确认有 5674 例感染病例，其中 286 人死亡，超过 50%的患者神经系统被侵染。自 1999 年以来，美国已记录约 25 000 例神经系统并发症病例和超过 2300 例死亡病例，但从 2004 年起，美加两国疫情趋于稳定，除 2012 年外，多呈地区性流行。2018 年 WNV 在欧洲 15 个国家暴发大规模疫情，共确认约 2000 例病例。WNV 现已传播至全球除南极洲外的所有地区，并成为全球范围内最重要的人类病毒性脑炎病原体。因此，迫切需要深入了解 WNV 的致病机制，并开发针对性的治疗方法和疫苗。

（二）WNV 的传播

WNV 通常通过蚊叮咬而获得，尽管一些脊椎动物宿主也能直接将病毒传给其他动物。库蚊属是全球范围内 WNV 的主要传播媒介，其中库蚊的两种主要亚种——环跗库蚊（*Culex tarsalis*）和尖音库蚊（*Culex pipiens*）分别是美国西部和东部地区的主要传播媒介。当蚊通过吸食血液感染 WNV 后，病毒会侵染其肠上皮细胞并开始复制，随后病毒通过循环液体进入蚊的唾液腺引发下一轮的传播。其他蚊也能传播该病毒，一些蚊种类已经显示出能够通过宿主胎盘进行传播的能力。偶尔也有零星报道显示 WNV 存在于其他节肢动物中，如软蜱、硬蜱、虱和河马蝇等，但这种存在在传播环节中的重要性还未得到完全证明，只有在实验室条件下，某些硬蜱和软蜱物种能够将 WNV 传播给动物。

WNV 在自然界中的传播循环通常为鸟—蚊—鸟，因此鸟类是 WNV 维持和传播的重要宿主。这些鸟类以野生鸟为主，同时也包含一些养殖禽类，主要有鸦科动物（例如乌鸦、渡鸦、喜鹊和松鸦）、鸸鹋科动物、鹦鹉科动物、鹅（唯一经常受到 WNV 感染的禽类）、雉科动物（红腹角雉、石鸡等）、鹭科动物（苍鹭、白鹭）、企鹅等。对于谱系 2 病毒，一种以其他鸟类为食的北方鹰隼特别易感。一些鸟类、哺乳动物和两栖动物能通过口腔分泌物和（或）粪便传播 WNV，已有直接水平传播的实验证据表明，几种物种（包括鹅、乌鸦、美国短吻鳄）能有效地将病毒传播给其他个体。但并非所有排泄 WNV 的动物都能有效传播病毒。食肉性鸟类、哺乳动物和爬行动物在食用感染动物后可能感染 WNV，也有研究提出了通过食物链传播 WNV 的可能性。在环境中，WNV 很快失活，其在鸟类粪便中的传染性在 24h 内大幅下降。一些研究提出了间接鸟对鸟传播的可能性，比如通过水体或甲壳类动物。例如，在犹他州大盐湖的一个鸻群体暴发中，发现感染的病毒可以从盐水中恢复，并在低温下保持活性长达 72h。短吻鳄在实验条件下可以被 WNV 感染，但它们并没有将病毒传播给鸟类或反之。如何在温带气候中的冬季保存 WNV 尚不确定，但可能的机制包括蚊的经卵传播、在宿主组织中的持久感染等。

大多数哺乳动物是 WNV 的终末宿主，即通常不会将 WNV 传播给蚊，其中马是 WNV 最重要的哺乳动物宿主，其他哺乳动物宿主还包括人、猕猴、海豹、狼、虎鲸、羊、猫、松鼠等（注意：极少数动物如松鼠感染和病毒载量较高，可能在特定情况下充当扩散或维持宿主）。对人类和其他哺乳动物而言，尽管 WNV 还可以通过血液输注、器官移植、母乳喂养和实验室获取等方式感染传播，但最常见的 WNV 感染方式仍然是蚊叮咬，偶尔通过接触破损皮肤或黏膜、吸入气溶胶等方式感染。当感染的蚊叮咬人类或其他动物时，WNV 通过蚊的唾液注入宿主皮肤中，此后 WNV 在多种人类细胞中复制，如中性粒细胞、巨噬细胞和角质形成细胞等，导致病毒血症。然而，哺乳动物体内的病毒载量通常不足以传染给另一只蚊，因此人类和其他哺乳动物通常被认为是 WNV 的“死胡同宿主”，即不会将病毒传播给蚊。虽然 WNV RNA 经常在患者尿液中发现，但从尿液中分离活病毒的尝试通常并不成功。

（三）流行季节特征与人群特征

前面提到，WNV的传播主要是通过鸟类和蚊之间的循环，并偶尔通过蚊传播给人类和其他哺乳动物，因此该病的流行季节特征主要受其媒介——蚊的活动周期影响。在温带地区，如美国和欧洲，WNV的传播活动主要集中在温暖的月份，通常从晚春持续到早秋，尤其在夏末到初秋期间达到高峰。这是因为这段时间内，蚊的活动最为频繁，鸟类作为WNV的自然宿主也有较高的病毒载量，这促使病毒通过蚊叮咬在鸟类和人类之间传播。在热带地区，如非洲部分地区，由于气候整年温暖，蚊几乎全年活跃，因此WNV的传播可能没有明显的季节性高峰，但仍可能受到雨季和干季的交替影响。雨季提供了更多的积水环境，有利于蚊繁殖，可能导致病毒传播活动的增加。此外，环境因素如城市化和气候变化也影响着WNV的季节性流行。城市化提供了更多的人造水体，如容器和排水沟，为蚊繁殖提供了条件。气候变暖可能导致蚊活动季节延长，进一步改变WNV的流行模式和季节性高峰。

在人群易感性方面，人类对该病毒普遍易感，但大多数WNV感染者不表现出症状，约20%的感染者会出现从轻微到严重的症状，严重症状通常表现为神经症状。尽管人对WNV的易感性没有显著的性别或年龄差异，但体弱者尤其是50岁以上人群和儿童仍然是该病的高危人群，在病死率方面，儿童和青少年低于老年人。

二、病原学特征

根据国际病毒分类委员会（International Committee on Taxonomy of Viruses，ICTV）的最新分类标准，WNV是一种单股、正链、不分节段的RNA病毒，属于黄病毒科（Flaviviridae）正黄病毒属（*Orthoflavivirus*），尼罗正黄病毒种（*Orthoflavivirus Nilense*），其通用名为WNV。正黄病毒属有许多重要的人兽共患病毒，如登革病毒（*Orthoflavivirus Denguei*，Dengue Virus，DENV）、日本乙型脑炎病毒（*Orthoflavivirus Japonicum*，Japanese Encephalitis B Virus，JEV）、寨卡病毒（*Orthoflavivirus Zikaense*，Zika Virus，ZIKV）、黄热病毒（*Orthoflavivirus Flavi*，Yellow Fever Virus，YFV）等。与WNV同属尼罗正黄病毒种的还有另一亚型病毒被称为昆津病毒（Kunjin Virus，KUNV），KUNV的抗原性、传播途径以及致病性均与WNV非常相似，但在地理上只分布于大洋洲，因此值得我国后续的监测与重视，谨防新型外来病毒的输入。

（一）西尼罗病毒基因组

WNV的颗粒呈球形，直径约为50nm，具有二十面体核心，外层包裹着脂质包膜。该病毒的基因组为约11kb的单股正链RNA基因组，编码一个开放阅读框，两端各有一个高度结构化的5′-和3′-非翻译区（untranslated region，UTR），以流行株WNV NY99为例，其3′端有631个核苷酸，而5′端有96个核苷酸。与其他黄病毒类似，WNV的基因组3′端具有I型帽子（m-7GpppAmp），其中A后面是高度保守的G核苷酸。病毒的3′端缺乏末端poly（A）尾，并以保守的二核苷酸CU终止。WNV病毒的UTR区域在病毒复制、转录、翻译和包装过程中至关重要。病毒的5′-UTR（约100nt）由两个保守的茎环结构——SLA和SLB组成，其中SLA通过与依赖于RNA的RNA聚合酶（RNA-dependent RNA polymerase，RdRP）结合充当病毒RNA合成的启动子；而SLB则介导长距离RNA-RNA相互作用，为RNA的有效复制所必需。WNV的3′-UTR区域比5′-UTR区域大得多（约700 nt），主要由富含AU的茎环SL-I结构组成，其后是高度保守的、分支的、形成假结的SL-Ⅱ，再其后是较短的名为RCS3的保守环结构。在功能上，WNV的3′UTR通常可与多种宿主蛋白以及病毒复制复合体结合并导致病毒基因组RNA的环化，主要包括刺激病毒RdRP在3′UTR负链开始合成，从而启动复制循环；以及与mRNA poly（A）尾相关的宿主蛋白结合，如与EF-1α或PABP相互作用，使5′UTR和3′UTR紧密结合，从而使病毒的帽子依赖性翻译得以顺利进行。最终 WNV 基因组 RNA 会被翻译成多聚蛋白，并被细胞和病毒蛋白酶裂解成三种结构蛋白（衣壳、包膜和前膜）和七种非结构蛋白（NS1、NS2A、NS2B、NS3、NS4A、NS4B 和 NS5）。

（二）西尼罗病毒的结构蛋白

WNV 的结构蛋白，主要包括衣壳（C）蛋白、包膜（E）蛋白、前膜/膜（prM/M）蛋白。其中 C 蛋白形成病毒的核衣壳并与 RNA 紧密结合，其 N 端和 C 端帮助病毒 RNA 折叠，是病毒粒子组装的基本组成部分。prM/M 是一种很小的糖基化蛋白，对于形成和释放 WNV 后代颗粒至关重要。具体而言，该蛋白在病毒成熟过程中起到“保护”作用，防止 E 蛋白过早活化，而在病毒逸出细胞前，prM 会被切割成 M 蛋白，也只有当 prM 被切割为 M 时，才能激活病毒的膜融合活动，这是 WNV 病毒成熟的关键步骤。E 蛋白是一种跨膜蛋白，其外域含有三个结构域，其中结构域Ⅱ包含一个内部融合环，结构域Ⅲ是一个类免疫球蛋白结构域。E 蛋白的结构域包含多个功能位点，特别是结构域Ⅲ，介导病毒与宿主细胞表面受体的结合，是病毒进入宿主细胞的主要介质，具有决定病毒能否成功侵入细胞的关键作用。此外，也有研究表明，WNV 的 E 蛋白包含特定的保守基序，这些基序对病毒粒子的分泌和组装至关重要。例如，YCYL 和 PXAP 基序在多种黄病毒中保守存在，对病毒生命周期的各个阶段，尤其是病毒的组装和释放过程中，起到了重要作用。因此，可以认为 E 蛋白可以与 prM 蛋白一起促进病毒颗粒的形成，并在病毒逸出过程中抑制早期融合。对这些结构蛋白的细节研究揭示了 WNV 高效复制和传播的原理，为开发针对这些关键蛋白的抗病毒策略提供了可能的靶点。

（三）西尼罗病毒的非结构蛋白

西尼罗病毒的包含 7 个非结构蛋白，从 N 端到 C 端依次为 NS1、NS2A、NS2B、NS3、NS4A、NS4B 和 NS5，每种蛋白都承担着特定的功能，对病毒的复制和病原性至关重要。NS1 蛋白是一种多功能糖蛋白，对于病毒复制、颗粒组装和宿主免疫逃避必不可少。NS1 以多种寡聚形式存在，首先翻译为单体，在内质网或高尔基体网络中发生糖基化后，迅速形成占主导地位的二聚体或进一步寡聚化形成六聚体。在黄病毒复制复合体中，NS1 与非结构蛋白（NS4A 和 NS4B）以及双链 RNA 共定位以支持病毒复制。六聚体 NS1 是一种分泌蛋白，它分泌到细胞外环境中负责调节宿主的免疫反应和血管通透性。

NS2A 和 NS2B 是小型跨膜蛋白，其中 NS2A 是一种大小约为 22 kDa 的疏水性跨膜蛋白，在病毒复制和组装中起重要作用，还能诱导宿主细胞死亡。据推测，NS2A 通过与 3′UTR 以及病毒体组装过程中的 C-prM-E 复合物以及 NS2B-NS3 复合物相互作用，最终和病毒 RNA 结合。NS2B 是一种完整的跨膜蛋白，可作为丝氨酸蛋白酶 NS3 的辅因子。NS2B 的跨膜区将 NS3 锚定在内质网膜上，形成活性 NS2B-NS3 蛋白酶复合物，用于底物识别和催化，帮助裂解病毒蛋白以促进 NS3 蛋白酶的裂解活性，并在宿主细胞的凋亡和神经性发病机制中发挥重要作用。

NS3 是 WNV 的第二大蛋白，分子量约为 70kDa，是一种多功能酶，也是 WNV 中已知功能最多的蛋白。NS3 具有蛋白水解活性（可裂解病毒蛋白前体）、核苷水解酶（NTPase）活性、解旋酶活性（可解开病毒双链 RNA 中间体以进行 RNA 复制）和 RNA 5′-RTPase 活性（可去磷酸化病毒 5′RNA 以进行加帽），可以与 NS2B 一起发挥蛋白质加工作用。

NS4A 和 NS4B 是小型的疏水蛋白，由 23 个氨基酸残基组成的 2K 肽段连接，这两种蛋白与感染宿主细胞的膜重排相关。其中 NS4A 是一种跨膜蛋白，在内质网膜重塑和复制复合物形成中起关键作用，尤其是能够调节 NS3 解旋酶活性。同样，跨膜 NS4B 肽也被包含在复制复合物内，与其他病毒蛋白（包括 NS1、NS2B 和 NS4A）相互作用，对于使病毒酶 NS3 和 NS5 与病毒 RNA 紧密接触至关重要。此外，NS4B 还能抑制干扰素信号传导，帮助病毒逃避宿主免疫应答。

NS5，约 100kDa，是 WNV 中最大且保守性最强的蛋白，具有 N 端甲基转移酶活性和 C 端 RdRP 活性。NS5 的甲基转移酶活性负责病毒基因组 5′端的帽化，模仿真核生物 mRNA，利用宿主蛋白合成组分进行病毒基因翻译。与其他 RNA 病毒类似，WNV NS5 RdRP 缺乏校对机制，因此病毒种群表现出可变的序列多样性，这可能有助于病毒对选择压力的响应。此外，NS5 还被认为通过抑制Ⅰ型干扰素反应，在病毒的病理过程中发挥重要作用。

（四）西尼罗病毒的灭活方法

WNV 可以被多种消毒剂被灭活，包括次氯酸钠、过氧化氢、戊二醛、甲醛、乙醇、1%碘溶液以及酚碘复合物。此外，紫外线照射和伽马射线照射也能使病毒失活。暴露在 56～60℃的温度下持续 30min 同样能有效地消灭病毒。

三、诊断与鉴别诊断

前面提到，WNV 具有极其广泛的宿主范围，在被 WNV 感染后，能产生临床症状的动物主要分为四类：人类、其他哺乳动物、鸟类和爬行动物。

（一）人类的临床症状

1. 人感染后的临床表现 WNV 在人类中的潜伏期通常为 2～14 天，大多数感染者（80%）没有临床症状，但血清中可查到抗体。20%～25%的人感染 WNV 后会发展出较为严重的症状，即 WNF，不到 1%的感染者会发展为西尼罗神经侵袭性疾病。人感染 WNV 后的总死亡率在 20 年前约为 0.1%，但近些年发病率和病死率显著升高，病死率可高至 29.3%。WNF 通常症状轻微，呈自限性，多见于健康成人，表现为类似流感的症状，包括发热、乏力、头痛、全身肌肉疼痛，伴有食欲不振、淋巴结肿大、恶心、腹泻、咽喉痛和结膜炎。部分患者可能出现非瘙痒性红疹，常分布在颈部、躯干或四肢。大多数感染者症状轻微，一周内自行恢复，但严重病例可能持续感到极度疲劳，死亡病例也比较罕见，大约 80%的死亡病例发生在 70 岁以上老年人，这通常是由基础健康问题导致的。西尼罗神经侵袭性疾病通常表现为脑膜炎、脑炎或急性弛缓性麻痹。其中脑膜炎是较轻的表现形式，表现为发热、头痛、颈部僵硬和畏光。脑炎症状可能包括意识障碍、定向障碍、共济失调、震颤、不自主运动、癫痫发作、帕金森样症状（僵硬、姿势不稳和运动迟缓）以及各种脑神经功能异常（面部无力、眩晕、恶心、呕吐等）。WNV 所引发的脑炎有时可能致命，康复的患者可能存在持续的神经功能障碍。急性弛缓性麻痹症状通常突然发作，病情迅速进展，通常在数小时内达到高峰，主要表现为不对称性肢体麻痹，可能影响一条或多条肢体，肌肉可能变黑。急性弛缓性麻痹还可能伴有背部肌肉疼痛、膀胱和肠功能障碍或呼吸困难，需要机械通气支持，在病情发展晚期，肌肉可能萎缩。有此症状的患者康复结果差异极大，一些患者可能在几周内完全康复，而另一些患者则可能持续瘫痪。当发生神经侵袭性症状时，危及生命的可能性增大，尤其是脑炎或急性弛缓性麻痹的病死率较高，而脑膜炎的病死率约为 1%。

此外，在 WNV 暴发过程中还有一些罕见综合征被报告，包括心肌炎、胰腺炎、睾丸炎、急性重型肝炎以及危及生命的出血综合征等，这些症状在非洲和北美洲的几例病例中观察到。眼部并发症也是常见的 WNV 感染症状，如脉络膜炎、虹膜炎、玻璃体炎和视神经炎也常见。一些本身患有脑炎的患者还会出现急性肾病，一些学者提出西尼罗神经侵袭性疾病与慢性肾病之间可能存在关联。

2. 临床诊断要点 由于感染 WNV 后绝大多数人不出现症状或仅出现发热等非特异性表现，所以临床诊断十分困难，需要结合流行病学史来综合判断，即调查是否去过 WNV 的主要流行地区，如非洲、北美洲、欧洲等，问询发病前 2 周内有无蚊虫叮咬史。其次需要注意临床特征，即有无发热尤其是同时有中枢神经系统受累的表现，如头痛、喷射样呕吐以及昏迷、抽搐、惊厥、脑膜刺激征阳性等。要根据临床症状区分轻症、重症和疑似病例，其中轻型感染（即 WNF）的临床表现为无症状或症状轻微，一般以发热突然伴有全身不适、厌食、恶心、呕吐、眼痛、头痛、肌肉痛、皮疹和淋巴结肿大为诊断特征；重症感染通常发展为中枢神经系统性感染，有神经症状，其中老年人是最重要的危险因素，多以发热，虚弱，胃肠道症状和意识障碍为主，严重者出现肌无力和麻痹症状；临床疑似病例需重点关注年龄超过 50 岁，当地有动物感染 WNV 或近期有 WNV 流行地区旅游史的人群，其临床诊断特征为夏秋季发生的不明原因的脑炎和脑膜炎病例（乙脑或肠道病毒的中枢感染在此年龄人群中少见，应考虑 WNV 等外来输入性黄病毒感染）。

（二）其他哺乳动物的症状

1. 马感染后的临床表现 马是 WNV 最主要的感染对象，与人类相似，许多马在感染后无症状，但有些马会出现症状，且这些症状常伴有食欲减退和抑郁。部分马可能出现发热，其中 10%～43%的受感染马还会出现神经症状，发热症状有时会在神经症状出现前就消退。马的神经症状包括共济失调、无力或瘫痪，影响一条或多条肢体，引起肌肉颤动。马的行为和情绪也可能发生变化，如昏睡、惊恐、过敏或间歇性高兴奋。在出现神经症状的马中，30%～45%的马最终死亡或因人道、经济等原因被安乐死。10%～20%的康复马有神经后遗症。

2. 感染后的临床表现 除马以外的其他哺乳动物偶尔也会出现散在临床病例，大多以神经症状为主要特征。虽然神经症状是许多哺乳动物感染 WNV 的首发症状，但在一些情况下，这些动物可能也会首先或同时出现发热、抑郁、食欲减退、呕吐、腹泻、眼鼻分泌物增多、呼吸困难等其他症状。在狗中，曾报告过的神经症状包括无法控制的翻滚、全身震颤、共济失调和间歇性发热；报告过的非神经系统症状包括结膜炎、多饮和多关节炎。在北极熊中曾经报告过急性截瘫症状。WNV 还能在实验性感染的羊中引起受孕绵羊流产、产下死胎或胎儿早亡。据统计，这些非马哺乳动物感染病例大部分都以死亡告终，但也有少数动物（如羊驼和海豹）在出现轻微的神经症状后康复。

3. 病理学特征 马的病变不常见，通常仅限于脊髓、脑干或中脑的局灶性变色和出血，脑膜的充血和出血有时也有报道，其他组织的明显病变不常见，偶尔有心肌炎的报告。中枢神经系统的组织病理学病变包括淋巴细胞或组织细胞性脑脊髓炎，周围血管有单核细胞增生，神经元退化，神经噬食和局灶性胶质增生。其他哺乳动物的病变与马类似。

（三）鸟类的临床症状

1. 鸟感染后的临床症状 多数鸟类感染 WNV 后无症状，但近年来发病率和病死率持续升高。有临床症状的感染鸟通常表现为非特异性症状，如厌食、体重减轻、嗜睡、羽毛蓬乱等，有时伴有神经症状（共济失调、瘫痪、定向障碍、震颤、眼球震颤、斜颈、角弓反张、视力受损、转圈、癫痫等）。在某些暴发性疫情中观察到雉科动物出现腹泻、协调障碍、口腔和鼻腔分泌物增多、呼吸困难等症状。突发死亡也曾在鸟类中被报道，如一些 6～8 周大的鹧鸪感染 WNV 后会突然死亡，部分鸟类在死前一天内出现神经症状。还有报道称，大角猫头鹰等大型猛禽在感染 WNV 后出现间歇性、轻微的临床迹象，持续 5 个月以上。

据统计，鸟类的死亡率受物种和年龄影响，如大艾草松鸡、乌鸦（病死率接近 90%，最高可达 100%）等物种感染后的死亡率特别高，雏鸟和幼鸟的死亡率也比成年鸟类高。实践中多数临床感染的鸟类因病情恶化而死亡或被处以安乐死。然而，后来的研究发现一些鸟类在接受支持性治疗后可以康复，但猛禽的完全康复时间长达 6 个月以上。一些康复后的鸟类会出现持续性、反复性神经缺陷、异常换羽和持续异常的羽毛状态。

2. 病理学特征 许多感染鸟类病例未观察到肉眼可见的病理变化，另外一些鸟类报告了多种宏观和显微镜下病变，通常是非特异性的。一些鸟可能表现出消瘦、脱水或其他体况不佳，而有些则保持良好的身体状况。最常见的内脏病变包括多器官出血、点状出血和充血。一些案例曾经报道过鸟类的肝脾肿大、心肝脾肾发白、猛禽的大脑萎缩和软化。组织病理学病变在许多器官中被检测到，最常见于中枢神经系统、心脏（心肌炎）、脾、肝脏、肾脏和眼睛。虽然病变类型各异，但脑炎、眼内炎和心肌炎的组合被认为是一些猛禽 WNF 的特征。

（四）爬行动物的临床症状

1. 爬行动物感染后的临床症状 大多数关于爬行动物的 WNV 感染临床病例报告都来自养殖的短吻鳄和鳄鱼，尤以幼年动物为主。WNV 能在鳄类动物中引起淋巴组织细胞增生性皮肤病变，这些病变有时伴有其他临床症状。这些被称为“像素”的病变表现为皮肤上 1～2mm 的透明小缺陷，在晒干后更为显眼，严重影响皮革的质量和价值。短吻鳄在感染 WNV 后还会表现出厌食、嗜睡和多种神经症状（震颤、共济失调、协调异常的游泳、搁浅、无法潜水、反应迟钝、头部倾斜、角弓反张等），这些动物通常会在出现症状的 24～48h 内死亡。尼罗鳄会因 WNV 感染出现腹泻、厌食和死亡症状。在某些蛇类中，突然死亡的情况也曾被报告，蛇被感染后还会表现出异常的攻击性和尾部不动直至虚弱和消瘦，但这可能直接由病毒引起，也可能是食欲不振的结果。在死亡率方面，美国一家饲养了 10 000 多只鳄鱼的养殖场曾暴发疫情，约有 250 只鳄鱼死亡，第二年在同一家养殖场又有 1000 多只鳄鱼死亡。

2. 病理学特征 鳄鱼感染会导致肝脏出现红至黄色斑点且略有增大，脾和心肌出现棕褐色至红色斑点，并观察到中等大小的脂肪体和少量清黄色液体留于体腔内。尼罗鳄的肺部在 WNV 感染后还会出现肺部充血、心包积液以及肠道和气管出血等病变。

（五）实验室诊断技术

从组织液、血清、脑脊液或其他体液、组织中分离出 WNV 活病毒，是诊断 WNV 感染的金标准。但对于人类、马等哺乳动物而言，临床发病后的病毒血症水平通常较低且持续时间短，活病毒的分离培养往往难以成功。因此实验室诊断哺乳动物受 WNV 感染情况主要依靠血清学诊断，一般是检测血清或脑脊髓液的 WNV 特异性抗体，其中检测血清中的 IgM 或 IgG 对于活动物诊断特别实用，一般情况下，WNV 特异性抗体增加 4 倍以上可确诊感染。此外，由于 IgM 不会经过血脑屏障，故也可以检测哺乳动物脑脊髓液中的 IgM，一旦 WNV 特异性 IgM 呈阳性也可确诊。检测特异性抗体时可以使用技术包括 ELISA、血凝抑制试验、病毒中和试验、空斑减少中和试验（plaque reduction neutralization test，PRNT）等，其中 PRNT 最为精确，可用于复检其他技术的可疑阳性结果。

对于鸟类，病毒滴度较哺乳动物高，因此可以在血液、各主要器官（心脏、肝脏等）、口腔拭子、泄殖腔拭子中检测到 WNV。检测 WNV 可以使用 RT-PCR 方法，也可采用活细胞接种或鸡胚接种方法分离纯化活病毒，分离纯化活病毒的方法也被用于验证以前未知易感物种是否感染 WNV（即科赫法则）。此外，也可以采用抗原捕获 ELISA 或免疫组织化学染色检测 WNV 抗原，但会出现假阳性和假阴性结果导致诊断偏差。爬行动物的 WNV 感染实验室诊断方法基本与鸟类相似。

四、防控技术

（一）监测技术

WNF 给人类健康和畜牧业生产带来了很大危害，国际的疫情形势也越发严峻，近 20 年 WNF 有两大流行趋势。一是流行区域不断扩张，发病率不断增加，在一些国家从以前的“间断性流行”转变为每年都发生；二是病死率明显升高，新毒株造成马、鸟类甚至人类的大量感染死亡，重症病例明显增多，且多以神经系统性侵染为主，其中脑炎、脑膜炎的比例明显增加。目前，疫情往往迅速且集中发展，而获取诊断报告又需要一段时间，因而单依靠人类病例监测数据来直接指导疫情防控远远不够。为了提供临床前的关键预警，需要建立多物种监测系统以监测人类、蚊、鸟类以及其他野生动物的 WNV 感染强度，并以此为基础测算人类感染 WNV 的风险指数。

1. 媒介监测 由于蚊类是 WNV 最重要的传播媒介，因此以蚊为中心的媒介监测是量化 WNV 传播及其人类溢出风险的主要工具。蚊媒监测能够实现四大目的：①收集蚊种群数量和掌握特定种群中的 WNV 感染率；②获得人类感染威胁程度指标，识别高风险地理区域；③为后续干预活动提供决策依据；④检验评估控制媒介昆虫对传染病控制的有效性。

通常而言，蚊媒监测分为三类，即幼虫水平监测、成虫水平监测和传播活动水平监测。其中幼虫水平监测是对多种水生栖息地进行采样以识别媒介蚊虫的来源并评估前期幼虫控制措施的效果。对于成年蚊，需要定期在固定站点采样，且选取的站点具有栖息地代表性，与幼虫水平类似，成虫水平监测也可以用来评估蚊虫控制措施的效果。传播活动水平监控则能够有效了解一个区域内蚊带毒率。在实际操作中，监测重点是捕获足够数量的成年雌蚊，以便于病毒的检测、分离和定量，有多种诱捕技术用于成蚊捕捉收集，主要包括光陷阱、孕陷阱、休息陷阱、宿主诱饵陷阱等。其中光陷阱装置配有电源、光源和风扇电机，通常还会使用干冰作为额外的引诱剂。但光陷阱收集法也有一些缺点，即：①该方法只收集未吸血未孕雌蚊，降低了检测到 WNV 及其他蚊媒病毒的可能性；②并非所有蚊种类都对光陷阱有吸引力，捕获的数量可能无法反映特定种类的种群大小；③对于白天活跃的蚊，应考虑其他捕捉方法。孕陷阱模仿某些蚊类产卵的静水环境，可采用各种诱引剂进行诱捕，如新鲜或干燥的草屑、兔饲料、牛粪、鱼油等，该装置特别适合城市使用，尤其是对淡色库蚊和致倦库蚊的收集十分有效。休息陷阱一般是指用机械抽吸器从天然休眠栖息地或人工休眠结构（如木制休眠箱、红箱、纤维罐或其他类似容器）中吸取蚊，该方法可以很好地反映媒介蚊虫种群结构和潜在的 WNV 感染率，因为可以收集到包含未吸血蚊、孕蚊、吸血的蚊在内的各种蚊，其缺点是蚊的休眠地点繁多，而且多数地方的休眠蚊密度较低，因此对休眠种群进行采样需要大量劳动力，通常很难获得足够的样本量。宿主诱饵陷阱是指使用活鸡或鸽子等作为诱饵宿主吸引特定种类的蚊，这些陷阱主要针对正在寻找宿主的蚊，因此主要收集未吸血的未孕雌蚊。

收集到蚊后需要进行标本处理并检测蚊体内的 WNV 病毒，原则上样品从采集到运送到实验室应尽可能冷链保存并避免反复冻融以减小对病毒的破坏。通常只有雌蚊被用于监测项目，常见的蚊媒监测指标包括媒介丰度、阳性池数量、阳性池百分比、感染率和媒介指数五类。其中媒介丰度是指采样期间某个区域内蚊的相对数量，是收集到的某种蚊的总数除以采样期间的诱捕夜数。阳性池数量是指在给定的监测地点和时间段内检测到的虫媒病毒阳性蚊池总数，该指标提供了虫媒病毒活动的证据。阳性池百分比是指将阳性池数除以所检测池的总数，以百分比表示，它提供了感染率的粗略估计，可用于比较不同时间和地点的虫媒病毒活动。感染率用来估计受感染蚊在种群中的流行程度，是衡量人类风险的良好指标，通常以最小感染率或最大似然估计表示。媒介指数用来估计某个区域内受感染蚊的数量，蚊的丰度、分布和感染率整合为一个单一指标，其计算方法是将每个陷阱每晚捕获的蚊数量乘以感染比例。总而言之，基于蚊的监测在 WNV 监测和应对中发挥着两个重要作用，第一是为主动蚊媒控制工作提供了可量化的阈值；第二是确定 WNV 传播的暴发阈值，即帮助人们决策确定何时应该采取积极措施来减少病毒扩散。

2. 鸟类监测　目前已知 WNV 可以感染超过 300 多种鸟类，因此在对 WNV 的预防中，可以捕获活鸟对 WNV 感染情况进行监测，这种被用来预报自然界 WNV 感染状况和人感染 WNV 的危险程度的鸟类称为哨兵鸟。尽管可使用各种鸟类作为哨兵，但实践中通常选择哨兵鸡，因其易于采血。一般在整个 WNV 传播季节持续监测，每个监测区设置一组 6～10 只鸡，每只鸡每周从翼静脉、颈静脉等处采血一次，血清学调查其中的 WNV 抗体水平。哨兵鸡不仅可以提供 WNV 传播的早期证据，还可以展现人类病例出现数周前的传播动态。需要注意的是，美国有一些州的专家在最近这些年认为，活鸟监测采样工作量过大且耗费过多资源，在基于 WNV 在美国逐渐变为地方流行病的现实下，可暂停活鸟监测而只进行媒介监测。

另外，还可以对区域内发现的死鸟进行 WNV 监测，尤其是对乌鸦科鸟类的死亡应特别关注。通过建立死亡鸟类报告系统，收集内容包括报告人的身份和回电号码、发现死鸟的时间、地点、种类以及死状等。调查人员接报后，应对未腐烂的鸟只带回实验室进行 WNV 病毒进行检测，检测对象包括带血肌肉、脑、心脏、肾脏等组织。死鸟报告系统提供了一个更为广阔的 WNV 监测网络，该网络涵盖了任何人迹所至区域，并用以估计人类感染风险。但该监测网络也存在一些缺点，如需要有公众参与的意愿，但公众意愿往往很难维持；监测是被动性的，只能作为补充数据用以填充风险模型；随着时间的推移，鸟类种群可能会对 WNV 免疫，从而削弱对 WNV 的监测效果。

3. 人群被动监测　应加强对进出境人员的健康监测，通过体温检测、健康申报等方式，一旦发现有发热、头痛、皮疹、淋巴结肿大等症状者，主管机构应及时采取措施，并到指定医疗机构做进一步诊断与治疗。在疑似患者的血液中筛查 WNV 病毒或抗体是确定是人类监测的最常见方式，对所有确定和推定阳性的人类病例都应迅速展开流行病学调查主要应收集的信息包括：①基本人口统计信息（年龄、性别、种族/民族、居住地）；②临床综合症状（无症状、发热、脑膜炎、脑炎、急性弛缓性麻痹等）；③发病日期和（或）抽血日期；④患者是否住院及其生存状态；⑤发病前 4 周的旅行史；⑥患者在发病前 4 周是否捐赠或接受捐赠器官；⑦患者在发病前 4 周是否捐血或输血；⑧患者在疾病发病时是否受孕；⑨如果患者是婴儿，发病前是否哺乳。其中如果存在患者于发病前 4 周内捐献了血液、组织或器官，应立即报告有关部门进行处置。同样，与这些血液或器官有过时空关联的任何感染也应及时报告，这将有利于对受 WNV 污染的生物制品进行甄别处理，同时对可能暴露的人员进行适当管理。WNV 的被动监测系统十分依赖临床医生对疾病的诊断及报告，因此其发病率常常被低估。事实上，一些研究认为神经侵袭性病例被认为是最准确的 WNV 人类活动指标，它与发病率密切相关，因此监测系统也可以在后续加入相关指标。当环境或人类监测数据表明可能暴发 WNV 疫情时，应加强人类病例的监测强度。

4. 其他哺乳动物监测　马对 WNV 很敏感，因此在地区缺乏各类其他监测计划的情况下，也可以利用马作为 WNV 的哨兵动物进行血清学监测，该监测计划一般由兽医部门或地方农业部门完成，其缺点是马中 WNV 疫苗的广泛使用易造成假阳性，从而降低了马作为哨兵动物的实用性。此外，一些其他类型的哺乳动物也会被纳入被动监测系统，如在某些地区，发现松鼠、骆驼科等动物的病例或死亡都会进行 WNV 检测。另外还有研究表明，对猫狗进行 WNV 的主动监测有助于预测人类感染 WNV 的可能性。

（二）防控措施

该病目前尚无特效药物治疗方法，且只有马用疫苗而无人用疫苗进行预防，其传染源和传播媒介都无法彻底控制消灭，因此防控难度较大。以下将概述总结一些针对 WNV 的现有防控手段。

1. 防蚊措施　针对 WNV 的防控，由于没有特效药和疫苗，因此有效的防蚊措施是预防感染的关键，主要包括以下三个方面：①控制传染源：通过监测计划识别蚊来源，采取一定手段清除蚊虫栖息地是控制蚊虫数量的基本方法，如定期倒掉花盆和容器中的积水，清理排水沟和积水区，以消除蚊虫的繁殖环境，必要时，可以使用各类杀虫剂来减少幼蚊的数量；②切断传播途径：在疫情高发区要增强个人保护措施，如户外活动时穿着长袖衣裤，使用驱蚊剂等，在家居环境中，安装纱窗、纱门、蚊帐可以有效阻止蚊虫进入室内；③保护易感人群：对 WNV 敏感的人群如老年人、儿童以及免疫缺陷者等应尽量避免在蚊虫活跃时段外出，或采取额外的防护措施，提醒居民在疫情暴发期间增强个人防护意识，涂抹蚊虫驱避剂，并穿浅色长衣长裤以便发现和驱逐蚊虫。

2. 口岸检疫　应当加强对各边境口岸人员以及动物的检疫工作，对于来自 WNV 疫情流行区的旅客，若发现头痛、发热、皮疹或脑炎等症状，应立即进行隔离和检查。禁止从疫区进口容易感染的动物如鸟类和马，除非能提供相关疾病检疫证明。对于入境航班，尤其是来自疫区的航班，必须在起飞前进行严格的防蚊措施和彻底的消毒工作，特别是在集装箱和行李舱等关键区域，防止携带 WNV 的蚊虫入境。国际船只在离开疫区国及抵达我国前，也需进行检查，确保驱逐所有停留的鸟类并进行消毒处理。

3. 接种其他各类黄病毒疫苗　虽然目前没有证据表明其他各类黄病毒疫苗如乙脑疫苗、登革病毒疫苗等能够帮助人类预防 WNV，但由于同属黄病毒且亲缘关系较近，存在有限程度的交叉保护效果，在缺少正式的人用 WNV 疫苗的情况下，可以推广相关黄病毒疫苗的接种工作，尤其是在新疆、青海、西藏这三个尚未将乙脑疫苗纳入常规接种计划的地区，应特别加强疫苗接种的普及和教育，提高公众的防病意识。

4. 加强疫情监测体系的建设　建议基于前述的各种检测技术，在全国范围内开展严密的疫情监测，全面掌握 WNF 在我国的流行状况和传播动态。鉴于该病通常先在动物中出现后才在人群中暴发，建立完善的动物健康监测系统尤为重要，尤其是在候鸟迁徙路径上的高风险区域。对非正常死亡的鸟类或表现出神经症状的马应进行主动监测。在夏秋季节，特别是在新疆、青海、西藏等关键省区及边境地区，应对媒介蚊虫、鸟类和马的 WNV 携带情况进行调查，以实现对相关数据的实时掌握。此外，在该监测系统建设时，应纳入人群、家养与野生动物、媒介昆虫和气候变化等多方面信息，并利用互联网和大数据资源，建立一个高效的早期预警系统，以最大程度减少病毒的传播和影响。

5. 推动部门协作与国际合作 对于 WNV 这类人兽共患病，必须加强不同部门间的协作，尤其对卫生健康、农业农村、海关、林业等部门，应通过资源整合和信息共享来强化合作机制，如推动通用诊断技术的研究及其应用，共享药物、疫苗以及现场快速检测技术等研究成果，必要时还可以组织联合执法工作组以应对可能的疫情暴发。

作为一种重要的输入性传染病，还应加强国际合作，主要是密切关注国际上的人类和动物感染 WNV 情况，分析和评估疾病传入的风险与危害，及时进行预警和应急响应。建立与 WNV 国际参考实验室的长期合作关系，共同推动外来病的研究和相关医疗产品的研发，以提高我国对以 WNF 为代表的外来传染病的防控能力。

（徐博捷）

第 8 节　发热伴血小板减少综合征

2009 年以来，中国部分地区相继发现并报道了以发热伴血小板减少为主要表现的感染性疾病的病例，其中少数重症患者因多器官功能衰竭而死亡，在救治无效的部分死亡病例中发现病原体为人嗜粒细胞无形体病，但大多数病例不能检测到人嗜粒细胞无形体的核酸和特异性抗体。2011 年 3 月，在河南、湖北等 6 省发热伴血小板减少综合征大部分病例标本中存在一种属于布尼亚病毒科的新病毒，初步认定这些发热伴血小板减少综合征病例与检测发现的该新病毒感染有关，并确定为布尼亚病毒科白蛉病毒属的一种新病毒，命名为发热伴血小板减少综合征病毒（severe fever with thrombocytopenia syndrome virus，SFTSV）。2019 年被国际病毒分类委员会更名为大别班达病毒（Dabie bandavirus，BDV），属白蛉纤细病毒科（Phenuiviridae）班达病毒属（*Bandavirus Genus*）。截至 2023 年发热伴血小板减少综合征（severe fever with thrombocytopenia syndrome，SFTS）波及地区不断扩大，每年报告病例数呈不断上升趋势。

一、发现与流行特征

（一）发热伴血小板减少综合征的发现

SFTSV 是一种新的病毒，2010 年 3 月由中国科学家首次发现并正式命名，全称为“发热伴血小板减少综合征病毒”。SFTS 病毒的发现，是继 SARS 病毒发现以来全球在病原学研究领域中的又一个重大突破，得到了国际科学界的重视和认同，表明中国病原学及新发传染病的研究达到一个更高水平。从 2007 年开始，河南、安徽、山东等地相继出现疑似无形体病病例，患者出现发热，体内血小板减少、出血症状，少数患者出现因多器官功能衰竭而死亡的情况。2009 年中国疾病预防控制中心经过多方探索，率先从患者血液中分离出一种新的白蛉病毒属病毒，属布尼亚病毒科。

2010 年 3 月，中国疾病预防控制中心从 241 名 SFTSV 感染者中的 171 人身上发现了病毒抗体。通过这些样本，分离出布尼亚病毒的 11 个毒株，经过研究确定，这些病例的元凶是“新布尼亚病毒”。2010 年 5 月，中国疾病预防控制中心将该类病例定义为“发热伴血小板减少综合征”，并开展了病例的主动发现、搜索等监测工作。同时，中国疾病预防控制中心检测了 600 余份患者或健康人的血清，用大量病例证明了新布尼亚病毒和发热伴血小板减少综合征的因果关系。

（二）流行特征

SFTS 发病和流行是病毒、宿主动物、蜱媒生物和个人之间的相互作用的结果，受病例所在地区温度、湿度和降水等气候条件、生态环境、宿主动物种群动态、经济社会发展，以及人群生产生活行为等因素影响。蜱数量增长以及与人接触机会增加可导致传播风险增加。

1. 地理分布 2010 年以来，我国 SFTS 波及地区不断扩大，每年报告病例数呈不断上升趋势。截至 2023 年，中国有 27 个省、自治区及直辖市报告 SFTS 病例，绝大部分病例发生在山东、河南、安徽、湖北、辽宁、浙江和江苏这 7 个省份。病例主要分布在山区和丘陵地带的农村，呈高度散发，具有一定区域聚集性。

韩国、日本、越南、泰国、缅甸等国家有病例报告，日本、韩国均于 2013 年首次报告本地病例。截至 2023 年 10 月，日本的长崎县、鹿儿岛县、山口县及宫崎县等 30 个府县共报告 930 例病例（死亡 103 例，病死率 11.1%），绝大多数病例为 40 岁以上病例（占总病例数的 97.4%），病例多发生于 4～10 月；韩国全国共报告 1885 例病例（死亡 354 例，病死率为 18.8%），主要分布于济州、江原道、庆尚北道、忠清南道等地，病例多发生在 5～10 月。

2. 发病季节 本病多发于春、夏季，各地流行季节及季节高峰有所差异。我国一般每年 3 月份报告病例数开始逐渐增多，5～7 月达发病高峰，之后发病数逐步下降，部分地区可在 9～10 月份再次出现小的发病高峰。

3. 人群分布 SFTS 病例主要集中在 50～74 岁；韩国年龄大于 50 岁的 SFTS 病例约占 80%，日本 50 岁以上的 SFTS 病例约占 96%。该病发现初期病死率较高，达到 12%，部分地区甚至高达 30%。死亡病例以中老年人为主，随着年龄升高，病死率呈上升趋势，40～44 岁年龄组的病死率为 3.7%，80 岁年龄组的病死率为 13.5%。

4. 传染源

（1）蜱：携带病毒的蜱为重要传染源。已知有多种蜱可感染和携带 SFTS 病毒。长角血蜱为主要储存宿主和传播媒介，病毒可经卵垂直传播和跨期传播，曾在蜱的卵、幼虫、若虫和成虫等不同发育阶段检出病毒。长角血蜱具有孤雌生殖的特性，易于造成种群及其所携带病原较大范围播散。

（2）患者：人感染 SFTS 病毒后可产生较高水平病毒血症，急性期患者血液、血性分泌物、排泄物及其污染物中均可检出病毒。少数患者病毒血症持续时间长，整个病程中持续存在，尤其是部分重症和死亡病例，在病程后期血液中病毒含量高，传染性强。无防护接触患者（死者）血液、血性分泌物、排泄物及其污染物可造成感染。国内外均有 SFTS 患者引发院内感染以及因死亡病例不安全葬礼引发聚集性疫情的报道。

（3）动物：感染病毒的动物可为传染源，动物储存宿主尚不明确。牛、羊等家养动物和啮齿类动物、刺猬等野生动物均可感染病毒，大多数动物感染后，病毒血症水平低，持续时间短，多无明显疾病症状。有报道显示，猫、犬、骆驼、貂等动物感染后可出现明显症状甚至死亡，病毒血症期可达 5～10 天，在 SFTS 病毒感染猫的血清、咽拭子和唾液中可检出高水平 SFTS 病毒 RNA。接触患病或死亡动物及其污染物可造成病毒传播。

5. 传播途径 SFTS 主要经携带病毒的蜱叮咬传播，以长角血蜱为主。除长角血蜱外，曾从褐黄血蜱、龟形花蜱、豪猪血蜱、台湾血蜱、巨棘血蜱等蜱中分离到病毒，从嗜群血蜱、血红扇头蜱、微小牛蜱、微小扇头蜱、草原革蜱、亚洲璃眼蜱、日本硬蜱等蜱中检出病毒 RNA。人与人之间可通过接触患者或因本病死亡患者血液、血性分泌物、排泄物及其污染物等而传播。特定条件下，血液或血性分泌物、排泄物及其污染物可因喷溅、溢洒或干燥后搅动等原因形成气溶胶，通过口鼻腔黏膜或沾染皮肤破损处而传播。另外，有通过接触发病或死亡的猫、犬、骆驼等动物而感染的报道。

6. 易感人群 人群普遍易感。感染后可获得免疫力，血液中特异性抗体可持续数年。在本病流行地区，在丘陵、山地及林地等区域生活的居民、从事户外生产活动的人群及旅游者感染风险较高。患者的医护、陪伴和探视人员，以及死亡患者殓殡人员如未进行规范防护，具有较高的感染风险。人群对 SFTS 病毒普遍易感。我国湖北、江苏、浙江等省多个地区对普通人群中 SFTS 病毒抗体的携带情况做了调查，显示不同地区人群中 SFTS-IgG 抗体阳性率有显著差异。有研究证明病例家属样本的 SFTS 病毒抗体阳性率高于同村有病例的人群样本的 SFTS 病毒抗体阳性率，同村有病例的人群样本的 SFTS 病毒抗体阳性率又高于同村无病例的人群样本的 SFTS 病毒抗体阳性率。由于接触 SFTS 病例血液或体液能够起有限的人与人传播，所以患者家属、邻居或医务人员被感染的概率较大，而且也有研究提示 SFTS 病毒对人的感染可能具有遗传易感性。

二、病原学特征

布尼亚病毒不仅家族庞大，而且还不断变异或演化出新的变种。这是因为这类病毒属于 RNA 病毒，其本身在复制时就容易发生变异。更重要的是，这类病毒在昆虫中广泛传播，不同种的病毒可同时在昆虫体内一起复制，并在复制过程中发生相互的基因重组，不停地生成新的病毒成员。1966 年巴基斯坦就发现了一种与克里米亚-刚果出血热病毒相似的变种。在 1969～1985 年，美国加利福尼亚许多患者得了脑炎，后来从当地蚊体内分离出了 8 种新的布尼亚病毒株。这次从河南蜱虫叮咬后发病的患者体内分离到的布尼亚病毒，也是一种新的病毒类型。

SFTS 病毒属于白蛉纤细病毒科班达病毒属，病毒颗粒呈球形，直径 80～100nm，表面为脂质双层包膜，有由糖蛋白形成的棘突。基因组包含三个单股负链 RNA 片段（L、M 和 S），L 片段全长为 6368 个核苷酸，包含单一读码框架编码 RdRP；M 片段全长为 3378 个核苷酸，含有单一的读码框架，编码 1073 个氨基酸的糖蛋白前体；S 片段的基因组能够以双向的方式编码病毒核蛋白和非结构蛋白。基因序列具有丰富多样性，基于遗传进化分析可分为 6 个基因型（A～F），各基因型病毒地理分布呈现一定区域聚集性。尚未发现各基因型病毒传播力和致病力存在显著性差异。

SFTS 病毒对热敏感，60℃ 30min 可灭活病毒。4℃时，病毒感染性在 1 周内可保持稳定；25℃时，物体表面的病毒在 6h 内仍具有感染性；SFTS 病毒对脂质溶剂或去污剂敏感，对强酸、碱、戊二醛、含氯消毒剂和紫外线等敏感。

（一）病毒分离与鉴定

可以将患者的白细胞接种到多种细胞系（L929、VeroE6、Vero 及 DH82），仅 DH82 细胞系表现出明显的细胞毒改变。被感染的 DH82 细胞在光镜下由球形变成长球形，细胞质内也出现了颗粒成分。从透视电镜下可见感染 DH82 病毒粒子形态为球形，直径为 80～100nm，主要分布在细胞内微粒体（推测为高尔基体）中，表面有棘突等，具有布尼亚病毒的形态学特征，确定为 SFTS 病毒。目前在患者血清样本中分离到的 11 株病毒，其核苷酸序列片段同源性达 96%。

对分离的病毒做了全基因序列测定和同源性比较。基因组含 3 个单股负链 RNA 片段：①L 片段全长为 6368 个核苷酸，包括 2084 个氨基酸的开放读码框；②M 片段全长为 3378 个核苷酸，包括 1073 个氨基酸的糖蛋白前体（Gn 与 Gc）；③S 片段有 1744 个核苷酸，是一个双义 RNA（单链 RNA），以两个方向相反的读码框分别编码核（N）蛋白和非结构（NS）蛋白，在对立构象上被 62bp 基因中间区分开。同时还发现该病毒 3 个基因组末端互补序列与白蛉病毒属其他成员有高度相似的特征。将该病毒（DBM、HN6、HB29）部分或全部基因做种系进化树与其他 5 个布尼亚病毒属（正布尼亚病毒属、汉坦病毒属、内罗病毒属、白蛉病毒属和番茄斑萎病毒属）比较，又从 RdRP、糖蛋白（GP）、结构蛋白（NP）及非结构蛋白（NS）等 4 个方面将其与白蛉病毒属进行了种系比较分析，发现 RdRP 及 GP 与白蛉病毒属中的吴孔尼米病毒有很高的相似性，其 NP 与裂谷热病毒只有 41.4%相似性，而由 S 片段编码的 NS 蛋白与其他白蛉病毒属的相似性很低（仅 1.0%～11.2%）。最终确定 SFTS 布尼亚病毒属于布尼亚病毒科白蛉病毒属。

目前已选用新病毒 S、M、L 基因片段的高度保守区设计特异引物及探针，通过 RT-PCR 法对急性期（发病 2 周内）患者的血液样本做病毒核酸定性或定量检测，并将正在研究纯化的 SFTS 病毒核蛋白作为检测抗原，用 ELISA 法检测患者血清或血浆中 IgM 及 IgG 抗体，初步发现 IgM 抗体持续时间较长（1 年以上）。

SFTS 病毒，属于布尼亚病毒目、蛉纤细病毒科、班达病毒属。国际公认布尼亚病毒目白蛉病毒科有 2 个组：①白蛉热病毒组，共有 68 个血清型，其中对人类致病的只有阿伦库病毒、坝迪鲁病毒、托洛角病毒、裂谷热病毒、那不勒斯病毒、托斯卡纳病毒、西西里病毒及查格雷斯病毒 8 个血清型，上述这些病毒传播媒介为白蛉或蚊；②吴孔尼米病毒组，1959 年在芬兰从蜱中分离出，可使海鸟致病，未发现对人有致病性。目前新发现的 SFTS 病毒从其 RdRP 及 GP 等都与吴孔尼米病毒有很高的相似性，也同样可以从蜱体中分离出病毒（蜱是传播媒介），但是它对人类有较强的致病性。因此，有研究人员建议新发现的 SFTS 病毒另立一组，即白蛉病毒属的第 3 组病毒。

（二）发病机制

SFTS 病毒直接作用于人体多种细胞引起组织、器官损伤。病毒攻击人体的淋巴结，引起淋巴结肿大及坏死性淋巴结炎。在淋巴结、脾脏快速复制后进入体循环，形成病毒血症，同时攻击多组织脏器。SFTS 病毒感染机体后导致免疫功能失调，严重者可诱发细胞因子风暴、内皮损伤，患者可因出血或多器官功能障碍综合征死亡。

1. 细胞因子风暴　已知细胞因子风暴介导的免疫激活和对身体器官的损害是 SFTS 最关键的致病机制之一。有研究表明，与健康受试者比较，SFTS 患者白介素 6（interleukin-6，IL-6）、白介素 10（interleukin-10，IL-10）、白介素 8（interleukin-8，IL-8）、白介素 15（interleukin-15，IL-15）、白细胞介素-1 受体拮抗剂（interleukin-1 receptor antagonist，IL-1RA）、肿瘤坏死因子 α（tumor necrosis factor α，TNF-α）、γ 干扰素（inter feron-γ，IFN-γ）、γ 干扰素诱导蛋白-10（IFNγ-inducible protein-10，IP-10）、巨噬细胞炎症蛋白-1α（macrophage inflammatory protein-1α，MIP-1α）、热激蛋白 70（heat shock protein 70，HSP70）、粒细胞集落刺激因子（granulocyte colony-stimulating factor，G-CSF）均显著升高。此外，还发现 TNF-α、C-C 基序趋化因子配体 20（C-C motif chemokine ligand 20，CCL20）和 C-X3-C 基序趋化因子配体 1（C-X3-C motif chemokine ligand 1，CX3CL1）水平与 SFTS 死亡率高度相关，并且 IL-6、IP-10、IFN-γ、HSP70 和 TNF-α 水平与 SFTS 患者的病毒载量和疾病严重程度呈正相关。与健康对照组相比，另一些细胞因子和趋化因子被发现受到下调，如组织多肽抗原、血小板源性生长因子-BB、转化生长因子-β（transforming growth factor-β，TGF-β）和 C-C 趋化因子配体 5（C-C chemokine ligand 5，CCL5）的调节剂。其中 CCL5 被发现与病毒载量呈负相关。

2. 天然免疫　是机体抵抗病原微生物感染的第一道防线，同时也是激活获得性免疫的必要条件，对机体抵御外界微生物感染至关重要。当外界病原微生物入侵机体时，天然免疫细胞通过其表面的模式识别受体（pattern recognition receptor，PRR）识别病原体相关分子模式（pathogen-associated molecular pattern，PAMP），引发信号级联反应，最终促进Ⅰ型干扰素和促炎细胞因子表达上调，启动细胞自主防御机制。研究发现，在 SFTS 病毒感染细胞的识别过程中，视黄酸诱导基因Ⅰ样受体（retinoic acid-inducible gene Ⅰ-like receptor，RLR）是一种检测病毒入侵的 DExD/H 盒解旋酶 DExD/H-box helicase）。RLR 识别细胞质病毒 RNA 并触发抗病毒反应，从而产生Ⅰ型 IFN 和炎性细胞因子。此外，一种新型病毒 RNA 传感器-核基质蛋白支架附着因子 A（scaffold attachment factor A，SAFA）也被发现可以被 SFTS 病毒 NP 募集至细胞质进而识别 SFTSV RNA，来介导细胞质内的抗病毒和炎症应答。然而，SFTSV NSP 可以通过将 STAT1 和 STAT2 隔离至核内体中从而抑制 STAT2 的磷酸化和核易位来抑制 IFN 信号传导和 IFN 刺激基因（IFN-stimulate dgene，ISG）的表达。另一项研究表明，SFTSV NSP 蛋白可以通过抑制 STAT1 磷酸化和活化来抑制Ⅰ型和Ⅲ型 IFN 信号传导。因此，SFTSV NSP 蛋白可能是病毒逃避宿主天然免疫反应的关键因素。单核细胞是天然免疫细胞的重要成员。研究发现，单核细胞可能是 SFTS 病毒感染的主要靶细胞之一，SFTSV 病毒感染单核细胞后会导致炎症介质和 TNF-α 和 IL-6 的释放，从而造成全身性炎症和组织损伤，同时 SFTS 病毒的感染可能也会导致单核细胞的增殖和分化能力的改变，因此急性 SFTS 患者单核细胞数量减少和功能障碍与疾病的严重程度有关。

自然杀伤（natural killer，NK）细胞是天然免疫系统的效应细胞。研究发现 SFTS 患者的 NK 细胞数量在急性期减少，随后迅速恢复到正常水平。最近的一项研究发现在 SFTS 病毒感染的早期阶段，CD56dimCD16+NK 细胞的频率显著降低，且与疾病的严重程度呈负相关。但 CD56dimCD16+NK 细胞的功能呈激活状态，可能在发病早期参与抵御 SFTS 病毒感染。γδT 细胞也是天然免疫的关键组成部分，可分为 3 个亚群：Vδ1、Vδ2 以及 Vδ3。研究发现 Vδ2 亚群的数量与 SFTS 疾病严重程度呈负相关，重症 SFTS 患者中 Vδ2 细胞亚群耗竭的机制可能与活化诱导的细胞死亡有关。树突状细胞（dendritic cell，DC）是天然和获得性免疫反应之间的桥梁，根据分化来源不同分为髓样 DC（myeloid dendritic cell，mDC）和浆细胞样 DC（plasmacytoid dendritic cell，pDC）。研究发现 mDC 数量的减少与疾病的严重程度呈正相关。死亡患者 mDC 上 Toll 样受体 3（Toll-like receptor 3，TLR3）表达在急性期下调，而存活患者 mDC 上 TLR3 的表达显著上调。提示 mDC 的有效分化及其细胞上 TLR3 的表达，在 SFTS 患者的抗病毒免疫反应中起着关键作用。

3. 机体的获得性免疫 T 淋巴细胞在抗原特异性免疫反应中发挥主要作用。在 SFTS 患者和动物模型中的研究发现，$CD4^+$和 $CD8^+$T 淋巴细胞均在 SFTS 中发挥重要作用。研究发现 SFTS 患者外周血中的 $CD3^+$和 $CD4^+$T 淋巴细胞数量显著下降。T 淋巴细胞中细胞凋亡指标（膜联蛋白和 CD95）、增殖和激活标志物（Ki-67、HLA-DR 和 CD25）、IFN-γ 和颗粒酶 B 的表达均显著增加。最近的研究发现 SFTS 病毒感染猕猴出现类似人类 SFTS 的轻微临床症状，效应记忆性 $CD8^+$T 淋巴细胞数量下降但活化增加，而效应记忆性 $CD4^+$T 淋巴细胞的数量和活化均显著增加。另一项研究也发现 $CD8^+$T 淋巴细胞在 SFTS 病毒感染中快速激活，且主要由 $CD14^+CD16^+$中间单核细胞通过 CXCL10 募集。此外 $CD4^+$和 $CD8^+$T 淋巴细胞的数量下降也被发现与侵袭性肺毛霉菌病的发生密切相关。代谢组学研究发现 SFTS 病例中存在精氨酸缺乏，提示一氧化氮合酶和精氨酸酶介导的精氨酸代谢可能与 SFTS 病毒感染及其致病性有关。此外该研究还发现精氨酸的缺乏与骨髓来源的抑制性细胞（myeloid-derived suppressor cell，MDSC）的扩增有关，而这可能与 SFTS 病毒特异性 T 淋巴细胞功能受损有关。B 淋巴细胞在对抗病毒感染的体液免疫中起着不可或缺的作用。许多研究报告称，与健康受试者比较，SFTS 患者 B 细胞水平明显升高，并与该病的严重程度呈正相关。多项报道均发现 SFTS 患者起病 4～8 天后所有患者外周血均可发现非典型淋巴细胞，这些细胞在形态和细胞表面标志均与浆细胞相似。体外研究发现，SFTS 病毒感染外周血单核细胞后能诱导非典型淋巴细胞的繁殖，这些短暂出现的非典型淋巴细胞与在 SFTS 病例的外周血和尸检组织中观察到的浆母细胞谱系的 B 淋巴细胞具有相同的形态学和免疫表型特征，由 SFTS 病毒感染的 B 淋巴细胞分泌的因子诱导产生。此外研究发现死亡 SFTS 患者缺乏针对 NP 和 Gn 的特异性 IgG，这可能是因为 B 淋巴细胞在成熟过程中抗体类别转换失败所致。有学者发现，SFTS 死亡患者非淋巴组织存在明显的单核炎症细胞浸润，且浸润到这些器官中的 IgGB 细胞对 SFTS 病毒高度敏感。因此，IgG 类型转换的 B 淋巴细胞可能是致命性 SFTS 中病毒感染的主要靶标。上述研究提示 SFTS 病毒/B 淋巴细胞轴可能在 SFTS 患者的发病机制中起着关键作用。

（三）病理改变

SFTS 病理损伤广泛，主要表现为心肌细胞结构紊乱伴空泡变性，肺泡出血及间质纤维增生，肝脏汇管区增大、肝窦充血、嗜酸性变，脾脏明显充血、局灶性出血及缺血性损伤，肾小管弥漫性扩张伴肾小管上皮细胞肿大，桥脑局灶性神经元细胞变性，骨髓造血功能减低，可见巨噬细胞增多。

三、诊断与鉴别诊断

潜伏期可能为 1～2 周，在人-人传播病例中，潜伏期多在 6～9 天。

（一）临床表现

1. 初期　也称发热期。起病急，发热，体温38～40℃，伴乏力、食欲不振、恶心、呕吐等，部分病例有肌肉酸痛、腹泻，少数有神志淡漠。体格检查常有单侧腹股沟或颈部、腋窝等浅表淋巴结肿大伴触痛，较大者局部红、肿、热、痛明显。

2. 极期　也称多器官功能损害期。可与发热期重叠，持续高热，可呈稽留热，极度乏力、消化道症状明显加重。部分病例可出现下颌、四肢等不自主抖动伴肌张力增高。重症病例可出现皮肤瘀斑、消化道出血、肺出血、烦躁不安、谵妄，甚至抽搐、昏迷，可因循环衰竭、呼吸衰竭、出血等死亡。

3. 恢复期　体温正常，症状逐渐缓解，2周左右可恢复，有并发症者病程可延长。

以上三期可有重叠，轻型病例无极期表现。

（二）临床分型

1. 轻型　多见于儿童和青壮年，体温38.0℃以下，可有轻度乏力、周身不适及消化道症状，白细胞和血小板计数轻度降低，病情呈自限性，多在1周内恢复，易被忽视、漏诊及误诊。

2. 中型　多见于中老年，体温38～39℃，全身不适及肌肉酸痛明显，可有明显纳差、恶心、呕吐、腹泻等消化道症状，无神经系统症状及腔道出血。

3. 重型　多见于老年、有基础疾病或病后未及时就诊者，体温39～40℃甚至40℃以上，极度乏力，食欲不振，表情淡漠，精神萎靡，皮肤瘀斑，可出现下颌、四肢等部位不自主抖动，伴肌张力增高，嗜睡、神志恍惚或昏睡等神经系统症状，可合并肺部感染，消化道、肺、子宫等部位出血。

4. 危重型　该型预后凶险，病死率极高。在重型基础上出现以下情况之一者：

（1）昏迷、谵妄或反复抽搐等明显神经系统症状。

（2）休克。

（3）合并其他器官功能衰竭需重症医学病房（ICU）监护治疗。

（三）实验室检查

1. 一般检查　发病早期外周血白细胞轻度降低，血小板、丙氨酸氨基转移酶（ALT）、天冬氨酸氨基转移酶（AST）、乳酸脱氢酶（LDH）、肌酸激酶（CK）可轻度异常。通常外周血白细胞下降先于血小板减少。随着病情进展至极期，外周血白细胞、血小板进行性降低，AST、LDH、CK进行性升高（可超出正常值10倍以上）。重型、危重型病例铁蛋白、D-二聚体、C反应蛋白（CRP）、淀粉酶、脂肪酶、炎症因子如白介素-6（IL-6）等均可显著升高。

2. 病原学和血清学检查

（1）核酸检测：血液、呼吸道、尿液或粪便标本中SFTS病毒核酸检测阳性。

（2）病毒培养：从血液、呼吸道、尿液和粪便标本等培养分离到SFTS病毒。

（3）血清学检测：SFTS病毒IgM阳性；IgG阳转或恢复期较急性期滴度呈4倍及以上升高。

（四）诊断

根据流行病学史、临床表现、实验室检查等综合分析，做出诊断。

1. 疑似病例　具有下述流行病学史之一，且符合临床表现者。

（1）流行季节在丘陵、林区、山地等地工作、生活或旅游史。

（2）发病前2周内有被蜱叮咬史。

（3）与感染的动物或确诊病例接触史。

2. 临床诊断病例　疑似病例，具有以下任一项者：

（1）SFTSV-IgM阳性。

（2）出现多器官功能损伤表现。

3. 确诊病例　疑似病例或临床诊断病例，具有以下任一项者：

（1）SFTSV 核酸阳性。

（2）临床标本中培养分离到 SFTS 病毒。

（3）SFTSV-IgG 阳转或恢复期较急性期滴度呈 4 倍及以上升高。

（五）鉴别诊断

1. 与其他蜱传疾病相鉴别　如人嗜粒细胞无形体病、人埃立克体病、斑点热、黄病毒感染、莱姆病、野兔热、巴贝斯虫病等。相应病原体特异性抗体或核酸检测阳性有助于诊断。

2. 与其他病毒性出血热类疾病相鉴别　如肾综合征出血热、克里米亚-刚果出血热、登革热/重症登革热等。相应病原体特异性抗体或核酸检测阳性有助于诊断。

3. 与导致血小板和白细胞下降的感染性疾病相鉴别　如败血症、伤寒、恙虫病（又称丛林斑疹伤寒）、流行性斑疹伤寒（又称虱传斑疹伤寒）、地方性斑疹伤寒（又称鼠型斑疹伤寒）、黑热病、EB 病毒感染等。相应病原体分类培养、特异性抗体或核酸检测阳性有助于诊断。

4. 与导致白细胞或血小板减少的血液系统疾病或结缔组织病等相鉴别　如淋巴瘤、噬血细胞综合征、系统性红斑狼疮等。骨髓穿刺或活检、淋巴结活检病理检查或自身免疫相关抗体检测有助于诊断。

（六）治疗及预后

本病尚无特异性治疗方法，主要是对症支持治疗和针对并发症的治疗。

1. 病原学治疗　单克隆抗体作为一种新型治疗方法，被认为有希望用于 SFTS 的治疗。但目前对该药物的研究仅在体外动物和细胞实验中开展，若想在临床应用，可能还需要很长一段时间。

2. 对症支持治疗　①对高热者可物理降温，必要时使用药物退热。目前尚无证据证明糖皮质激素对新型布尼亚病毒病的治疗效果，应当慎重使用。②有明显出血或血小板明显降低（如低于 30×10^9/L）者，可输血浆、血小板。③补充精氨酸：国内学者研究首次揭示了 SFTS 病毒感染可引起精氨酸代谢异常。他们发现血小板数量的减少和 T 淋巴细胞功能障碍与精氨酸代谢的异常有关。该临床试验提示，精氨酸补充剂或许可帮助患者更快地康复。④SFTS 患者多发生在老年人，同时外周血白细胞计数明显减少，容易继发细菌、真菌感染。中性粒细胞严重低下患者（低于 1×10^9/L），建议使用粒细胞集落刺激因子。陈华忠等报道及时应用粒细胞集落刺激因子治疗，提高患者外周血白细胞计数，住院期间没有发生肺部等细菌感染，值得借鉴。⑤要特别注意对肝、肾等重要器官的保护，避免使用对肝、肾等重要器官有损害的药物，防止多器官功能衰竭发生。对肝、肾功能异常者，给予保护肝、肾功能治疗。如出现急性肝、肾衰竭时，应给予相应救治。⑥心功能不全者，应绝对卧床休息，可用强心药、利尿剂控制心力衰竭。对合并有 DIC 者，可早期使用肝素。⑦营养支持治疗：给予易消化、营养丰富的半流食或软食，保证热量供应及维持水、电解质和酸碱平衡。

3. 隔离　患者血液或血性分泌物具有传染性，有出血表现者尽量安排单间隔离。

4. 并发症治疗

（1）病毒性心肌炎：卧床休息，加强监护；控制出入量，量出为入，避免液体负荷过重；给予辅酶 Q10、维生素 C 等营养心肌治疗。

（2）脑炎或脑病：给予甘露醇降颅压等对症综合治疗；注意保护气道，必要时给予机械通气。

（3）继发细菌和真菌感染：考虑继发细菌和真菌感染者，可经验性给予抗细菌或真菌药物，根据药敏结果调整治疗方案。

5. 预后　绝大多数 SFTS 患者预后良好，如延误治疗，患者可出现多部位出血、神经系统损害、心肌炎、机会性感染、败血症、中毒休克综合征、急性肾功能衰竭、呼吸窘迫综合征、DIC 及多器官功能衰竭等，直接影响病情和预后。既往有基础疾病、老年患者、出现精神神经症状、出血倾向明显、低钠血症等提示病重，预后较差。根据 2010～2021 年的数据分析，全国 SFTS 的年平均病死率为5.13%，但这个数字在不同省份之间存在较大差异。例如，山东省的年均病死率为9.81%，而河南省则为1.30%。虽然SFTS的病死率相对较高，但近年来整体呈现下降趋势。

四、防控技术

1. 提高病例早发现、早诊断和规范治疗能力，降低病死率。SFTS疫情高发省份、县（市、区）应指定定点医院，负责本病的诊断救治。在流行季节前，针对各级医疗机构开展SFTS诊疗培训，增强诊疗意识和能力；疑似病例就医后，应及时开展实验室检测，做到早诊断、早治疗。临床诊断和确诊病例应及时住院治疗，完善重症患者转诊机制和救治方案，提高重症救治能力，减少因迁延就医导致的重症发生，降低病死率。

2. 加强病例管理，降低接触传播风险。医院应完善院内感染控制制度建设。病例住院治疗时，应避免与其他疾病患者混合收治，有出血表现，尤其是咯血、呕血等出血表现的病例应隔离治疗。在救治、调查、采样、陪护及患者转运过程中，医务人员应严格遵守标准预防措施，做好接触防护；在抢救或护理危重患者时，应加强个人防护，采取接触防护和气溶胶防护措施，穿隔离衣、戴医用防护口罩和护目镜（或防护面罩）等，避免与患者血液直接接触。严格病例出院标准，对本病未愈而自行申请出院者应进行劝阻，对病例家属进行潜在风险书面告知，同时及时通报病例属地疾控机构，为返乡病例提供消毒卫生技术指导，规范处理返乡后死亡病例尸体，避免人–人传播事件发生。

3. 做好家庭和社区感染控制，避免发生聚集性疫情。与本病早期患者及无出血等临床表现的轻症患者日常接触，引起疾病传播的风险极低，一般不会造成传播。有出血表现的患者应及时转送至定点医院救治，避免居家照护，病例转诊过程应采取接触预防措施。接触患者及因本病死亡患者血液、体液、血性分泌物或排泄物及其污染物者，应进行医学观察，观察期为自末次接触后14天，如出现发热、乏力、消化道不适等症状应立即前往医院就医。对本病死亡患者，不举办遗体告别仪式，遗体应由专业技术人员进行表面消毒处置，并用消毒剂浸润的巾单包裹，负责遗体处置人员应按照气溶胶预防原则防护。对病例或尸体的血液、分泌物、排泄物及被其污染的环境和物品，可采取焚烧、含氯消毒剂喷洒等方式进行消毒处理。

4. 规范开展被污染环境消毒处理。患者就诊、住院或转运期间，按照《消毒技术规范》要求，做好病房环境和物体表面的消毒，对患者血液、血性分泌物或排泄物及其污染的诊疗用品、生活用具等进行随时消毒。患者康复、出院或死亡后，应做好终末消毒工作。被病例或感染动物的血液、体液等污染的场所，如有出血症状的病例居住的病房、有血液渗漏的死亡病例尸体处置及殡葬现场、感染动物的屠宰摊位以及死亡动物尸体处置场所等，应进行终末消毒。

5. 加强监测，动态开展风险评估并及时预警。通过被动监测、主动监测及时发现、报告病例。监测点开展包括蜱媒种类、密度及季节性消长、蜱带毒率、宿主动物及人群感染状况监测在内的综合监测，动态开展疫情分析及风险评估，及时预警，指导防控措施的具体落实，防止疫情扩散蔓延。

6. 加强实验室检测能力建设，提高实验室诊断水平。疫情高发地区市、县（区）级疾控机构和定点医院应建立SFTS的实验室检测能力。省级疾控机构应做好本省各级实验室检测能力培训、技术指导。承担实验室检测工作的检测机构应做好内部培训和质量控制。

7. 及时处置聚集性疫情，降低疫情扩散风险。聚集性疫情发生时，属地市、县（区）疾控机构工作人员应通过查阅医疗机构门诊日志、对共同暴露者以及密切接触者开展健康监测和筛查等方式搜索病例，开展宿主、媒介等调查，明确可能感染来源，及时落实防控措施，防止疫情扩散。

8. 加强媒介控制，降低蜱媒密度。各地应建立政府主导、多部门合作的工作机制，因地制宜落实综合防治措施。流行季节前，应积极发动群众，开展爱国卫生运动，进行庭院周边、公共场所环境清理与治理；进入流行季节，疫情高发的重点地区应动态开展蜱媒孳生环境的整治，修剪清除庭院、房前屋后等杂草、藤蔓类作物，清运旧家具、垃圾；必要时，可对人员密集和活动频繁区域等重点户外场所采用化学消杀药品，如0.5%氯菊酯等，喷洒消灭环境中的游离蜱等灭蜱措施，降低生产、生活环境中蜱等传播媒介的密度。加强牛羊等家养牲畜和犬猫等宠物管理，科学清除动物体表蜱，可使用 0.5%氯菊酯喷涂于宿主动物体表驱除寄生蜱。

9. 做好公众健康教育与风险沟通，增强个人防护意识。多渠道多方式宣传疾病防治和蜱媒生物防治知识，使广大群众了解病毒感染途径和发病风险，掌握蜱防护知识，加强个人防护措施，防止蜱叮咬，发病后及时就医。发生疫情时及时开展风险沟通，消除公众忧虑心理。

（严剑波）

第9节　黄　热　病

一、发现与流行特征

黄热病（yellow fever，YF）是一种由黄热病毒（yellow fever virus，YFV）引起的传染病。1881年，古巴医生芬莱认为这种病毒主要通过伊蚊属的雌性蚊传播给人类，当这些蚊叮咬人类时，病毒便通过蚊的唾液进入人体，从而引发疾病。其主要临床表现为发热、黄疸和内出血；胃部过度出血可能导致患者呕出大量黑色、未完全消化的血液。这种令人震惊的症状，也赋予了黄热病一个广为人知的绰号——“黑色呕吐”。在疫苗出现之前，黄热病是一种无法治疗的致命疾病。1926 年，洛克菲勒基金会和达喀尔巴斯德研究所的两支研究团队取得了重大突破，他们进一步证实黄热病的病原体不是细菌，而是一种滤过性病毒，这种病毒不仅能在实验室条件下传播给小鼠，还被成功分离和培养。这一发现为后续的研究奠定了坚实基础。1937 年，马克斯 • 泰累尔（Max Theiler）及其团队在这些初步研究基础上进一步开展工作，最终研制出了黄热病的有效疫苗，即著名的 17D 株疫苗。这种疫苗的开发不仅极大地减少了黄热病的传播，还显著降低了疾病的死亡率。为表彰他在开发黄热病疫苗方面的贡献，马克斯被授予了 1951 年的诺贝尔生理学或医学奖。

自黄热病于 1647 年在加勒比地区的巴巴多斯岛暴发时首次被记录下来，已有数百万人因此丧生。尽管黄热病疫苗已问世，但黄热病的感染者数量仍在逐年增加，1960～1962 年，埃塞俄比亚有 10 万人感染，超过 3 万人死亡。1898 年，美国与西班牙在古巴交战期间，战斗中阵亡的士兵有 968 人，而因黄热病丧生的士兵达 5 000 人。1990 年，喀麦隆报告了 20 000 名感染者，1 000 人死亡。1905 年，美国南部一些港口城市有 5 000 人感染，1 000 人死亡。1999 年，美洲报告 204 人患病，97 人死亡。截至 2003 年 10 月上旬，泛美卫生组织报告了 209 例感染病例，96 人死亡。据估计，全球每年实际有约 20 万人感染黄热病，死亡人数达 30 000，但仅有少部分病例得到确诊。黄热病的发病和死亡人数远超埃博拉病毒的致病和致死人数，约为后者的 1 000 倍。黄热病不仅是一些地区严重的公共卫生问题，且已成为全球范围的重大威胁。

黄热病的起源一直是流行病学研究中的重要课题之一。21 世纪初对 130 多种黄热病毒株的遗传分析表明，黄热病的确起源于非洲，随后病毒传播扩散到了美洲。随着当时的奴隶贸易和货物运输，通过商船从非洲传入美洲，自此扩散至北美洲的纽约、费城和波士顿等城市，并在南美洲持续流行至今。黄热病的影响不仅局限于美洲，18 世纪时它曾在意大利、法国、西班牙和英国等欧洲国家引发大规模疫情。由于欧洲缺乏适宜的蚊媒环境，黄热病未能在该地区长期传播或形成稳定的传染链。疫情的暴发和传播可能带来的重要长期影响之一是推动了疫情地区的卫生健康局设立，用以收集和发布有关疫情的数据信息，并制订合适的检疫措施。但是，黄热病仍难以控制，最主要障碍是其传播途径不清。

黄热病的传播机制曾有两大主要假说：一是生物媒介传播学说，二是接触传播学说。1881 年，芬莱等科学家首次证实伊蚊是该疾病的传播媒介，为生物媒介传播理论提供了坚实的实验依据。随后，1898 年，卡特发现黄热病存在一个外潜伏期，即首批患者与次批患者之间的时间间隔，这一观察进一步质疑并削弱了接触传播假说的可信性。至 1900 年，里德及其团队通过一系列严谨的实验过程，最终证明伊蚊在黄热病传播中发挥的关键媒介作用。得益于里德的开创性研究，科学家们开始探讨其他人类疾病是否也可能由病毒引发。在接下来的10年间，病毒研究迅速发展。医学界长期以来对麻疹、流感、狂犬病和天花等疾病的起因感到困惑，如今这些疾病也被证实是由病毒导致的。

进入20世纪后，随着高效杀虫剂和疫苗的广泛应用，黄热病疫情得到了有效控制，其传播范围逐渐缩小，欧洲和美国先后成功消灭了该疾病。然而，由于多种因素的影响，包括人口快速增长、森林砍伐、城市化进程加快、国际旅游的增加，以及疫苗覆盖率的下降（主要原因是资金不足，当疫苗覆盖率低于60%时，难以控制疫情蔓延），黄热病自1979年起重新在非洲和南美洲部分地区暴发流行，甚至一些欧洲国家也出现了输入性病例。进入20世纪90年代，黄热病在非洲和美洲的部分国家仍然流行。在非洲，流行国家包括贝宁、布基纳法索、加蓬、加纳、肯尼亚、利比里亚、尼日利亚和塞拉利昂等；在美洲，疫情主要集中在玻利维亚、巴西、哥伦比亚、秘鲁和厄瓜多尔。当蚊虫拥有足够的水源用于繁殖时，黄热病在人口密集的城市中会迅速传播。过多的降雨、城市服务的中断或基础设施的损坏，均可能导致蚊虫数量激增，进而引发黄热病疫情。例如，2016年安哥拉首都罗安达便因此类情况暴发了一场严重的黄热病疫情。目前推测疫情的传染源可能来自边远农村的矿工或农民，同时卢旺达的环境较差，且埃及伊蚊数量众多，导致黄热病在卢旺达暴发并流行。疫情扩散至18个省，并跨境传播至邻国刚果民主共和国的中央省。

我国至今未报告黄热病本土病例，但黄热病的传播媒介——埃及伊蚊在我国已有分布。随着与非洲、南美洲等国的交流日益频繁，便捷的交通工具可能将携带病毒的蚊虫或感染者带入国内。因此，加强国境检疫，严防病毒输入显得尤为重要。

（一）传染源

根据传播方式，黄热病主要分为城市型和丛林型。城市型的主要传染源是患者和隐性感染者，特别是发病5天以内的患者，通过“人—埃及伊蚊—人”的方式传播。丛林型的主要传染源是猴子及其他非人灵长类动物，传播链为“猴-非洲伊蚊或趋血蚊属等—猴”，人类在进入丛林时被感染蚊子叮咬而感染病毒。被蚊叮咬感染的病毒在8～12天后使蚊子具备传染性。被感染的蚊子能够终身携带病毒，并通过卵将病毒传递给其后代。

此外，还在蜱等其他节肢动物中分离到黄热病毒，狗、牛、羊、猪、马、骆驼、鸟类、鼠类有一定易感性，其流行病学意义尚需要进一步研究。

（二）传播媒介和传播途径

在不同地区，传播黄热病的媒介蚊种有所不同。例如，在非洲东部地区黄热病流行时，埃及伊蚊的密度较低，可能是黄头伊蚊和白点伊蚊起到了主要的传播作用，金色伊蚊和泰氏伊蚊也可能参与了传播；在乌干达，黄热病的主要传播媒介是辛普森伊蚊（*Aedes simpsoni*）。在丛林型黄热病的传播中，美洲丛林的主要传播媒介是斯氏黄疫蚊，而在非洲森林中，黄热病的主要传播媒介是非洲伊蚊和辛普森伊蚊。在非洲草原地区，黄头伊蚊、白点伊蚊、金色伊蚊和泰氏伊蚊等也可能在黄热病的传播中发挥作用。迄今为止，全球已经在美洲和非洲发现了30余种能够传播黄热病的蚊虫。此外，研究表明，埃及伊蚊能够通过卵传递黄热病毒给下一代，这使得黄热病的传播具有更强的持续性。在非洲黄热病疫区采集的花蜱及其卵中分离到了黄热病毒，这提示了一些蜱种也可能在黄热病的传播中起作用。虽然蚊是黄热病的主要传播媒介，但蜱类的参与也为黄热病的传播途径提供了新的线索。目前，在城市地区，黄热病的主要传播媒介是埃及伊蚊；而在农村地区，主要传播媒介是趋血蚊和非洲伊蚊。在潜伏期末和发病初的3～5天，患者的血液对蚊虫具有感染性。蚊虫在感染黄热病毒后，经过9～12天（称为外潜伏期），其唾液开始具有传染性，并且这种传染性可以持续终身。

在自然状态下，黄热病通过猴-蚊-猴的模式循环。人间的传播有三种类型：丛林型、城市型和混合型。丛林型黄热病是南美和非洲热带雨林地区的地方性传染病，通过野栖蚊虫在非人灵长类中流行，人偶然被感染，感染者主要为林业工人和农民。城市型黄热病为感染者进入人口密集的城市后，由家栖蚊虫为媒介的人-人传播方式，常为大范围的暴发流行。混合型则见于非洲热带稀树草原的雨季，为多个村庄同时出现病例的小规模流行，半家栖蚊虫为传播媒介，将野生动物感染的病毒传播给人，这是非洲近几十年的主要流行模式。

被黄热病毒污染的尘埃飘浮在气溶胶中，也能够通过呼吸道感染并传播，已报告实验室感染的个案达 40 例，有些是因为接触了患者的血液，其中 9 人死亡。因此，必须进一步加强对黄热病毒的研究，为临床诊治提供科学依据。

（三）易感人群

各年龄人群对黄热病毒普遍易感，不存在种族、性别的差异。成年人由于更多参与野外活动，发病率通常比儿童高。人类感染黄热病毒后，只有 5%～10%的人会发病，但所有感染者均可获得持久的免疫力，不会出现复发、二次感染或病毒携带状态。因此，黄热病的发病率高低与人群的免疫水平密切相关。

（四）流行特征

1. 地理分布 黄热病在南美洲和非洲的热带部分地区呈地方性低水平持续流行，并不时出现不同强度的流行高峰。在美洲，北纬 10°和南纬 10°之间的地区（包括加勒比海沿岸及亚马孙河流域的国家）为黄热病的地方性流行区；非洲的流行区位于北纬 16°和南纬 10°之间。美洲加勒比海沿岸及亚马孙河流域的国家和非洲热带雨林地区是黄热病的自然疫源地，黄热病毒通过野栖蚊虫在非人灵长类动物中持续流行，自 1979 年以来，黄热病的流行强度显著增加。目前，南美洲有 9 个国家和多个加勒比岛屿，以及非洲的 44 个国家都面临黄热病的威胁。尽管对黄热病毒敏感的宿主动物及埃及伊蚊等媒介广泛分布于世界许多地区，但目前世界大部分地理条件相似的地区，包括我国南方的某些地区和东南亚国家均无本病，仅记录了 11 例输入性黄热病病例。其中，江苏籍 2 例、浙江籍 1 例、福建籍 7 例、四川籍 1 例，这些病例主要是在国外经商或探亲期间感染，均从安哥拉输入。其中，7 例飞抵北京，4 例飞抵上海。少数欧美没有黄热病流行的国家也出现了输入性病例的报告。

2. 季节特点 黄热病的流行季节性与蚊媒繁殖相关的气象因素密切相关。多雨、潮湿、温暖的季节为蚊虫繁殖提供了有利条件，因此也是黄热病的高发季节。在非洲，雨季末期到旱季初期是蚊虫密度最高的时期，也是黄热病的发病高峰。在南美洲，丛林型黄热病的发病率通常在降雨量、湿度和气温达到高峰时出现，如亚马孙河地区的高发期通常为 1～3 月。散发病例则无明显的季节性，全年均有报道。

3. 性别、年龄和职业分布 黄热病的城市型流行中，各性别和年龄组的人群均可感染并发症，但儿童的感染发病率较高，可能与其免疫力相关。丛林型黄热病则不分职业和人群，任何进入丛林疫区的人都有可能感染发病，但森林从业人员的发病率更高，因为他们与媒介蚊虫的接触较为密切。

4. 流行形式 黄热病的城市型传播是通过“人-蚊-人”的循环进行，而丛林型传播则是通过“蚊-猴-蚊”的自然疫源地循环，不依赖于人的参与。人类只有在进入自然疫源地时，因被携带病毒的蚊虫叮咬或被宿主动物抓伤，才可能感染并发症。

二、病原学特征

（一）分类

引发黄热病的病原体是黄热病毒，它是单股正链 RNA 病毒。黄热病毒原属于披膜病毒科黄病毒属。披膜病毒科原来包括甲病毒属、黄病毒属、风疹病毒属和瘟病毒属。后来研究发现，黄病毒属与甲病毒属在基因组结构及蛋白质合成上存在显著差异。因此，1984 年黄病毒科（Flaviviridae）

被独立出来，黄热病毒按分类列入黄病毒科的黄病毒属（*Flavivirus*），是该属的代表种，包含黄病毒属、瘟病毒属和丙型肝炎病毒属。它与其他黄病毒科，如斑齐（Banzi）、韦塞尔斯布朗（Wesselsbron）等病毒的抗原关系更为密切，因此被归为一个血清群——YFV 血清群。

黄病毒属主要包括黄热病毒、登革病毒（DENV）、乙型脑炎病毒（JEV）、森林脑炎病毒（forest encephalitis virus，FEV）、西尼罗病毒（WNV）和寨卡病毒（ZIKV）。这些病毒主要通过节肢动物叮咬在人类和其他哺乳动物之间传播，导致自然疫源性疾病。在我国，最常见的黄病毒感染包括乙型脑炎病毒、登革病毒和森林脑炎病毒。由于埃及伊蚊是黄热病毒的主要传播媒介，因此黄热病的暴发流行受地理和气候因素的影响，具有明显的季节性和地域性。

（二）理化特性

黄热病毒的基本形态为球形颗粒，直径 40～60nm，外部由带有刺突的脂质蛋白包膜所包裹。核衣壳呈多面体对称结构，直径为 5～30nm。目前已知黄热病毒有 1 个血清型，根据 prM、E 和 3′UTR 区段的核苷酸序列差异，黄热病毒被分为 7 个基因型。通过抗原吸附技术和高特异性的单克隆抗体，证实了美国分离株与非洲分离株在抗原性上存在细微差异。黄热病毒能够编码 3 种结构蛋白（E、M、C）和 7 种非结构蛋白（NS1、NS2A、NS2B、NS3、NS4A、NS4B、NS5）。其中，NS1 是一种分泌型糖蛋白，分子量约为 48kDa。由于 NS1 在病毒感染细胞后表达量较高，甚至可以分泌到感染动物的外周血中，因此 NS1 作为检测靶标已被广泛应用于多种黄病毒感染的早期诊断，如登革病毒、西尼罗病毒、乙型脑炎病毒等。

（三）生物学特征

黄热病毒可在猴脑和鼠脑组织中生长，黄热病毒 17D 疫苗株能够在多种细胞系中繁殖，包括蚊子细胞（C6/36）、绿猴肾细胞（Vero）、兔肾细胞（MA-111）、仓鼠肾细胞（BHK）、原代鸡胚细胞（CEF）以及人类组织中的海拉细胞（HeLa）。黄热病毒能在蚊媒（如伊蚊）体内以及宿主体内进行复制和扩增。常用于实验的动物包括小鼠，鼠龄越小，其对黄热病毒的易感性越高。乳鼠极为易感，通常情况下，颅内接种病毒后 3 天内会导致小鼠死亡。通过其他途径感染也有较高的易感性，但潜伏期相对较长。在病毒在细胞内传代的过程中，病毒的毒力逐渐减弱，黄热病毒 17D 疫苗株就是通过黄热病毒连续传代 200 代获得的。

黄热病毒对外界的抵抗力较弱，且非常不稳定，耐酸性和耐热性差，在常温下容易失活，最适宜的 pH 约为 8.0，当 pH 低于 6.6 时，病毒的稳定性会迅速降低。加热至 60℃持续 30min 可将其灭活，70%乙醇、0.5%次氯酸钠、脂溶剂、蛋白酶、过氧乙酸等常见的各类消毒剂以及紫外线、γ 射线照射都可以有效灭活该病毒，但在气溶胶中则相当稳定。黄热病毒在血液中可以存活 30 天，在 0℃或冷冻干燥条件下的 50%甘油中可维持活力数月；在–20℃条件下，黄热病毒可以保存 1 年，但病毒滴度会下降。在 0℃条件下，病毒可在 50%甘油中保存数月；在 4℃条件下，病毒在血液中可保存 1 个月。甚至在–70℃保存 10 年后，黄热病毒株仍具有活性。病毒的长期保存通常应置于液氮（–196℃）中。

（四）致病性

黄热病毒具有嗜内脏性和嗜神经性。病毒侵入后首先通过血液到达淋巴结，在此扩增，然后释放入血液，形成病毒血症，并扩散至肝脏、脾脏、肾脏、骨髓等器官，导致多脏器损害。例如，在肝脏，黄热病毒可感染肝细胞和库普弗（Kupffer）细胞，造成肝细胞坏死和轻度炎性反应。通过显微镜下的苏木精-伊红（HE）染色，可以观察到肝细胞脱水皱缩、细胞核致密或消失，形成所谓的嗜酸性小体或康斯尔曼（Councilman）小体，以及毛细血管的脂肪变性。黄热病毒与许多黄病毒属的病毒有抗原性交叉反应。例如，如果猴子预先接种 Wesselsbron 病毒、寨卡病毒或登革病毒后，再接种黄热病毒，猴子的病毒血症会显著降低。这种交叉免疫反应表明，这些病毒在抗原性上存在一定的相似性。

（五）基因组结构

基因组为线性单股正链 RNA，长度为 10 862bp，相对分子质量（M_r）为 3.8×10^6，浮密度为 1.33g/ml。其 5′端有帽状结构，3′端无 poly（A）尾，基因的排列顺序为 5′-C-PrM-E-NSl-NS2a-NS2b-NS3-NS4a-NS4b-NS5-3′。整个基因组只有一个开放阅读框（ORF），96%的核苷酸位于该框架内，编码一个多蛋白体。多蛋白体由信号肽引导进入内质网腔，随后被切割成多个结构蛋白和非结构蛋白。结构蛋白包括 E（包膜蛋白）、M（膜蛋白）和 C（核心蛋白），非结构蛋白包括 NS1、NS2a、NS2b、NS3、NS4a、NS4b 和 NS5。

prM 蛋白是 M 糖蛋白的前体，定位于未成熟病毒颗粒的内质网膜上。在合成后，prM 蛋白能够快速折叠，并与 E 蛋白迅速结合，形成一个异源二聚体复合物，对 E 蛋白的正确折叠起到重要的辅助作用，作为 E 蛋白折叠过程中关键的分子伴侣。当病毒颗粒开始成熟时，prM 蛋白在高尔基体中被成对的碱性氨基酸蛋白酶或碱性氨基酸蛋白酶样蛋白酶剪切为 pr 蛋白和 M 蛋白。M 蛋白高度疏水，是构成病毒囊膜的主要蛋白，并参与病毒的感染过程。

E 蛋白是病毒颗粒表面最主要的蛋白，具有良好的免疫原性，能够诱导机体产生强烈的免疫反应。在成熟的病毒颗粒表面，有 90 个 E 蛋白二聚体，这些二聚体能够促进病毒颗粒与宿主细胞膜的融合，使病毒顺利进入宿主细胞。此外，研究表明，E 蛋白结构域上存在两个特异性的中和表位，因此，E 蛋白是诱导中和抗体产生的主要抗原蛋白，能够保护机体免受病毒的侵袭。NS1、NS3 和 NS5 是黄热病毒的 7 个非结构蛋白中的三个主要蛋白，其功能已被明确。NS1 蛋白参与病毒 RNA 的复制，并刺激机体产生免疫反应；NS3 蛋白具有丝氨酸蛋白酶和 RNA 解旋酶的活性；NS5 蛋白是影响病毒 RNA 复制的关键蛋白。

黄热病毒的基因型相对稳定，平均每年仅有 2.2 个碱基发生变异。在非洲，黄热病毒存在两个基因型，分别分布于东非和西非。而在南美洲，也有两个基因型，但自 1974 年以来，只有一种基因型被发现处于流行状态。

三、诊断及鉴别诊断

（一）诊断

早期诊断比较困难，误诊、漏诊率很高，据估计实际患病人数为报告患病人数的 3～250 倍。应注意与疟疾、登革热、伤寒、立克次体病、裂谷热、回归热、病毒性出血热、钩端螺旋体病、病毒性肝炎等疾病鉴别。

黄热病是一种通过蚊虫传播的疾病，具有虫媒传染病的典型特征。在临床诊断中，应把握以下三个要点：①流行病学史：了解患者的既往史，重点询问患者是否来自黄热病疫区，是否在发病前 7 天内曾在疫区经商、探亲、旅游或从事工作活动，以及是否接触过猴类或被猴类抓伤、是否被蚊虫叮咬等流行病学史。②临床特征：在问诊和检查时，关注患者是否表现出黄热病的典型症状，尤其是重症患者的临床表现，如高热、黄疸、出血等。③实验室检查：通过检测患者血清中的特异性 IgM 抗体和 IgG 抗体阳性、黄热病毒抗原阳性，或从患者的组织样本中检测到黄热病毒的 RNA，或通过病毒培养分离出黄热病毒。

基于以上三方面的诊断原则，分为：①疑似病例：患者具有流行病学史加上典型的临床特征。②诊断病例：疑似病例加上血清黄热病毒特异性抗体阳性。③确诊病例：疑似或诊断病例加上实验室检查结果中任一项呈阳性（如黄热病毒抗原、黄热病毒 RNA 检测或黄热病毒的培养分离）。

（二）鉴别诊断

黄热病是一种导致多器官功能衰竭的疾病，患者可能出现与多种疾病类似的临床表现，容易混淆诊断。轻型或极轻型黄热病病例应与流感、伤寒、斑疹伤寒、拉沙热等疾病进行鉴别；而重型或恶性型病例则需与登革热、肾病综合征、钩端螺旋体病、恶性疟、回归热、黑尿热、肝炎、立克次体病及其他引发黄疸或出血的疾病相鉴别。

在临床上，早期或轻型黄热病应与流行性感冒、伤寒、斑疹伤寒及拉沙热等区分；如果患者发热伴随黄疸，则需与钩端螺旋体病及其他引起肝损伤的疾病进行鉴别；而发热伴随出血的病例则应考虑与肾综合征出血热、其他病毒性出血热、登革热、蜱传回归热和恶性疟等疾病进行鉴别。此外，黄热病与疟疾、登革热有可能同时发生，因此需特别注意区分与合并感染的可能性。

四、防 控 技 术

由于黄热病毒可能被用于生物战或恐怖袭击，因此对其拥有和研究必须实施严格限制，严防病毒扩散。黄热病毒的操作仅限于具备生物安全三级或以上级别的实验室进行。日常工作中，通过多种方式开展黄热病科普知识的宣传教育，提高公众的重视程度和个人防护意识；同时，制订应急预案，强化相关人员的培训，并确保疫苗和药品的生产与储备充足，以应对潜在的公共卫生威胁。主要预防措施有管理传染源、切断传播途径和保护易感人群。

（一）管理传染源

各国应建立国家级疫情监测中心和实验室，重点监测不明原因发热患者，以便及早发现病例。一旦确诊为黄热病患者，应立即进行隔离治疗，防止疫情扩散。此外，需加强蚊媒密度监测和环境治理，控制蚊虫孳生。同时，进出境检疫工作应强化，要求进出境人员必须持有疫苗接种证书。如发现输入性黄热病例，应就地进行治疗并隔离，采取防蚊和消毒措施，以防止病毒传播。对于无黄热病疫情的国家，应加强检疫措施，对可疑人员采取隔离等必要控制措施。来自疫区的交通工具和集装箱须接受严格的检疫检查或灭蚊处理，严防病毒传入。任何地区一旦发现黄热病病例，应立即向相关国际组织和邻国通报，共同采取防控措施，防止疫情蔓延。

（二）切断传播途径

蚊虫是黄热病传播的主要媒介。通过开展蚊虫调查研究，掌握其生活习性，消除孳生地，实施综合防治措施，控制蚊虫密度，降低媒介蚊虫的叮咬率，是切断黄热病传播途径的关键措施。疫区应对蚊虫密度进行严格监测，并采取有效措施治理环境，消灭孳生地，杀灭成蚊。对于来自黄热病疫区的船只、货轮、火车、飞机等交通工具，必须在出境前进行彻底的灭蚊和消毒处理，并办理灭蚊证书，防止黄热病通过境外输入传播。个人防护措施也非常重要，包括使用驱避剂、蚊帐和防蚊服装等，特别是在疫情发生时，个人应尽量穿长袖长裤，防止蚊虫叮咬，同时采取措施如喷洒灭蚊剂和清除积水中的蚊虫幼虫。控制蚊虫是防止黄热病流行和扩散的关键环节。

（三）保护易感人群

通过增强个人体质，提高免疫力；加强黄热病科普知识的宣传教育，提升公众个人防护意识，尤其是从事黄热病实验室工作的人员，必须严格遵守操作规程，谨防实验室传播风险。预防接种是防止黄热病流行和暴发的最经济有效的措施。黄热病疫苗采用 17D 毒株的鸡胚减毒活疫苗，每剂 0.5ml，适用于年龄超过 6 个月的婴幼儿（许多国家规定实际接种年龄为 9 个月以上）。接种疫苗 1 周后，95%的人可获得有效免疫，免疫力可持续 10 年甚至终身，因此每 10 年只需加强接种一次。预防接种的重点对象包括黄热病流行季节的易感人群，以及进入疫区的非疫区人员，如部队人员、经商商人、林业工人、探亲访友者、旅行者和与黄热病毒有接触的实验室工作人员等，这些人员必须提前接种疫苗以确保有效免疫防护。

黄热病疫苗是一种减毒活疫苗，黄热病毒 17D 疫苗株是通过对黄热病毒 Asibi 株进行 204 多代连续培养弱化获得的。疫苗病毒有三个亚株系。第一是 17D-204 株，Asibi 株在鸡胚组织中传了 204 代，而疫苗株的生产和使用则介于 234～238 代；第二是 17DD 株，该株在鸡胚组织中传了 195 代，并且采用不同于17D-204株的其他传代方式进行再传，疫苗株的生产和使用则介于285～288代；第三是17D-213株，其系17D-204传至235代的后裔株，由德国研究所接手并发展成疫苗，传代介于238～239代。它们在包膜蛋白糖基化位点存在一些差异。该疫苗能够有效预防黄热病毒感染。接种疫苗后7～9天即可产生免疫力，诱导机体产生中和黄热病毒的保护性抗体，提供长期甚至终身的免疫保护。

然而，该疫苗并非绝对安全可靠。自1945年以来，全球接种总剂量已超过20亿人次，但已发现18例接种疫苗后并发脑炎的病例，其中15例为4个月以下的婴儿。这表明黄热病毒减毒活疫苗对未成熟的神经系统具有一定的毒性作用。部分国家因此规定，6个月及以下的儿童不应接种黄热病疫苗。

目前有6家黄热病疫苗生产厂家。17D-204疫苗在法国、塞内加尔、美国和中国生产；17DD疫苗在巴西生产；17D-213疫苗则在俄罗斯生产。在这6家生产厂家中，法国、俄罗斯和塞内加尔的疫苗已经通过WHO的审查鉴定，符合使用标准。联合国儿童基金会（United Nations International Children's Emergency Fund，UNICEF）定价采购后，将这些疫苗提供给相关国家使用。而中国和美国生产的疫苗尚未通过WHO的预审，因此这些疫苗仅在本国范围内使用。WHO允许在应对疫苗供应不足的紧急情况下，允许使用巴西疫苗的最小接种剂量进行免疫。这种做法旨在确保在疫苗短缺时，仍能为更多人提供保护，从而控制疫情的传播。最小接种剂量的使用能够有效提高疫苗的可及性，尤其是在疫情高风险地区。

1. 接种对象

（1）疫区内，所有年龄超过6个月且未接种过黄热病疫苗的人群（可与麻疹等疫苗同时接种）应积极接种。当人群中具备免疫力的人数达到80%以上时，即可有效控制人间的流行。WHO认为，接种黄热病疫苗的风险远低于患病的危险，因此建议将黄热病疫苗接种纳入儿童的常规接种计划。冈比亚在经历了1979～1980年的流行后，开展了大规模的预防接种运动，并将黄热病疫苗纳入儿童的常规接种计划。到2000年，冈比亚的人群接种率已达85%，自1980年以来未再出现黄热病病例。

（2）非疫区前往疫区的旅游人士：在前往黄热病疫区旅游之前，应接受疫苗接种并携带有效的黄热病预防接种证书。该证书是目前各国入境时唯一要求出示的国际证明文件，有效期为10年。因此，出境旅游的人员应预留充足的时间提前完成接种。

（3）其他相关人士：如医务人员、科研人员、军人等，也应按要求接种黄热病疫苗，以确保在接触疫区时具备足够的免疫防护。

2. 副作用　黄热病疫苗被证明是安全且高效的。截至目前，全球已有超过3亿人接种了该疫苗，严重的副反应极为罕见，主要发生在6个月以下的婴幼儿。副反应的发生率约为5%～10%，常见症状包括在接种后7～14天出现轻微头痛、低热、疲劳和肌肉酸痛。这些症状通常为自限性反应，持续数小时至1～2天，无须特殊治疗，适当休息即可缓解。研究还表明，年轻女性出现副反应的比例相对较高。尽管极少数婴幼儿可能会出现脑炎，但这些情况通常不严重，预后良好。对于鸡蛋过敏者，虽然偶有报道接种后出现速发型过敏反应，但这种反应极为罕见，因此建议接种后观察15min即可。1996～2001年间，巴西、澳大利亚和美国报告了几例接种后出现出血热和多器官功能衰竭等新型副反应，这些病例的死亡率较高，引起了广泛关注。

3. 禁忌证　不适合接种黄热病疫苗的情况包括发热患者；对新霉素、多黏菌素或鸡蛋过敏者；孕妇；6个月以下婴儿；正在接受免疫抑制治疗或放射治疗的患者；以及患有免疫抑制性疾病（如淋巴瘤、白血病、霍奇金病和低丙种球蛋白血症）的人群。目前，黄热病疫苗对AIDS病毒感染者的安全性尚未明确。如果需要接种其他活疫苗，特别是伤寒疫苗，建议与黄热病疫苗的接种间隔3周。此外，输血或接受血浆治疗后，应延迟3个月再接种黄热病疫苗。

（王　铭）

第 10 节　猴　　痘

一、发现与流行特征

（一）概述与背景

随着全球化进程的迅速推进，国际交通网络的日益发达，全球人员流动性显著增强，各国之间的互动变得前所未有的紧密。这种趋势虽然促进了经济和文化交流，但也大大加快了疾病的跨国传播。传统上认为局限于某些地区的地方性传染病，如今频繁地跨越国界，成为全球公共卫生面临的重大挑战。国际航空、海运等现代交通手段的发展，使病原体能够在短短数小时内从一个国家传播到另一个国家，甚至遍布多个大陆，令公共卫生系统措手不及。与此同时，国际贸易，尤其是与野生动物相关的贸易，也为人兽共患病的传播提供了新的途径。根据 WHO 的数据，20 世纪 80 年代以来，全球至少暴发了 10 次重大的输入性传染病疫情，影响数亿人口，并导致数百万人死亡。这些疫情不仅给各国的公共卫生系统带来巨大压力，也在经济、社会和文化等各个方面产生深远的影响。

自 20 世纪下半叶以来，世界经历了多次重大传染病的输入性暴发，这些疾病的传播速度之快、范围之广令人瞩目。比如，2003 年的 SARS 疫情、2009 年的甲型 H1N1 流感大流行以及 2014 年的埃博拉疫情，均是对全球公共卫生应对机制的重大考验。每一次传染病暴发，都会暴露出各国卫生体系在疾病监测、应急响应、医疗资源分配等方面的短板，也促使各国政府和国际组织进一步加强公共卫生合作。尤其是 2005 年修订的《国际卫生条例》（International Health Regulations，IHR）实施后，全球传染病监测、信息共享和应急反应的能力有所提升。然而，即便如此，输入性传染病的威胁依然存在，疾病的跨境传播仍充满高度的不确定性。

输入性传染病不仅仅是公共卫生领域的挑战，还对经济、社会产生广泛的影响。每一次疫情的暴发都会对全球经济造成冲击，影响旅游业、贸易、投资等多个领域。例如，2020 年新冠疫情的全球大流行，对世界各国的经济社会造成了前所未有的破坏。各国的医疗体系面临巨大压力，医疗资源短缺，疫苗分配不均，经济活动停滞甚至倒退，社会隔离和封锁措施对个人生活和社会稳定也产生了持久影响。这不仅凸显了全球公共卫生体系的脆弱性，也促使国际社会重新审视疾病防控体系的完善性和应急能力的建设。

传染病的输入性问题不仅仅是卫生系统的单一挑战，它涉及多个因素的相互作用。首先，全球旅游和贸易的扩展显然加剧了病原体的跨国传播。无论是商业旅行、探亲访友，还是国际会议、体育赛事等大规模集会活动，都可能成为传染病传播的“放大器”。其次，许多传染病有着长时间的潜伏期，患者在不知情的情况下可能已经进入新的国家或地区，并在潜伏期内传播给他人。这种隐藏性传播使得传染病的控制难度增加。再者，不同国家之间的医疗资源分布和公共卫生基础设施存在巨大差异，发达国家和发展中国家在传染病的早期识别和响应能力上存在显著差距。这种全球卫生的不平等，加剧了输入性传染病在全球的扩散。

近年来，猴痘（monkeypox，mpox）成为备受关注的输入性传染病之一，WHO 于 2022 年 7 月 23 日宣布其为“国际关注的突发公共卫生事件”（Public Health Emergency of International Concern，PHEIC），直至 2023 年 5 月 11 日才宣布解除这一警报。猴痘是一种由猴痘病毒引起的一种人兽共患病，症状包括发热、皮疹和淋巴结肿大。WHO 于 2022 年 11 月 28 日将 monkeypox 改名为 mpox。猴痘病毒最早在 1958 年于哥本哈根的一次实验动物猕猴的痘病灶中分出，在 1970 年，刚果民主共和国报告了首例人类感染病例，自此引发了公共卫生领域的广泛关注。在接下来的几十年里，猴痘主要局限于非洲的特定地区，尤其是刚果盆地和西非国家。由于这些地区的医疗条件和公共卫生体系薄弱，猴痘病毒在人类和动物宿主之间循环传播。研究表明，猴痘病毒可能源于非洲的啮齿动物群体，并通过动物-人类接触传播。1970～1986 年，仅刚果民主共和国就报告了 300 多例猴痘病例。

猴痘的全球扩散威胁在 21 世纪初期日益凸显，尤其是在 2003 年，美国暴发了首次非洲以外的猴痘疫情，疫情与进口的啮齿动物有关。这一事件标志着猴痘实现了跨境传播。2022 年 5 月 7 日，英国报告了 2022～2023 年全球猴痘疫情的首例病例。据 WHO 统计，全球范围内从 2022 年 1 月～2024 年 2 月，共有 117 个国家和地区报告了超过 94 707 例确诊病例和 662 例可能病例，其中 181 例死亡。此次猴痘疫情传播范围之广，影响之大史无前例。

近期，一种被称为“1b 型”的新型猴痘病毒毒株在中非迅速传播，促使非洲疾控中心于 2024 年 8 月 13 日宣布猴痘疫情为非洲公共卫生紧急事件，并呼吁各国采取紧急行动。WHO 也于次日召开会议，审议并再次宣布猴痘疫情为“国际关注的突发公共卫生事件”，据 WHO 统计，2024 年已有超过 14 000 例猴痘病例，其中超过 500 人死亡，较 2023 年显著增加。

猴痘的输入性特征主要体现在其传播途径、潜伏期和跨国流动性上。猴痘病毒的潜伏期通常为 6～13 天，但也可长达 21 天，在此期间患者可能已进入新的国家或地区，而未被及时诊断出来。早期的非特异性症状（如发热、头痛、肌肉酸痛等）与其他疾病相似，可能导致误诊或延误诊治。猴痘的跨境传播不仅依赖于感染者的流动，还与国际贸易中的动物运输密切相关。例如，2003 年美国猴痘疫情的源头正是来自加纳进口的啮齿动物。这些感染了猴痘病毒的动物传播给了北美的宠物犬类，导致了人类感染。因此，猴痘的输入性传播可能不仅仅涉及人类，还包括被感染的动物。这使得疾病防控不仅需要人类健康监测，还需要制订针对相关动物的卫生措施。

输入性传染病的另一个关键特征是它们的复杂流行病学特征。例如，猴痘在人际传播时主要通过密切接触传播，也可在长时间近距离接触时通过飞沫传播，接触病毒污染的物品也有可能感染。病毒还可通过胎盘从孕妇传播给胎儿。尽管其传染性较天花低，但一旦输入到卫生条件较差的地区，猴痘病毒可能迅速扩散，成为地方性流行。

猴痘病毒与天花病毒（variola virus）同属于正痘病毒属，两者在结构和症状上有相似之处。天花是人类历史上最致命的传染病之一，直到 1980 年被 WHO 宣布根除。猴痘与天花相似，但其症状相对较轻，致死率也较低，通常在 1%～10%左右，而天花的致死率高达 30%。然而，由于全球天花疫苗接种的停止，猴痘病毒的威胁正在增加。天花疫苗对猴痘具有一定的交叉保护作用，接种天花疫苗的人群对猴痘具有较强的免疫力。然而，随着天花根除，全球大多数人口已经不再接种疫苗，这使得全球人口对猴痘病毒的免疫力显著下降。研究表明，停止接种天花疫苗可能是近年来猴痘病毒在非洲流行程度加剧的一个重要原因。

猴痘还与其他正痘病毒（如牛痘、伪牛痘）有一定的亲缘关系。研究显示，猴痘病毒可能在数千年前从这些病毒的共同祖先中分离出来。尽管天花被消灭，但猴痘作为正痘病毒家族中现存的主要病毒，已成为公共卫生领域的新焦点。

（二）流行特征

1. 传染源 猴痘病毒的宿主尚不完全明确，目前认为非洲啮齿动物（非洲松鼠、树松鼠、冈比亚袋鼠、睡鼠等）可能为其自然宿主。传染源包括猴痘病例及感染的啮齿动物、猴和猿等灵长类动物。

2. 传播途径

（1）动物到人的传播途径：虽然猴痘病毒最先在实验室的猴群中发现，但后来的研究表明，啮齿动物才是该病主要的自然宿主。在自然界，猴痘病毒主要通过感染的动物传染给人类。被确诊携带猴痘病毒的动物包括啮齿动物和灵长类动物。感染途径主要为接触受感染动物的体液、血液、分泌物，或者被受感染动物咬伤或抓伤。在非洲某些地区，猴痘常通过捕猎、宰杀和食用野生动物传播。由于这些活动，猴痘病毒能够跨越动物与人类之间的种属屏障。这一现象使得动物–人类之间的传播成为猴痘病毒输入的重要来源之一。

（2）人际传播途径：虽然猴痘的主要传播途径仍然是动物–人类之间的传播，但人际传播在最近的猴痘暴发中受到了越来越多的关注。人际传播途径包括：

1）呼吸道飞沫传播：在与感染者近距离接触时（通常1m以内），感染者的飞沫可能传播给健康个体。

2）皮肤接触：猴痘患者的皮肤损伤和疹子是病毒的主要传染源之一，直接接触这些感染部位或间接接触被污染的物体（如床单、衣物、毛巾等）都可能导致感染。

3）体液传播：接触患者的血液、体液或皮肤病变的分泌物也会导致病毒传播。

在某些特殊情况下，猴痘可能通过性接触传播。近年来的猴痘暴发中，报告指出同性性接触群体中的猴痘传播增加较快，这引发了人们对猴痘在人际密切接触传播的重视。此外，猴痘病毒有可能通过胎盘由母亲传给胎儿，导致先天性猴痘感染。

3. 易感人群　人群普遍易感，已接种过天花疫苗者对猴痘病毒存在一定程度交叉免疫。与有症状的人或受感染的动物有密切接触者感染风险最高。

近年来的基因研究表明，猴痘病毒基因组可能发生突变，增强了病毒在人类宿主中的适应性。2022年的猴痘病毒基因组与2018年和2019年的病毒相比，单核苷酸多态性（SNP）变化速度达到预期的6～12倍。

4. 全球化与猴痘的跨国传播　随着国际旅行、贸易和全球人口流动性的增加，猴痘的跨国传播已不再局限于原发地区。2003年，美国暴发了非洲以外的首例猴痘疫情，疫情的源头与从加纳进口的啮齿动物有关。此次事件揭示了国际动物贸易在输入性传染病传播中的潜在风险。

在21世纪，猴痘不仅通过动物传播，还有通过国际旅行者传播的案例。猴痘的潜伏期较长（通常为5～21天），这使得感染者在无症状的情况下跨国旅行时可能将病毒传入其他国家。此外，随着全球旅游业的复苏，未来猴痘等输入性传染病的传播风险也将进一步加剧。

据WHO报道，2018年和2019年，英国、以色列和新加坡分别报告了由尼日利亚输入的猴痘病例，显示出国际交通枢纽国家在疫情传播中的关键角色。这种全球性的传播模式使得输入性传染病的监控难度进一步提升。

二、病原学特征

猴痘病毒属于痘病毒科正痘病毒属，其形态典型，具有与正痘病毒相同的特征。病毒呈圆角砖形或卵圆形，大小为200～400nm，外部有脂蛋白膜或封套。病毒内部结构复杂，含有两个蛋白质侧体和一个厚膜核心，核心内含有双链DNA基因体。猴痘病毒的基因组为双链DNA，长度约为197千碱基对（kbp），基因组的末端包含相同但方向相反的末端反向重复序列。基因组中有190个开放阅读框（ORF），其中4个位于末端反向重复序列中。基因组的鸟嘌呤（G）和胞嘧啶（C）的含量较低，约占基因组的33%。猴痘病毒还具备血凝素，能够凝集鸡红细胞。

在理化性质上，猴痘病毒的特点介于天花病毒和痘苗病毒之间。它能够抵抗乙醚，对干燥有较强的抵抗力，但容易被氯仿、甲醇和福尔马林灭活。加热至56℃持续30min，也能使病毒灭活。该病毒在4℃和–70℃下能够长期保持活力，但在–20℃下病毒的活力明显下降。

猴痘病毒具有广泛的宿主适应性，能够在多种来源的细胞中生长，包括来自猴、兔、牛、豚鼠、小白鼠以及人的原代、继代和传代细胞。这些细胞感染后会产生显著的细胞病变，在单层细胞上形成空洞或蚀斑。此外，病毒也能在鸡胚成纤维细胞上形成空斑，感染细胞内会出现许多圆形或椭圆形的小型嗜酸性包涵体。鸡胚对痘病毒较为敏感，不同的猴痘病毒株在感染鸡胚绒毛膜时会产生不同类型的包涵体。根据不同病毒株在鸡胚绒毛膜上痘疱的形态和大小，研究人员可以对病毒株进行区分。猴痘病毒在鸡胚绒毛膜上培养的上限温度为35℃，在这种条件下，痘疱呈现不透明、白色、扁平的形态，直径约为1mm。

猴痘病毒目前存在两种主要的遗传分支：进化支Ⅰ毒株（中非或刚果盆地毒株）和进化支Ⅱ毒株（西非毒株）。这两种遗传分支不仅在地理分布和毒力上有所差异，还表现出不同的传播特性和疾病严重程度。

在猴痘流行史中，猴痘病毒进化支Ⅰ型病例占主导地位，占早期报告病例数的95%。这种毒株主要在中非地区，特别是在刚果民主共和国流行。该毒株的毒性较强，感染者的病情通常较为严重，历史上报告的致死率高达10%以上。该毒株除了通过密切人际接触传播外，还可能通过气溶胶传播，进一步增加了其扩散的难度。在动物宿主中，啮齿动物和灵长类动物被认为是主要的储存宿主。这种毒株的高致病性和高传染性，使其在中非地区成为公共卫生的重大挑战，尤其是在卫生资源匮乏的偏远农村地区。研究表明，进化支Ⅰ毒株与天花病毒的某些遗传特性相似，这或许是其致病性较强的原因之一。进化支Ⅱ毒株则主要局限于西非地区，特别是在尼日利亚等国流行。与进化支Ⅰ相比，进化支Ⅱ的毒力相对较弱，报告的致死率为3%～6%，感染者的临床症状通常较轻。这一毒株的传播能力相对较低，主要通过接触感染者的体液、病变皮肤或被污染的物品传播。尽管其致病性较低，但该毒株仍可引发局部的流行，尤其是在西非地区的卫生条件不佳的社区中。

2017年，尼日利亚暴发了一次严重的猴痘疫情，此次疫情因人际接触特别是性接触传播而引发，迅速蔓延至其他地区。然而，直到2022年，猴痘病毒进化支Ⅱb的一个谱系B1导致了一场全球性的流行，人们开始广泛关注此类传播，截至2024年8月在122个国家发现了99 518例确诊病例，207例死亡。猴痘病毒进化支Ⅱb的B1基因组分析揭示了一种新的突变模式，即由载脂蛋白B mRNA编辑酶即催化亚基3（APOBEC3）胞嘧啶脱氨驱动的非经典遗传进化，这一过程增强了病毒在人际的传播能力。体外试验证实，猴痘病毒突变源于载脂蛋白B mRNA编辑酶催化多肽样3F（APOBEC3F），这说明猴痘病毒Ⅱb进化支毒株可能早在2015年就进入了人群。尽管猴痘病毒进化支Ⅱb B1继续在尼日利亚以及包括我国在内的其他国家传播，但全球的该病毒株流行已大大回落。

然而，非洲疾病预防控制中心2024年7月31日发布的一份报告显示，非洲地区新增猴痘病例较2023年同期激增160%。自2024年年初至8月9日，非洲地区共报告17 541例猴痘病例，死亡517例，其中刚果民主共和国报告了96%以上的病例和死亡报告。尤其需要注意的是儿童感染的比例及高死亡率。数据显示，刚果民主共和国70%的感染者为15岁以下儿童，而这些儿童占到了85%的死亡病例。这一趋势表明，儿童群体在此次疫情中面临极高的风险，儿童群体的高感染率和高死亡率可能与他们免疫系统尚未完全发育、营养不良等因素相关，这使得他们在面对猴痘病毒时更加脆弱。

WHO 也发出警告，刚果民主共和国正面临由猴痘病毒进化支Ⅰ型毒株的变异株——分支Ⅰb引发的新一波疫情。这一变异株最初在性工作者群体中传播，但随着疫情的发展，病毒已经扩散至更广泛的社区，包括儿童、老年人等高风险人群。该病毒的高致病性和广泛的传播能力使得遏制疫情更加困难，尤其是在卫生资源紧缺的地区。此外，随着病毒传播范围的扩大，刚果民主共和国和其他非洲国家的公共卫生系统面临巨大压力。儿童感染和死亡的高比例呼吁更多国际支持，以确保这些高危群体能够获得足够的医疗资源和疫苗供应。

三、诊断与鉴别诊断

1. 猴痘的临床表现　猴痘的症状在临床上与天花等其他出疹性疾病相似，但也有其独特之处。猴痘的潜伏期一般为5～21天，平均为7～14天，早期症状通常为高热（超过38.5℃），并伴随头痛、背痛、肌肉痛、寒战、极度疲乏等症状。这种早期症状持续1～3天，之后发热症状好转，并逐渐演变为明显的皮肤表现。猴痘的皮疹在面部和四肢尤为常见，通常从面部开始，然后扩展到身体其他部位。首先是持续2～4周的斑点，之后皮疹经历了斑疹、丘疹、疱疹、脓疱、结痂五个阶段，最终形成痂皮并脱落，这些皮疹数量达到数千个，直径为0.5～1.0cm，一般为离心性分布至全身，也有少部分患者呈向心性分布。这些皮疹与天花、麻疹等其他疾病的皮疹有类似表现，但猴痘的脓疱大且深，有时会在恢复期留下永久性瘢痕。与天花、水痘等其他出疹性疾病不同，90%的猴痘患者中都可以观察到浅表淋巴结肿大，多发生于颈部、腋窝和腹股沟区域，这一特征有助于区分猴痘和其他病毒感染，浅表淋巴结肿大的存在可能表明机体对猴痘病毒感染有较为高效的免疫识别和反应，但仍需进一步研究。

2. 严重病例与并发症　虽然猴痘大多数病例症状较轻，但在某些高危人群中会引发严重的并发症，甚至导致死亡。在一些严重的病例中，可能出现结膜炎、由角膜感染引起的眼部损伤、腹泻和呕吐导致的脱水、脑炎、扁桃体炎、咽炎以及不常见的支气管肺炎等并发症。猴痘病毒的毒力因分支的不同来源而异。其中，中非分支的毒力最强，在草原犬鼠的动物实验中，西非分支的半数致死剂量（LD_{50}）为1.29PFU×105PFU，而中非分支的LD_{50}为5.9PFU×103PFU。

3. 实验室诊断方法 猴痘的诊断依赖于临床表现和实验室检测结果的结合。常用的实验室检测方法包括：

（1）电子显微镜检测猴痘病毒：电子显微镜（electron microscopy，EM）首次应用于临床病毒学中是对牛痘病毒和水痘病毒进行鉴别诊断。EM是实验室研究机体超微结构的重要手段，主要分为透射电子显微镜（transmission electron microscope，TEM）和扫描电子显微镜（scanning electron microscope，SEM）。EM是观察病毒最直接的方法，可通过对病毒形态学观察以确认正痘病毒（Orthopoxvirus，OPXV）大类，但不能区分种类。

用EM检测猴痘病毒是了解其形态和结构的首选方法。猴痘病毒可通过EM负染色技术观察病毒的超微结构图像，进行视觉分类。在EM下，猴痘病毒和其他OPXV大小和外形相似，成熟病毒粒子通常呈砖形或椭圆形，病毒颗粒大小范围为200nm×250nm。EM检测猴痘病毒的主要优点在于无需特异性生物试剂，可直接观察，而分子生物学、血清学检测方法则需要通过特异性探针发现病毒。另外，EM技术可以作为其他检测方法的补充，用来阐明病毒感染细胞过程中的生命周期，在控制生物制品安全性方面发挥重要作用，有助于开发抗病毒药物和疫苗。

（2）猴痘病毒实时荧光定量技术：RT-PCR技术是病原微生物常规诊断的首选方法，同时也是猴痘病毒阳性确诊的金标准。

研究表明，猴痘病毒或其他OPXV采用RT-PCR检测，可针对病毒细胞外包膜蛋白基因（B6R）、DNA聚合酶基因（E9L）、依赖于RNA的DNA聚合酶亚基18基因（rpo18）和双链RNA结合蛋白区F3L基因的保守区域进行特异性结合引物的设计。RT-PCR检测猴痘病毒具有高度的灵敏度和良好的特异性，可有效识别猴痘病毒分支或区分其他OPXV。近年来，由于病毒突变（如APOBEC3导致的突变模式），PCR方法也在不断更新，以确保检测准确性。

（3）猴痘病毒血清抗体检测：猴痘病毒血清抗体检测是猴痘诊断或流行病学调查的方法之一。ELISA是血清抗体检测的首选方法，利用抗原抗体特异性结合反应进行免疫反应定性和定量分析。采用ELISA可在动物或人的血清中检测猴痘病毒特异性抗体。

ELISA技术操作简单，对医务人员保护性较好，缺点是不能实现早期诊断，只能应用于晚期辅助诊断且依从性差。

（4）新型诊断技术的发展：随着技术进步，新的猴痘诊断方法也在不断发展。最近的研究集中于便捷的快速检测工具，以应对大规模暴发期间的检测需求。例如，一些便捷式的核酸扩增检测设备被开发利用于资源匮乏的地区。此外，正在开发的抗原检测方法可能进一步简化猴痘的诊断流程。

四、猴痘的防控措施

猴痘的预防与控制不仅是医学领域的重点，也是公共卫生政策制定者需要关注的重要议题。在全球范围内，特别是非洲地区，猴痘病毒的传播模式复杂多样，涉及人与动物的密切接触、环境暴露以及人际传播。并且，近年来，猴痘疫情呈现全球化的趋势，我国猴痘疫情防控工作也面临着重大挑战。因此，猴痘的预防和控制策略应根据病毒的流行病学特征，结合社会、经济、文化因素，采取多层次、综合性的应对措施。

（一）猴痘的治疗与预防措施

1. 猴痘的治疗

（1）支持性治疗：大部分患者的症状表现为自限性疾病，无须药物治疗即可康复，有呕吐、腹泻症状的患者为减少胃肠道液体丢失，需进行支持性治疗，如口服/静脉补液。

（2）抗病毒药物

1）替科维瑞马特：被视为治疗天花的首选抗病毒药物，特别适用于体重≥3kg 的重症患者。对于这类患者，通常建议与布林西多福韦联合使用。替科维瑞马特通过抑制病毒包膜蛋白 VP37 的功能，阻止病毒成熟并防止其从感染细胞中释放，从而有效阻断病毒在宿主体内的扩散。这一机制对于控制天花、猴痘等 OPXV 感染至关重要。

2）布林西多福韦与西多福韦：2021 年 6 月，布林西多福韦获美国批准用于治疗天花。作为西多福韦的口服类似物，布林西多福韦显示出更高的安全性，尤其是显著降低了肾毒性。这两种药物均通过抑制病毒 DNA 聚合酶来发挥抗病毒作用。尽管关于布林西多福韦用于治疗猴痘感染的动物模型研究较为有限，但已有证据表明该药物对 OPXV 感染具有疗效。

3）牛痘免疫球蛋白（vaccinia immune globulin，VIG）：是一种超免疫球蛋白，主要用于治疗因接种牛痘疫苗引发的并发症，如牛痘湿疹。对于那些具有天花疫苗接种禁忌证的 T 淋巴细胞功能严重受损的免疫缺陷患者，VIG 可作为一种预防暴露后感染的措施。尽管 VIG 被视为一种潜在的治疗手段，但其对猴痘和天花的有效性尚无充分的数据支持，且未经过系统的临床试验验证。因此，在流行地区使用 VIG 时需谨慎权衡其潜在风险和益处。

2. 猴痘的预防与控制

（1）疫苗接种：接种疫苗是防控猴痘的重要手段之一。由于猴痘病毒与天花病毒属于同一种属。因此，天花疫苗在猴痘病毒防控中具有一定的交叉免疫作用。但其保护效力随着时间推移可能下降。在 20 世纪 70 年代全球停止天花疫苗接种之后，人口对天花和猴痘病毒的免疫水平显著下降，导致新一代人群对猴痘病毒普遍缺乏免疫力。研究显示，未接种疫苗的人患猴痘的风险是接种疫苗的 5.21 倍。ACAM2000 和 JYNNEOS 是美国 FDA 批准的 2 种可以预防猴痘的疫苗。①ACAM2000：这是一种第二代天花疫苗，能够提供对猴痘的交叉保护。然而，由于其属于复制型疫苗，接种后可能会引发心肌炎等不良反应，因此不适合免疫功能受损者。②JYNNEOS（Imvamune 或 Imvanex）：这是第三代非复制型天花和猴痘疫苗，已被批准用于猴痘预防。与传统牛痘疫苗相比，它更安全，尤其适用于免疫功能低下者。

虽然现有疫苗能在一定程度上预防猴痘，但随着病毒的持续进化，未来疫苗研发需要针对猴痘特有的抗原进行设计，以提高其特异性保护效果，尤其是在不同地理区域和人群中加强免疫覆盖。

（2）疾病监测与早期预警系统

1）监测病例定义

A. 确诊病例：猴痘样症状（如急性皮疹、发热＞37.3℃、淋巴结肿大）且通过实验室检测确诊为猴痘病毒感染的患者。

B. 疑似病例：在发病前 21 天内符合以下任何流行病学史之一的猴痘样症状患者：去过有猴痘病例报告的地区；接触过猴痘确诊病例或疑似病例；有同性性行为史，特别是伴有同性伴侣感染史；接触过有可能传播猴痘的动物。

2）多渠道监测

A. 医疗机构监测：各级医疗机构特别是皮肤科、肛肠科、艾滋病自愿咨询检测门诊等要重点关注猴痘样症状患者，积极采集样本并进行核酸检测。

B. 重点人群监测：医疗机构要主动询问患者流行病学史，如有猴痘相关症状或疑似病例，须及时进行猴痘病毒核酸检测。

C. 入境人员监测：对于入境人员，若发现猴痘相关症状，须及时采集样本并进行核酸检测，快速诊断。

D. 重点场所污水监测：有条件的地区可根据疫情趋势，对男男性行为者（men who have sex with men，MSM）常去的场所如酒吧、会所等进行污水监测。

加强疾病监测预警系统建设是有效控制猴痘疫情的关键。包括刚果民主共和国、尼日利亚等非洲国家在内的猴痘流行区，应当加强对疫情的早期监测和报告，及时发现和报告猴痘疑似病例。此外，加强对潜在疫情暴发地区的环境监测，特别是在动物宿主种群中开展病毒检测和监测工作，有助于预防人兽共患病的大规模暴发。

3）其他公共卫生措施：如病例隔离、接触者追踪、避免接触怀疑携带病原体的动物或材料、加强健康教育与社区参与、使用个人防护装备和良好的手卫生习惯，仍然是预防和控制猴痘的最佳措施。

综合来看，这些公共卫生措施通过阻断传播链、保护易感人群以及防止病毒在社区内的进一步扩散，为预防和控制猴痘疫情提供了强有力的保障。他们不仅在应对猴痘病毒上有效，也为防控其他类似的传染病提供了借鉴。但是对于猴痘未来的防控工作需要国际社会的紧密合作，尤其是加强疫苗的研发与推广，同时也要提高各国卫生系统的应对能力。为了有效应对猴痘疫情，国际组织和各国政府应在监测、应急响应和科研领域加强合作，以减少猴痘对全球公共卫生的影响。

（二）猴痘的未来发展趋势与研究方向

随着猴痘疫情在全球范围内的持续发展，研究人员和公共卫生专家面临着一系列新的问题与挑战。鉴于猴痘的跨种传播性及其在全球不同地区暴发的趋势，未来的研究重点应包括对猴痘的传播机制、进化过程、疫苗开发和有效治疗方法的深入探索。此外，公共卫生政策制定者需要加强国际合作，共同应对该病毒的全球性威胁。

1. 全球卫生合作的必要性 猴痘疫情的跨境传播突出显示了全球公共卫生合作的迫切性。各国需要在疫情信息共享、检测技术和防控措施等方面加强协调。WHO在全球疫情防控中发挥了重要的协调作用。WHO与各国合作，制订疫情监测和应对方案，鼓励各国加强对猴痘的检测和报告工作，尤其是在疫情高发的非洲地区。联合国和其他国际组织在资源调配、医疗支援、疫苗分发等方面的协作，也为减缓疫情扩散发挥了重要作用。同时，全球卫生合作还应当包含对地方社区的支持和能力建设，以确保各国在面对突发公共卫生事件时，能够有效地实施防控策略。

2. 疫苗和医疗资源的公平分配 在猴痘防控中，疫苗和治疗资源的公平分配是一个核心议题。虽然现有天花疫苗对猴痘具有一定的交叉保护作用，但疫苗接种在全球范围内并不均衡，特别是在非洲等猴痘高发地区，疫苗接种率相对较低。国际社会应通过全球性疫苗供应机制，如新冠肺炎疫苗实施计划（COVAX），确保低收入国家也能获得足够的疫苗和医疗资源。

在未来疫苗的研发中，研究者需要特别关注疫苗的生产和分发过程，以确保在疫情暴发初期能够快速响应。此外，考虑到猴痘病毒可能的变异，疫苗研发应着眼于提高针对猴痘的特异性保护效果，这可能包括开发针对猴痘特有抗原的疫苗。

3. 加强疫情监测与早期预警 全球范围的猴痘疫情监测系统对于防控工作至关重要。通过各国之间的数据共享，可以及时发现疫情的传播趋势和病毒变异情况。建立跨国界的疫情监测网络，尤其是在猴痘的高发地区，将有助于增强全球的预警能力。此类监测网络不仅依赖于各国政府的合作，也需要动员科研机构、非政府组织和私营部门的力量。WHO在此过程中发挥了协调和推动作用，确保全球范围内的猴痘监测数据得到及时分析和共享。借助先进的技术手段如人工智能和大数据分析，可以更有效地跟踪和预测疫情传播，为公共卫生决策提供科学依据。

4. 科研合作与技术创新 国际科研合作是猴痘疫情应对中的一个重要组成部分。当前，猴痘病毒的传播机制、宿主范围以及与其他人兽共患病的关系尚未完全明了。因此，跨国科研项目的开展对于了解病毒特性、开发疫苗和治疗方法至关重要。各国应加大科研资金投入，促进全球范围内科研人员之间的协作，推动新型诊断技术、抗病毒药物及猴痘疫苗的研发。同时，基因组监测和分析技术的进步，也有助于追踪猴痘病毒的传播路径和变异情况。

5. 未来展望与挑战 猴痘的全球传播为未来的传染病防控敲响了警钟。尽管目前的防控措施取得了一定进展，但全球公共卫生体系仍面临着巨大挑战。未来，随着气候变化、全球化进程和人类活动的扩大，新发传染病的风险也在不断上升。为此，全球公共卫生领域需要进一步加强合作，提升疫情的响应能力，并为可能出现的新病原体做好准备。各国政府在政策制定上也需协调一致，确保公共卫生应对策略的有效实施。例如，通过设立国际卫生合作基金，支持对传染病研究的资助与合作，以及对公共卫生基础设施的建设，以便在疫情暴发时能够快速、有效地反应。

全球性的传染病防控不仅依赖于政府层面的合作，还需要动员社会各界的共同参与。只有通过多国间的紧密合作与协调，猴痘疫情才能得到有效控制，从而减少对全球公共卫生体系的威胁。公众的参与，包括健康教育和个体预防措施，也将在防控工作中发挥不可或缺的作用。

（三）全球化背景下输入性传染病防控的挑战与启示

从猴痘疫情的传播和防控实践中，可以引发对于输入性传染病防控的多方面思考。作为一种典型的输入性传染病，猴痘病毒的全球暴发揭示了国际疾病传播的复杂性和不可预测性，尤其在全球化背景下，输入性传染病的挑战日益严峻。从猴痘疫情可以带给我们几个方面的思考。

1. 全球化与输入性传染病的传播加速　全球化带来了人口流动和国际贸易的迅速增加，使得传染病在不同国家和地区间的跨境传播变得更加容易。猴痘疫情显示，输入性传染病的传播不仅局限于传统的高风险国家或地，任何国家都可能成为疫情的暴发点。这意味着各国公共卫生系统需要具备高度的警觉性与灵活应对能力，及时识别和应对来自全球不同地区的健康威胁。

国际旅行和贸易使得猴痘疫情能够迅速从非洲传播到欧洲、美洲等地区，甚至导致这些此前未曾发生猴痘疫情的地区出现本地化传播。这一现象表明了在国际航空、交通发达的背景下，跨境传染病防控不再仅仅依赖于个别国家的努力，而需要全球协作与信息共享。

2. 输入性传染病的潜在隐匿性与传播链复杂性　猴痘疫情表明，输入性传染病可能以隐匿的方式进入新的地区，甚至在没有明确动物来源或人际接触史的情况下通过不明传播链暴发。这种复杂的传播链和不确定性增加了疾病防控的难度。猴痘病毒的潜伏期较长，部分感染者可能在旅行或迁移过程中携带病毒，甚至在出现症状之前已经造成了二代甚至多代传播。

在这种情况下，加强边境监控和早期症状识别，配合多层次的传染病追踪机制，是遏制输入性传染病扩散的关键。例如，针对国际旅客的体温检测、健康申报制度，以及旅行史、接触史的筛查，都可以在防止潜在疫情输入方面发挥重要作用。

3. 卫生系统的应对能力与输入性传染病的威胁　猴痘疫情暴发的另一个启示是，许多国家的公共卫生系统尚未做好应对突发输入性传染病的充分准备。部分国家在疫情初期表现出检测试剂不足、隔离设施不完善、医务人员缺乏相关经验等问题，导致疫情扩散速度加快。特别是输入性传染病往往具有较大的不确定性和异质性，使得公共卫生系统的应对能力面临巨大考验。

输入性传染病的有效防控不仅依赖于国家层面的监控和快速反应，还需要国际组织和多国之间的合作。建立全球性预警系统、共享流行病学信息、加强跨国医疗合作，都是有效应对输入性传染病的重要策略。

4. 疫苗与防控策略的灵活调整　猴痘疫情的全球暴发还揭示了疫苗在输入性传染病防控中的重要性。虽然目前已经有针对猴痘的疫苗，但疫苗接种的普及性和及时性依然是防控的一个薄弱环节。输入性传染病往往要求快速的大规模疫苗接种行动，以防止病毒在社区内蔓延。然而，在猴痘疫情中，许多国家在疫情初期未能迅速提供充足的疫苗，这使得猴痘病毒得以传播。

此外，输入性传染病防控策略需要随着疫情形势的变化不断调整。例如，猴痘疫情显示出其传播途径可能发生变化，从以往的动物-人传播逐渐向人-人传播为主，尤其是在特定性行为群体中。这意味着在设计防控措施时，需要考虑病毒传播途径的动态变化，制定适应性强的防控政策。

5. 加强输入性传染病的公共卫生教育　猴痘疫情的扩散也强调了公共卫生教育的重要性。由于输入性传染病的流行特征在不同国家和人群中有所不同，针对特定人群的健康教育可以帮助提高公众对疾病传播途径的认识，减少高危行为，促使早期就诊和隔离。例如，在猴痘疫情中，许多病例集中在特定社区，针对该社区开展专门的健康宣传、行为干预以及疫苗接种，可以有效减缓疫情的传播。

公共卫生专家建议，除了国家层面的防控措施，公众的个人防护意识和行为改变也是输入性传染病防控成功的关键组成部分。

6. 未来展望与应对策略　未来，应对输入性传染病的策略需要更多依赖于全球监测网络的建立和数据共享。猴痘疫情表明，没有哪个国家能够单独应对全球性传染病的威胁，跨国合作、科学研究以及加强全球卫生治理能力是应对未来类似疾病的有效途径。

在全球化日益加深的今天，任何输入性传染病都有可能迅速扩散为全球性问题。因此，各国在制定卫生政策时，必须将输入性传染病的防控放在优先位置，并通过强化卫生系统能力、加强国际合作，减少此类疾病对人类健康的威胁。

（陈　奕）

第 11 节　中东呼吸综合征

中东呼吸综合征（Middle East respiratory syndrome，MERS）是一种由中东呼吸综合征冠状病毒（Middle East respiratory syndrome coronavirus，MERS-CoV）引起的急性病毒性呼吸道传染病。该病毒于 2012 年首次在沙特阿拉伯被发现，并随后传播到中东及其他地区。MERS-CoV 属于冠状病毒科，与 SARS 病毒同科，其宿主为中东地区的单峰骆驼，这些骆驼可能是由蝙蝠传染的。2015 年 5 月 20 日，韩国确诊首例输入性 MERS，发生了中东地区以外最大规模的疫情。2015 年 5 月 29 日，中国报告了首例输入性韩籍病例。截至 2024 年 5 月，WHO 公布了 2613 例实验室确诊病例，其中 943 例死亡。目前资料显示，MERS 的传染性不如 SARS，但其病死率较高，对人类健康构成严重威胁。

一、发现与流行特征

（一）MERS 的发现

2012 年 9 月，WHO 发表声明称一名 49 岁的卡塔尔男子感染了一种“类 SARS”病毒，正在英国接受治疗。该名男子于 2012 年 9 月 3 日从沙特阿拉伯王国（简称沙特）旅游回到卡塔尔国（简称卡塔尔）后出现发热、呼吸困难等 SARS 症状，9 月 11 日紧急转往英国接受治疗，很快出现肾衰竭现象。随后，该名患者被确认感染了一种新型冠状病毒，该病毒和 2003 年肆虐全球的 SARS 病毒属于同一个病毒科。值得注意的是，2012 年初，一名 60 岁的沙特籍男子感染冠状病毒后死亡，该名患者死后肺组织分离出的病毒基因序列和卡塔尔患者体内分离到的病毒基因序列相似度达到 99.5%，且两名患者的临床表现都是急性呼吸道感染合并急性肾衰竭。

随后，“类 SARS”病毒从中东蔓延至法国、德国、意大利、突尼斯共和国和英国。2013 年 5 月 12 日，WHO 发布公告称法国确诊了第 2 例“类 SARS”病例，该名感染者曾与此前第 1 例确诊患者有过接触，提示“类 SARS”在密切接触者中存在人传人的可能。5 月 16 日，沙特新增 2 例“类 SARS”确诊病例，这两名病例是医院护理人员，曾经和确诊病例有过接触，WHO 第一次确认直接接触“类 SARS”患者而感染的病例，同时公告“类 SARS”可以人传人。

2013 年 5 月 15 日，国际病毒分类委员会冠状病毒研究小组建议将“类 SARS”冠状病毒命名为“中东呼吸综合征冠状病毒”，随后，WHO 接受该小组的建议，并于 5 月 23 日正式使用“中东呼吸综合征”通报疫情。

（二）流行特征

1. 流行概况　截至 2024 年 5 月，MERS 已在欧洲、非洲、亚洲和北美洲的 27 个国家（沙特阿拉伯、阿联酋、约旦、卡塔尔、阿曼、伊朗、科威特、黎巴嫩、也门、巴林、韩国、菲律宾、泰国、中国、马来西亚、英国、德国、荷兰、法国、奥地利、土耳其、意大利、希腊、美国、突尼斯、阿尔及利亚和埃及）报告，确诊病例总数达到2613例，其中943例死亡，病死率为36%。沙特阿拉伯是报告病例最多的国家，共报告病例2204例，病死率为39%。2015年5月，韩国经历了一次大规模疫情，报告了186例实验室确诊病例和38例死亡病例，病死率为20.4%。MERS的流行情况显示，该病毒在中东地区以外的传播相对有限，但一旦传入新的地区或国家，有可能引起局部暴发。因此，对于来自或前往MERS流行地区的旅行者，以及与骆驼有密切接触的人群，需要加强监测和预防措施。

2. 传染源 自MERS-CoV被发现以来，研究人员对其传播源进行了深入的调查与研究，但其来源仍不明确。最初，病毒学家Ron Fouchier推测这种病毒可能来源于蝙蝠，因为蝙蝠体内携带有多种类型的冠状病毒，包括与MERS-CoV相近的β组冠状病毒。遗传及系统进化分析结果也显示，MERS-CoV在亲缘关系上更接近于亚洲、欧洲、南非、加纳等蝙蝠体内的冠状病毒，尤其是和扁颅蝠冠状病毒HKU4及伏翼蝙蝠冠状病毒HKU5最为接近。此外，在首例确诊病例居住地沙特阿拉伯比沙堡附近栖息的埃及墓蝠中，研究人员发现了与MERS病毒RdRP片段相似性高达100%的片段。但该研究样本数量较少，且蝙蝠与人类的直接接触有限，因此专家推测，蝙蝠可能并非直接将病毒传播给人类，而是在蝙蝠与人之间存在另一种或多种中间宿主，这些中间宿主能够在体内大量扩增病毒，从而更容易地将其传播给人类。在实验室条件下，MERS病毒已在多种动物的细胞系中被发现可以复制，包括骆驼科动物、山羊、猪、兔、马和灵猫。现有的证据表明MERS-CoV由单峰骆驼传染给人类的可能性最大。在阿联酋等地，研究人员在2003年以前的骆驼血清样本中检测到了抗MERS抗体，这表明MERS-CoV在感染人类之前已经在单峰骆驼中流行。此外，测序结果显示，从骆驼体内检测到的MERS病毒片段与与其存在流行病学关联的人体内检测到的病毒片段高度相似。这些发现都表明单峰骆驼可能是MERS-CoV的传染源及中间宿主。除了蝙蝠和骆驼，患者及无症状感染者也可能成为MERS-CoV的重要传染源。例如，在2015年韩国暴发的MERS-CoV疫情中，除了指示病例有过动物接触史外，其余所有二代病例都发生在韩国，且没有动物接触史。这表明在某些情况下，人也可以成为MERS-CoV的传染源。

3. 传播途径

（1）动物到人的传播：目前，蝙蝠被认为是MERS-CoV的原始宿主，而单峰骆驼则被视为该病毒传播给人类的主要中间宿主。单峰骆驼的奶、尿、肉等，在流通及其相关农业活动中可能促进了病毒从动物向人类的传播。与单峰骆驼的直接接触，如饲养、挤奶、屠宰等活动，被认为是MERS-CoV感染最重要的危险因素。尽管单峰骆驼相关产品的消费频率远高于MERS-CoV感染的发病率，但研究表明，饮用未经消毒的骆驼奶、进食未煮熟的骆驼肉等，都可能增加感染病毒的风险。除了单峰骆驼，山羊、猪、兔、马、灵猫和刺猬等动物也被认为是MERS-CoV的潜在病毒库。然而，具体的传播细节和机制尚未完全阐明。

（2）人到人的传播：MERS-CoV具有有限的人传染人能力。这种传播主要发生在医院和家庭等密闭环境中，通常需要密切接触，如家庭成员、患者以及医务人员之间的接触。飞沫传播是主要的传播方式，但也不能排除通过污染的物体表面传播的可能性。2015年韩国的MERS疫情是一个典型例子，它表明了MERS-CoV在特定条件下能够人传人，但这种传播并不持续。首例确诊患者有中东地区旅游史，在医院就诊时与其他患者、医务人员以及访客的密切接触导致了28例后续感染，并引起了之后的疫情。此次疫情中，出现了一些“超级传播者”，是病毒扩散的主要原因。然而，随着韩国当局加强感染控制和预防措施，病毒的传播得到了明显控制。此外，关于无症状病毒感染者是否具有传播病毒的能力，目前尚无流行病学证据。但是，尚不能完全排除这种可能性，因此感染人群的确切数量可能远高于目前实验室确诊的患者数量。

4. 易感人群 MERS-CoV作为一种新发传染病病原，目前人群中普遍缺乏有效的免疫保护，因此一般人群在接触MERS-CoV后都有感染的风险。现有病例数据显示，老年人和男性是感染MERS-CoV的主要人群。2014年的一项研究纳入了沙特阿拉伯70例患者，发现年龄超过65岁与死亡风险增加显著相关。男性患者居多，可能与中东地区的文化习俗有关，男性更可能与骆驼等传染源接触，而女性由于佩戴面纱，可能减少了飞沫传播的风险。大多数 MERS 患者患有一种或多种基础疾病，如糖尿病、慢性肾病、高血压、心脏病、慢性阻塞性肺疾病或免疫力低下，这些疾病可能削弱了患者的免疫系统，使其更难以抵抗 MERS-CoV 的侵袭。因此，这些患有基础疾病的中老年男性感染 MERS-CoV 的风险更高，且感染后易发展为重症。此外，与骆驼有密切接触的人群，如饲养员、农场工人、屠宰场工人、兽医，以及饮用未消毒骆驼奶的人群，感染 MERS-CoV 的风险也较高。这些人群由于职业或生活习惯的原因，更有可能直接接触到病毒。

二、病原学特征

1. MERS-CoV 的形态结构与分类学　冠状病毒在系统分类上属于套式病毒目、冠状病毒科、冠状病毒亚科。冠状病毒科下分 α、β、γ 和 δ 4 个属，根据基因同源性可进一步把 β 属分为 a、b、c、d 四组，其中 MERS-CoV 属于冠状病毒科、β 类冠状病毒的 2c 亚群。冠状病毒形态结构在电镜下大同小异，多表现为日冕状或皇冠状，多为圆形或椭圆形，表面呈突起状，大的突起主要是刺突蛋白，小的有膜成分在内。

2. MERS-CoV 的基因组及其功能　MERS-CoV 是一种具有包膜的病毒，其基因组为线性非节段单股正链 RNA，全长约 30kb。病毒颗粒呈球形，直径为 120～160nm。MERS-CoV 基因组有 4 个主要结构蛋白，分别为刺突蛋白（spike protein，S）、核衣壳蛋白（nucleocapsid protein，N）、膜蛋白（membrane protein，M）及包膜蛋白（envelope protein，E），并有 7 个预测的开放阅读框（open reading frame，ORF）即 ORF1a、ORF1b、ORF3、ORF4a、ORF4b、ORF5 和 ORF8b）。其中，ORF1a 和 ORF1b 占据整个基因组的约三分之二，主要与病毒的复制有关；其余 5 个开放阅读框编码辅助蛋白，可能与毒株致病力有关；还有位于基因组两端的 5′、3′非翻译区（UTR），MERS-CoV 仅和同一亚群的冠状病毒基因组有同源性。

3. MERS-CoV 蛋白的功能　MERS-CoV 的 4 个结构蛋白 S、M、E、N 中，以 S 蛋白最重要。S 蛋白以三聚体形式存在，以机体的二肽酶（dipeptidase-4，DPP4；又称为 CD26）为受体进入细胞，开始进行病毒的生命循环。DPP4 主要存在于多种哺乳动物的肾、小肠、肝和前列腺等脏器的上皮细胞表面，在单峰骆驼中，DPP4 存在于上呼吸道上皮细胞表面，而在人类中，DPP4 则多在肺泡表面表达。S 蛋白在与 DPP4 受体结合前，会裂解成 S1 和 S2 两个亚基，S1 与 DPP4 的受体结合域（receptor binding domain，RBD）结合，此后 S2 使细胞与 MERS-CoV 膜融合，促使病毒核酸进入细胞。S 蛋白既存在可使病毒遗传物质进入机体的 RBD，又是进入宿主细胞的主要免疫原，因此是研制药物的靶点和候选疫苗的主要目标蛋白。MERS-CoV 能感染多种动物，这可能是因为 DPP4 能改变与 S 蛋白结合界面的静电荷。其他 3 种蛋白 M、E、N 及辅助蛋白，M 主要在病毒的外层，起维护病毒形态的作用，与 S 蛋白相互作用，在 E 蛋白的辅助下，病毒 RNA 能进入细胞质进行复制；E 蛋白具有较多的嗜水域，其跨膜区嵌入病毒包膜的脂质内层中，并和 N 衣壳蛋白相连，在病毒出芽生殖中起作用，N 衣壳蛋白最主要的作用在于裹挟、保护病毒的 RNA；辅助蛋白的作用可能与病毒的致病性有关，现已明确，包括 M 蛋白在内的 ORF4a、ORF4b 和 ORF5 编码的蛋白具有拮抗 1 型干扰素的作用。

MERS-CoV 在环境中的生存能力较强，能在低温和低湿的环境中保持其稳定性，可以在 40% 相对湿度、20℃下存活 48h，在 30%相对湿度、30℃条件下存活 24h。在未消毒的骆驼奶中，即使在 4℃下保存超过 72h，病毒仍具有传染性，但通过巴氏消毒可以有效灭活病毒，消除其传染性。病毒可以在呼吸道、血清、粪便和尿液中被检出，其中下呼吸道分泌物中的病毒浓度最高。然而，对 MERS-CoV 的病原学特征，包括病毒结构、性状、生物学和分子生物学特征等，目前了解仍不完全，需要进一步研究。

三、诊断与鉴别诊断

（一）临床表现

1. 潜伏期　导致散发性 MERS-CoV 感染的具体暴露因素尚不清楚，因此无法估计原发性病例的潜伏期。现有的人与人之间传播的病例数据显示，MERS 的潜伏期中位数为 5～7 天，范围为 2～14 天。免疫功能低下的患者，如接受免疫抑制治疗或患有其他免疫缺陷疾病的人群，可能会出现更长的潜伏期，甚至长达 20 天。

2. 临床症状　MERS 患者临床表现的个体差异很大，从无症状或轻微上呼吸道疾病到严重的肺炎、呼吸衰竭、急性呼吸窘迫综合征（ARDS）、感染性休克和多器官功能衰竭都有可能。早期典型症状通常包括发热（体温超过 38℃，部分病例体温可升至 39～40℃）、畏寒、乏力、头痛、肌肉痛、咳嗽、咽痛和关节痛等类似流感的表现。部分患者还可能出现呕吐、腹痛和腹泻等胃肠道症状。随着病情进展，患者可能出现呼吸困难，重症病例多在 1 周内发展为重症肺炎，可能伴有 ARDS、急性肾衰竭，甚至多器官功能衰竭。ARDS 是 MERS 的一种严重并发症，需要及时的呼吸和器官功能支持治疗。MERS 患者中急性肾衰竭的发生率也较高，近半数患者需要肾脏替代治疗，这可能与肾脏基础疾病的加重或病毒直接侵犯肾脏有关。此外，部分危重患者可能会遭受感染性休克和多器官功能衰竭的侵袭，生命垂危。免疫功能低下的患者或慢性心脏病、肝病和肾病的患者可能出现非典型症状，如潜伏期更长、病毒脱落时间延长以及死亡率增加。MERS-CoV 在 60 岁以上人群和患有肾病、癌症、慢性肺病、免疫抑制和糖尿病等慢性并发症的人群中可引起更严重的疾病。对于特殊人群，如儿童和孕妇，MERS-CoV 感染的临床表现有所不同。5 岁以下儿童的感染较少见，通常表现为轻微疾病，主要症状为咳嗽。孕妇的 MERS-CoV 感染数据有限，但目前的资料显示，她们的临床表现和死亡率与非孕妇相似。

（二）实验室检查

1. 一般实验室检查

（1）血常规：白细胞总数一般不高，可伴有淋巴细胞减少。多数患者白细胞计数在正常范围，部分患者白细胞计数减低。白细胞计数参考值范围（4～10）$\times 10^9$/L。多数患者淋巴细胞绝对值减少，呈逐渐减低趋势，并有细胞形态学变化。

（2）血生化检查：部分患者肌酐、天冬氨酸氨基转移酶、丙氨酸氨基转移酶、乳酸脱氢酶、肌酸激酶等升高。

（3）尿、粪常规：可正常，或伴有感染。

（4）血气分析：病毒感染初期氧分压轻度下降，随着病毒性肺炎的进展可出现低氧血症、呼吸衰竭，如患者原先伴有通气功能障碍，可出现Ⅱ型呼吸衰竭。

2. 病原学相关检查　主要包括病毒分离和病毒核酸检测。MERS-CoV 病毒分离为实验室检测的“金标准”。所有疑似感染 MERS-CoV 的患者都应进行相关的病毒检测。目前，WHO 推荐的病毒检测方法主要有 RT-PCR 和血清学检测。

（1）样本采集及运送：DPP4 已被确认为 MERS-CoV 的细胞受体，主要在非纤毛支气管上皮细胞、肺泡上皮细胞和巨噬细胞中表达，而在上呼吸道上皮细胞中不表达。因此，下呼吸道样本，如支气管肺泡灌洗液、痰和气管内吸出物，通常含有较高的病毒载量。WHO 指南建议，应尽可能同时采集患者的上呼吸道和下呼吸道样本。样本的采集频率应根据当地情况确定，但至少应每 2～4 天采集一次，直至患者临床痊愈。

对于血清抗体检测，确认感染需要两份间隔 3～4 周的血清样本。第一次样本采集应在症状开始的第一周内进行。如果只能收集到一份血清样本，则应在症状出现后至少 14 天进行采集。采集后的样本应尽快送往实验室，可以在 4℃下存储和运输。如果样本送达实验室时间可能超出 72h，应将其在−20℃下储存，并用干冰运输，同时应避免标本的反复冻融。

（2）RT-PCR 检测：MERS-CoV 感染的常规确诊是通过 RT-PCR 等核酸扩增试验（nucleic acid amplification test，NAAT）来检测病毒 RNA 的独特序列，并在必要时通过核酸测序进行确认。不建议将病毒培养作为常规诊断程序。目前已开发出三种用于 MERS-CoV 常规检测的 RT-PCR 方法，包括针对 E 蛋白基因上游区域（upE）、开放阅读框 1b（ORF1b）和开放阅读框 1a（ORF1a）的检测。upE 区域的检测因灵敏度较高而被推荐用于初步筛查；ORF1a 区域的检测灵敏度与 upE 相当；而 ORF1b 区域的检测灵敏度则低于 ORF1a。此外，还有两种针对 MERS-CoV 核衣壳（N）蛋白基因的检测方法，可作为 upE 和 ORF1a 检测的补充。这些检测方法均不与其他人类冠状病毒产生交叉反应。

（3）血清学检测：WHO 建议在以下情况下进行血清学检测，按《国际卫生条例》需检测，但因条件限制无法开展 NAAT 检测的人员；血清学检测是正在进行的疫情调查的一部分；回顾性评估疫情的程度。常用的血清学方法包括直接 ELISA 和间接 ELISA，若抗体呈 4 倍及以上增高，则认为检测结果为阳性。对于有症状的患者，如果血清学检测阳性，并且间隔 14 天的样本显示中和试验阳性，则无论 RT-PCR 结果如何，都认为其属于确诊病例。对于无症状患者，如果血清学检测阳性且该样本中和试验也阳性，则认为其属于可能病例。对于接触者，如果血清学检测阳性且该样本中和试验阳性，则认为其曾感染过 MERS-CoV。

3. 影像学检查　是 MERS 临床综合诊断的主要组成部分，也是指导治疗的重要依据，包括疾病早期发现、鉴别诊断、监视动态变化和检出并发症。

（1）影像检查技术：胸部 X 线检查和计算机断层扫描（computed tomography，CT）是 MERS 的主要检查方法。普通 X 线检查一般采用立位后前位 X 线胸片，床旁胸片检查在患者情况允许的情况下应采用坐位拍摄后前位 X 线胸片。数字化影像技术如计算机 X 线摄影术和数字 X 线摄影术有助于提高胸部 X 线检查的诊断质量。CT 可检出 X 线胸片难以发现的病变，一般应采用高分辨率 CT 检查。在图像存储与传输系统基础上建立的影像工作流程可提高工作效率，减少交叉感染。

（2）影像学检查程序：①初次检查：对于临床怀疑为 MERS 的患者首先选用胸部 X 线检查。在 X 线检查未见异常且临床怀疑 MERS 的情况下，应及时复查。如有条件可采用 CT 检查。②治疗复查：在 MERS 治疗中，需要复查 X 线检查了解疾病的病情变化和治疗效果。一般 1～2 天复查 X 线检查 1 次，或根据患者的病情发展及治疗情况缩短或延长复查时间。如果 X 线检查怀疑合并空洞或肺纤维化，有条件者可进行 CT 检查。③出院检查：出院时需要拍摄 X 线检查。出院后应定期复查，直至炎性影像完全消失。对于 X 线检查已恢复正常的病例，CT 可以显示 X 线检查不能发现的病变。

引起 MERS 的新型冠状病毒引起的病毒性肺炎主要表现为弥漫的支气管血管束周围阴影、小结节阴影及局限性或弥漫性浸润阴影，这些表现可以单独出现，也可以同时存在。根据病情的不同阶段可表现为单侧至双侧的肺部影像学改变，主要特点为胸膜下和基底部分布，以磨玻璃影为主，可出现实变影。部分病例可有不同程度胸腔积液。影像学变化快，无明显特异性，对于诊断 MERS 和监测病情进展及预后有明确的提示作用。

（三）临床诊断

1. 疑似病例　患者符合流行病学史和临床表现，但尚无实验室确认依据。

（1）流行病学史：发病前 14 天内有中东地区和疫情暴发地区旅游或居住史；或与疑似病例、临床诊断病例、确诊病例有密切接触史。

（2）临床表现：难以用其他病原感染解释的发热（体温≥38℃），伴呼吸道症状。

2. 临床诊断病例

（1）满足疑似病例标准，仅有实验室阳性筛查结果（如仅呈单靶标 PCR 或单份血清抗体阳性）的患者。

（2）满足疑似病例标准，因仅有单份采集或处理不当的标本而导致实验室检测结果阴性或无法判断结果的患者。

3. 确诊病例 具备下述四项之一，可确诊为 MERS 实验室确诊病例：

（1）至少双靶标 PCR 检测阳性。

（2）单个靶标 PCR 阳性产物，经基因测序确认。

（3）从呼吸道标本中分离出 MERS-CoV。

（4）恢复期血清中 MERS-CoV 抗体较急性期血清抗体水平阳转或呈 4 倍及以上升高。

4. 无症状感染者 无临床症状，但具备实验室确诊依据四项之一者。

（四）鉴别诊断

本病在临床上主要与其他病毒和细菌等所致的肺炎、肾损伤进行鉴别，也要与特殊的非感染性疾病（风湿免疫病）进行鉴别。流行病学史有助于 MERS 引发的肺炎和肾损伤与其他疾病进行鉴别，早期的病毒核酸检测可明确诊断。

四、防控技术

MERS-CoV 是继 SARS 之后，人类发现的又一个新型冠状病毒，对其认识仍需进一步深入。尽管 SARS 在全球的肆虐已经过去了一段时间，我们也已经明确 SARS-CoV 是动物中 SARS 样冠状病毒在反复与人接触中跨种属突变后产生的。但对其原始宿主、中间宿主，以及如何跨种属突变造成人间流行尚不十分清楚，因此，人类发生类似 SARS 的流行依然存在可能。鉴于目前频繁的国际性人员流动以及病原变异的可能性，MERS 输入我国的可能性依然存在。因此，我们需要做好以下防控工作：

（一）加强监测

在依托我国不明原因肺炎监测网络的基础上，加强对不明原因肺炎的患者或对患有不明原因的严重、进行性或并发的呼吸道疾病且治疗无效果的人群进行新型冠状病毒检测，尤其是对来自世界已知受影响地区的旅行者或居民出现类似症状的。WHO 也鼓励各国继续对严重急性呼吸道感染（severe acute respiratory infection，SARI）实施监测，彻底调查任何 SARI 病例或者卫生人员中出现的 SARI 聚集病例。

（二）做好院内防控

沙特院内感染案例和医务人员的感染均表明医院是产生 MERS 聚集性病例的高危场所。医疗机构须加强院感监测工作，严格实施消毒隔离制度，为医务人员提供合适、必要的防护用品。同时加强对医务人员的培训，增强对 MERS 的认识，提高早期发现患者的能力，并切实提高个人防护意识。

（三）加强宣教

通过有效的宣传方式和手段开展对公众的健康宣传和教育，正确认识 MERS，既要避免引发不必要的恐慌，也要让公众明白出现较严重的发热、咳嗽等呼吸道感染症状，尤其是去过有病例的国家旅游史的人，要及时就医。

（郑舒方）

第 12 节 寨卡病毒病

一、发现与流行特征

寨卡病毒病（Zika virus disease，ZIKV）是由寨卡病毒引起的一种蚊媒传染病，属于黄病毒科

(Flaviviridae)黄病毒属(*Flavivirus*)。

(一)发现

1947 年,寨卡病毒的故事始于乌干达南部的寨卡丛林。当时,科学家们为了研究丛林黄热病,在恩德培半岛寨卡森林附近建立了监测站,他们抓来一些猴子放在笼子里观察。在这些猴子中,有一只编号为 776 的恒河猴突然出现发热的症状。为了查找猴子生病的原因,研究人员抽取了这只猴子的血液,结果从这只猴子体内分离出了一种新的病毒,后来被命名为寨卡病毒。随后在 1948 年初,人们从当地非洲伊蚊体内分离出了寨卡病毒,血清学研究证实,人类也会被感染。不过,在此后长达 60 多年的时间里,寨卡病毒并没有引起人们的广泛关注,因为仅有 14 例人类自然感染的报告和 2 例志愿者在实验室感染的报告。所有病例报告都显示疾病的表现轻微、短暂,可以完全自愈,不留任何后遗症。在 1952 年,科学家们进一步推测寨卡病毒和其他非洲新发现的病毒可能对中枢神经系统产生影响或使孕妇感染影响胎儿,但这仅是一种推测。当时所有的临床观察都显示这种疾病是少见的;即使出现,对人类的危害也较轻。在接下来的几年中,寨卡病毒的流行逐渐被确认。1954 年,第一例寨卡病毒感染的人类病例在坦桑尼亚被记录。此后,寨卡病毒在非洲和亚洲的一些地区传播,但感染人数相对较少,病毒的流行并未引起广泛关注。在 20 世纪 60 年代,寨卡病毒在亚洲的传播开始显现。1966 年,巴基斯坦和印度报告了寨卡病毒的感染病例。尽管此时病毒的传播范围有所扩大,但由于病例数量仍然较少,寨卡病毒仍然被视为一个边缘性的公共卫生问题。20 世纪 80 年代,寨卡病毒首次被确认为一种可能导致疾病的病原体。1981 年,巴西首次报告了寨卡病毒感染病例,然而,病例数量依然有限。研究人员开始关注寨卡病毒与其他黄病毒(如登革病毒和黄热病毒)的相似性。

2007 年,寨卡病毒在西太平洋密克罗尼西亚联邦的雅浦岛引发了第一次较大的流行。在这次疫情中,雅浦岛上有 185 例患者出现了发热、头痛、皮疹、结膜炎和关节痛的症状,其中 49 例被实验室证实为寨卡病毒感染,59 例被诊断为寨卡病毒感染疑似病例。这次疫情成为当时有史以来最大的一次寨卡病毒人类感染暴发事件。根据后来的流行病学调查,估计雅浦岛上 3 岁以上的居民中有 73%遭受寨卡病毒感染。尽管这次疫情暴发的规模较大,但感染者中只有大约 20%的人出现临床症状,并且这些症状较轻,主要包括轻度发热、头痛、疲乏、皮疹、关节痛和结膜炎,手掌和足底红肿,口唇干裂,舌红如草莓。这些症状通常持续 2～7 天,并且自行好转,没有导致住院或死亡的严重患者。由于寨卡病毒感染的临床表现与登革热相似,且症状较轻,当时人们并没有对这种病毒产生足够的重视,只把它看作是登革热的一个“温和的表兄弟”。这次在雅浦岛的寨卡病毒疫情暴发虽然最终没有造成严重的健康危机,但它标志着寨卡病毒开始在更广泛的地理范围内传播,并且暗示了这种病毒可能对人类健康构成更大的威胁。

2013～2014 年间,法属波利尼西亚发生了更大规模的疫情,报告了约 32 000 例疑似病例,并且疫情扩散到了太平洋的其他地区。2015 年 5 月,在巴西,寨卡病毒的流行导致了大量感染,据估计有 150 万人受到了感染。寨卡病毒与新生儿小头畸形的关联引起了全球的关注,这种神经系统的并发症不仅影响婴儿的头部尺寸,还可能导致严重的发育问题和其他先天畸形。随着疫情的扩散,寨卡病毒开始在美洲其他地区出现。哥伦比亚、萨尔瓦多、厄瓜多尔和阿根廷等国也报告了寨卡病毒感染病例。例如,哥伦比亚有超过 13 500 人感染寨卡病毒,并出现了约百名小头畸形婴儿,预计 2016 年感染寨卡的患者可能多达 60 万人。萨尔瓦多卫生部副部长甚至建议该国妇女在 2018 年前避免妊娠,以减少潜在的风险。在加勒比地区,寨卡病毒也开始出现,加勒比公共卫生健康局在 15 个国家和地区范围内已确诊 5 个寨卡热病例,这是加勒比地区首现寨卡热。欧洲和亚洲也未能幸免。爱尔兰卫生部门宣布该国发现 2 例寨卡病毒感染病例,感染者最近从暴发疫情的国家旅行回国。印度尼西亚也证实了寨卡病例的存在,研究人员在研究 2014 年 12 月～2015 年 4 月之间的骨痛热症疫情期间的样本而发现此寨卡病例,表明寨卡病毒很可能在印度尼西亚流传过一段时间。鉴于寨卡病毒的广泛传播和严重并发症,WHO 在 2016 年 2 月 1 日宣布将寨卡病毒定为“国际关注的突发公共卫生事件”。各国政府和卫生组织加强了对病毒传播的监测和控制措施，开展了针对疫苗研发的研究。同时，公众卫生宣传也成为重要的干预手段，旨在提高人们对寨卡病毒传播和预防措施的认识。在这一时期，研究人员开展了大量关于寨卡病毒的研究，探索其传播机制、临床表现和潜在的疫苗研发方向。多种疫苗候选者进入了临床试验阶段，许多国家和国际组织也开始加强对孕妇的健康监测。

在 2017 年及以后的几年中，寨卡病毒的传播有所减缓，疫情得到了一定程度的控制。然而，研究仍在继续，疫苗研发仍是重点之一。多个研究团队正在探索不同的疫苗平台，包括 DNA 疫苗、灭活疫苗和病毒样颗粒（virus-like particle，VLP）疫苗等。尽管寨卡病毒在某些地区的流行减缓，但病毒的潜在传播风险依然存在，特别是在气候变化和城市化进程均加快的背景下，新的疫情可能随时发生。因此，公共卫生部门继续加强对寨卡病毒的监测和研究，以确保能够快速应对未来的疫情。

目前，寨卡病毒病尚无特效药物，主要防控手段是控制传播媒介——蚊虫。在巴西疫情暴发期间，尽管使用传统杀虫剂，但效果不佳，且可能导致蚊虫产生抗药性，进而使用更强毒性的杀虫剂，这不仅对环境有害，而且成本高昂。

寨卡病毒病作为一种突发性传染病，其快速暴发的原因之一是人们在疾病初期对其认识不足，未能及时采取有效措施，且缺乏针对病原体的特效治疗，主要依靠对症治疗。如果感染者未能及时治疗，可能会引发并发症。然而，并非所有患者都能获得必要的治疗，尤其是在医疗资源匮乏的发展中国家贫困地区。未及时诊断和治疗的感染者可能会通过蚊虫叮咬将病毒传播给更多人。随着科学研究的不断深入，寨卡病毒的传播机制、影响以及预防控制措施都得到了更全面的理解。尽管目前的研究和疫苗开发取得了一定进展，但对寨卡病毒的监测和防控依然是公共卫生领域的重要任务。全球各国需要继续加强合作，以应对寨卡病毒可能带来的威胁。

（二）流行特征

寨卡病毒病的传染源主要是感染了寨卡病毒的人，不论是出现症状的人还是没有任何症状的隐性感染者，他们都能传播病毒。尤其需要特别注意的是孕妇，她们感染了寨卡病毒，可能会在妊娠期间传给胎儿，导致严重的出生缺陷。此外，寨卡病毒也可能通过非人灵长类动物传播，增加了病毒传播的复杂性。

寨卡病毒是一种主要通过蚊子叮咬传播的病毒，特别是埃及伊蚊和白纹伊蚊，它们通常在白天活动，将病毒从一个人传播给另一个人。然而，寨卡病毒的传播并不仅限于蚊子叮咬，它还可以通过其他几种方式传播。

性传播是寨卡病毒传播的另一种途径。这种病毒可以通过各种性行为，从一个人传播到另一个人，即使感染者没有出现任何症状。母婴传播也是寨卡病毒传播的一个重要途径。如果孕妇感染了寨卡病毒，病毒可以通过胎盘从母亲传播到胎儿，这种情况被称为宫内传播。此外，病毒还可以在分娩过程中从母亲传播给新生儿，这被称为围生期传播。寨卡病毒还可以通过血液传播，如通过输血或血液制品。在实验室环境中，如果处理不当，寨卡病毒也可能通过暴露传播给操作病毒的研究人员。最近的研究还发现，寨卡病毒可以通过感染者的尿液传播。这意味着蚊子的幼虫可能在被病毒污染的水体中直接感染寨卡病毒，这不仅缩短了病毒的传播周期，而且可能促进了病毒在自然环境中的快速传播。

1. 易感人群 各年龄人群普遍易感，没有种族、性别的差异。无论男女老少，只要没有接触过这种病毒，都可能成为感染的对象。

在成年人中，尤其是那些在户外活动时间较长的人，由于更有可能被携带病毒的蚊子叮咬，所以他们感染寨卡病毒的风险可能会更高一些。相比之下，儿童虽然同样易感，但由于他们的活动范围可能相对有限，发病率可能会稍低。

寨卡病毒的一个特点是，大多数人在感染后不会出现症状，只有 5%～10%的人发病，但均可获得持久的免疫力，没有复发、二次感染或病毒携带状态。故发病率的高低与人群免疫水平密切相关。

2. 地理分布 寨卡病毒主要分布在热带和亚热带地区，这些地区有其主要传播媒介——埃及伊蚊和白纹伊蚊。早期病例主要集中在乌干达和坦桑尼亚等东非国家。进入21世纪后，寨卡病毒逐渐扩展至亚洲和太平洋地区。例如，2007年在密克罗尼西亚联邦雅浦岛发生的疫情首次引起了全球的关注。随后，2015年寨卡病毒在巴西暴发，并迅速蔓延至南美洲的多个国家，感染人数激增。这次疫情不仅影响了健康系统，也引发了广泛的公共卫生危机。在21世纪20年代，寨卡病毒的传播相对减缓，但仍然在热带和亚热带地区存在一定的流行风险，尤其是在蚊虫孳生的环境中。因此，寨卡病毒的地理分布与气候、生态条件及人类活动密切相关。

3. 季节特点 寨卡病毒的传播受季节性因素的影响，特别是在热带和亚热带地区。蚊虫在温暖潮湿的气候条件下繁殖最为旺盛，通常在雨季和夏季的高温期间繁殖率显著增加，尤其是在那些蚊虫孳生的地区。例如，在巴西和其他南美洲国家，寨卡疫情的暴发往往发生在雨季。

气候变化对寨卡病毒的传播模式也产生了影响。随着气温的上升和降水模式的变化，蚊虫的分布范围可能会扩展到更高纬度和更高海拔地区，这可能导致新的疫情暴发。此外，气候变化也可能影响蚊虫的生命周期和繁殖周期，进而影响寨卡病毒的传播动态。然而，由于蚊子在室内也可以活动，因此在没有季节性温度变化的热带地区，寨卡病毒全年都可能传播。在温带地区，寨卡病毒的传播可能会受到季节的限制，因为寒冷的冬季可能会减少蚊子的数量。

二、病原学特征

（一）分类

寨卡病毒属于黄病毒科黄病毒属，是一种单股正链RNA病毒，有包膜。

（二）理化特性

寨卡病毒颗粒呈球状，直径为40～70nm，由衣壳蛋白和RNA组成核心，由脂质双层膜包裹外层结构，其中包含膜蛋白M和E。

寨卡病毒根据基因组序列的不同，可以分为两个亚型：非洲型和亚洲型。这两种亚型都能够引起寨卡病毒病，但亚洲型寨卡病毒与成人吉兰-巴雷综合征和婴幼儿小头畸形等严重疾病的发生有关。寨卡病毒对酸和热敏感，60℃条件下30 min就能使其灭活，同时也能被70%乙醇、1%次氯酸钠、脂溶剂、过氧乙酸等消毒剂及紫外线照射灭活。在pH 6.8～7.4的条件下最稳定，在−70℃或冷冻干燥状态下可长期存活。

（三）致病性和抵抗力

寨卡病毒可以引起发热、皮疹、关节肌肉痛和结膜炎等临床特征。在成人和儿童中，寨卡病毒感染与吉兰-巴雷综合征有关，这是一种急性炎性脱髓鞘多神经病。在孕妇中，寨卡病毒感染与先天性寨卡综合征（congenital Zika syndrome，CZS）有关，可能导致胎儿小头畸形和其他先天畸形或发生早产和流产。寨卡病毒对中枢神经系统的细胞具有高度的感染性，尤其是对于神经干细胞（neural stem cell，NSC），它可以导致细胞死亡和阻碍神经发育。

寨卡病毒的抵抗力相对较弱，不耐酸、不耐热，标准消毒剂如70%乙醇、1%次氯酸钠、脂溶剂、过氧乙酸以及紫外线照射都可以将其灭活。

（四）培养特性

寨卡病毒可以在多种细胞系中生长，包括蚊虫来源的常用蚊源细胞C6/36细胞系和哺乳动物来源的仓鼠肾细胞系（BHK21）、非洲绿猴肾细胞系（Vero）。寨卡病毒的培养特性还包括其对环境的敏感性。

（五）基因组结构

基因组为长约11kb的单股正链RNA，其结构可以划分为三个主要部分：5′非翻译区、开放阅读框，以及 3′非翻译区。5′非翻译区位于基因组的起始部分，由大约 100 个核苷酸组成，而 3′非翻译区则位于基因组的末端，包含约 420 个核苷酸。在基因组的中心部分是开放阅读框，它的长度约为 10kb，负责编码一个长的多聚蛋白前体。这个前体在经过宿主和病毒蛋白酶的切割后，形成了病毒的三个结构蛋白（衣壳蛋白 C、前膜/膜蛋白 prM/M 和包膜糖蛋白 E）以及七个非结构蛋白，包括 NS1、NS2A、NS2B、NS3、NS4A、NS4B 和 NS5。

3′非翻译区中的 xrRNA 能够保护病毒基因组不受宿主 Xrn1 核酸外切酶的降解，从而有助于寨卡病毒亚基因组 RNA 的产生，该 RNA 可通过多种途径拮抗宿主天然免疫系统，是决定寨卡病毒致病性的重要因素。

（六）病理及发病机制

寨卡病毒通过蚊的叮咬进入人体，通常是埃及伊蚊。病毒首先在蚊子的中肠细胞内复制，然后进入唾液腺，经过大约 10 天的潜伏期后，蚊子就能传播病毒了。当蚊子叮咬了人类，感染表皮角质形成细胞等，进而扩散到全身各组织器官。

在人体内，寨卡病毒的潜伏期为 3～12 天，之后可能会出现症状，如发热、皮疹等。大多数感染者不会出现严重症状，但病毒的潜在影响可能非常严重，尤其是在妊娠期间。寨卡病毒能够穿过胎盘，影响胎儿的大脑发育，导致小头畸形等先天性异常。

寨卡病毒与宿主细胞的相互作用非常复杂。病毒通过与宿主细胞表面的特定受体结合来进入细胞，这些受体包括树突状细胞特异性细胞间黏附分子-3 结合非整合素（DC-SIGN）和一些磷脂酰丝氨酸受体蛋白。这些受体帮助病毒进入免疫细胞、神经细胞等，从而在体内扩散。

在神经系统方面，寨卡病毒对神经干细胞的影响尤为显著。研究发现，寨卡病毒会降低神经干细胞中一种名为双皮质素（doublecortin，DCX）的蛋白质水平，这种蛋白质对于神经细胞的分化和迁移至关重要。这可能是寨卡病毒影响大脑发育的一个关键机制。

此外，寨卡病毒还能诱导宿主细胞表达一些模式识别受体，这些受体有助于启动对病毒的免疫反应。然而，病毒也演化出了一些策略来逃避宿主的免疫系统。

三、临 床 表 现

寨卡病毒感染的临床表现可以分为以下几个阶段：

（一）潜伏期

寨卡病毒的潜伏期通常是指从感染病毒到出现症状的时间，一般为 3～14 天，平均 7 天。在这段时间里，感染者可能没有任何感觉，或者只有轻微的、非特异性的症状。

（二）侵入期（急性期）

在潜伏期之后，感染者会进入急性期，这时病毒开始在体内繁殖并引起症状。这个阶段的症状可能包括发热、皮疹、结膜炎、关节痛和肌肉痛等。这些症状通常在感染后的 3～5 天内出现，并可能持续几天。

（三）缓解期

缓解期是指症状开始减轻的阶段。在这个阶段，发热和皮疹可能会逐渐消退，关节和肌肉的疼痛也会减轻。这个过程通常在症状出现后的一周内发生。

（四）中毒期

寨卡病毒感染通常不会引起中毒期，这在其他一些疾病中可能是指症状非常严重，可能对生命造成威胁的阶段。寨卡病毒感染大多数是温和的，并且大多数人可以完全恢复。

（五）恢复期

恢复期是指感染者的身体开始恢复到感染前状态的阶段。在这个阶段，症状逐渐消失，身体的各项功能也在逐渐恢复。对于大多数寨卡病毒感染者来说，这个时期通常在症状出现后的1周左右开始，并且大多数人可以完全康复。

另外，对于孕妇来说，如果感染了寨卡病毒，即使她们自己的症状很轻微，病毒也可能对胎儿造成严重影响，如小头畸形和其他先天性问题。此外，寨卡病毒感染还可能与吉兰-巴雷综合征等并发症有关。

四、诊断及鉴别诊断

（一）临床诊断

寨卡病毒感染的临床特征为发热、皮疹、关节肌肉痛和结膜炎等。临床诊断主要基于患者的症状和体征，以及流行病学史，如发病前14天内在寨卡病毒病流行地区旅行或居住，或与确诊病例或临床诊断病例有过性接触。

（二）实验室诊断

（1）病毒核酸检测：通过细胞培养技术，将从患者血液、尿液、唾液、羊水、胎盘组织或精液等采集的样本接种于特定的细胞中，如C6/36、BHK21或绿猴肾（vero）细胞，分离出病毒。病毒的鉴定通过检测核酸的方法进行，这是一种确诊寨卡病毒感染的金标准方法。

（2）血清学检测：采用ELISA、免疫荧光等方法检测患者血清中的特异性IgM和IgG抗体。IgM抗体通常在发病后3～5天内可被检测到，而IgG抗体在IgM之后产生，并可维持较长时间。需要注意的是，寨卡病毒血清学检测可能与其他黄病毒属成员如登革病毒、黄热病病毒和西尼罗病毒等存在交叉反应，因此需要谨慎解释结果。

（3）基因诊断：通过RT-PCR方法检测患者样本中的病毒RNA，是目前早期诊断的主要方法。通常采用病毒基因组中相对保守的区域如NS5和E基因作为靶标进行检测。这种方法可以快速、准确、灵敏地检测出病毒RNA，适用于感染早期的诊断。

（三）鉴别诊断

寨卡病毒感染的症状与其他一些由蚊子传播的疾病相似，需要与登革热、基孔肯亚出血热、黄热病、西尼罗热、钩端螺旋体病和疟疾等疾病进行鉴别。鉴别诊断需要基于实验室检测结果，以排除其他可能的疾病。

五、防控技术

目前尚无可用于预防或治疗寨卡病毒感染的疫苗。

（一）个人防护意识

穿着尽可能多地覆盖身体的衣服（最好是浅色）；使用物理屏障，如安装纱窗和关闭门窗；根据产品标签说明在皮肤或衣服上涂抹含有避蚊胺、驱蚊酯或埃卡瑞丁的驱蚊剂。

（二）环境管理

伊蚊可在家庭、学校和工作场所周围的少量积水中繁殖。必须设法消除这些蚊子孳生场所，包括覆盖蓄水容器、清除花盆中的积水、清理垃圾和用过的轮胎。社区举措至关重要，可支持开展地方政府和公共卫生规划以减少蚊子孳生场所。卫生主管部门还可建议使用杀幼虫剂和杀虫剂，以减少蚊子数量和疾病传播。

（三）旅行预防

孕妇和准备受孕的女性应避免前往寨卡病毒流行的地区。其他旅行者在出发前应咨询医生，了解目的地的疫情状况，并采取必要的预防措施。

（四）安全性行为

要求在流行地区对所有感染者及性伴侣进行风险告知，提供避孕咨询服务，建议孕妇采取安全性行为或禁欲；对于无保护性行为后的女性，提供紧急避孕咨询；对于从流行地区返回的个体，建议在一段时间内维持安全性行为或禁欲，以降低性传播风险。

（五）健康教育

通过公共卫生宣传，提高公众对寨卡病毒病的认识，教育公众识别蚊子孳生地，并采取行动清除。寻求健康咨询，了解如何采取预防措施，并在出现症状时及时就医。

（六）监测和报告

医疗机构应提高对寨卡病毒感染的警觉性，确保及时诊断和报告病例，以便及时控制疫情。

（七）血液安全

寨卡病毒流行的地区，应加强血液供应的监测和管理，确保献血者的血液是安全的，防止通过输血传播病毒。

目前控制寨卡病毒的主要手段仍然是蚊虫控制。在巴西疫情期间，尽管使用了传统杀虫剂来消灭蚊虫，但效果并不理想，并且导致了蚊虫对这些杀虫剂产生抗药性。这种抗药性的发展迫使人们转而使用毒性更强的杀虫剂，这不仅对生态环境造成了严重破坏，而且传统杀虫剂的成本通常也非常高。在这种情况下，生物防治作为一种可能的化学防治替代方案，受到了广泛关注。

近年来，利用蚊虫共生菌沃尔巴克氏体（Wolbachia）来控制蚊媒传播疾病成为研究的热点。沃尔巴克氏体的控制原理包括缩短宿主蚊虫的寿命和诱导细胞质不亲和性（cytoplasmic incompatibility，CI）。CI 效应指的是，当携带沃尔巴克氏体的雄蚊与未携带该共生菌的野生雌蚊交配时，雌蚊产下的卵不会孵化或孵化率极低。而当携带沃尔巴克氏体的雄蚊与同样携带该共生菌的雌蚊交配时，其后代则不受影响。因此，通过 CI 效应，可以赋予携带沃尔巴克氏体的雌蚊生殖优势，一方面，通过连续释放携带沃尔巴克氏体的雌蚊和雄蚊，可以在蚊群中扩散携菌蚊虫，实现种群替换；另一方面，通过仅释放携带沃尔巴克氏体的雄蚊，可以实现蚊群的压制甚至根除。

在一些国家，蚊虫替换和抑制策略已经被实施。例如，2011 年，研究人员在澳大利亚凯恩斯的两个小镇首次释放了携带 *wMel* 型沃尔巴克氏体的蚊虫，并成功实现了蚊群替换。2014 年，越南、印度尼西亚和巴西里约热内卢也公开释放了携带沃尔巴克氏体的蚊虫，同样实现了蚊群替换的效果。2015～2017 年，为了控制广东的登革热疫情，中山大学奚志勇领导的团队在广州的沙仔岛和大刀沙村释放了携菌雄蚊，实现了蚊群压制的效果。已有研究表明，携带沃尔巴克氏体的蚊虫能够降低寨卡病毒的传播。因此，释放携带沃尔巴克氏体的蚊虫有望成为控制寨卡病毒的新策略。

（金少月）

第4章 监测策略

第1节 疾病监测

疾病监测是最基本的疾病预防和控制活动之一，其本质就是利用数据来监测卫生问题以便进行疾病预防或控制。任何一项有组织的公共卫生实践或疾病预防控制活动，从总体而言，都必然包括监测、干预以及流行病学研究三个组成部分。通过疾病监测，可以描述疾病负担、早期识别疾病的暴发和流行、确定疾病的防治重点（优先等级）、制定和评价预防控制策略和措施及其效果，并为深入研究提供线索，建立和验证研究假说。因此，有效的疾病预防和控制措施依赖于疾病监测。可以说，无论是全球还是一个国家，抑或是一个地区，如果缺乏良好的监测体系和监测工作，任何疾病的预防、控制项目都无法有效开展，更难以取得成功。

一、疾病监测的历史

（一）疾病监测的起源

随着人类对疾病和健康的认识不断丰富和扩展，疾病监测的内涵和外延也不断与时俱进。疾病监测历史悠久，在中世纪末期，西欧国家开始关注城镇居民的健康防护和卫生服务。17 世纪，约翰·格朗特（John Graunt）利用死亡报告卡来监测伦敦地区居民的疾病状况，17 世纪中后期，戈特弗里德·莱布尼茨（Gottfried Leibniz）建立卫生委员会，对监测事件进行定量分析，并提出死亡统计的概念。18 世纪末，约翰·彼得·弗兰克（Johann Peter Frank）在德国由他负责的医学系统中提出了更综合的监测形式，包括学校卫生、外伤预防、母婴健康、公共饮用水和环境的监测。威廉·法尔（William Farr）被尊称为流行病学的奠基人，也是现代疾病监测的开拓者，1839～1879 年，他在担任威尔士和英格兰登记办公室统计处高级官员时，一直致力于收集、汇总、分析、评价生命统计资料，并把分析结果向当局报告。

（二）美国疾病监测的发展

美国早期的疾病监测主要是对传染病的监测。1741 年，罗德岛州当局通过一项法令，旅店必须向当局报告患天花、黄热病、霍乱等烈性传染病的旅客。这已具备监测的雏形。1850 年，联邦政府首次公布 10 年一次的人口普查中死亡统计结果，全国性的监测活动正式开始。1878 年，为了对烈性传染病，天花、鼠疫等进行检疫，议会要求公共卫生署报告发病情况。1893 年，全美开始分州、市每周报告收到的传染病信息。1901 年，所有的州和市都制定了法律，列出该州（市）的法定报告传染病。1925 年，所有的州均加入全国发病报告系统。1948 年，公共卫生署修订了报告程序，全国生命统计办公室以《发病率和死亡率周报（MMWR）》形式反馈给各地。有系统的疾病监测工作于 20 世纪 40 年代末在美国开始，监测主要针对烈性传染病，以便能及时隔离患者。1946 年美国疾病预防控制中心牵头各州卫生署开展疟疾消除规划，系统收集疟疾流行的监测资料，对规划的实施发挥重要作用。1955 年关于脊髓灰质炎控制中监测的重要性有了新的体现。1963 年，朗缪尔（Langmuir）把监测的概念扩大到对人群的监测，把疾病监测定义为“通过系统地收集、汇总和评价发病与死亡的报告以及有关资料，持续地观察疾病的分布和趋势，并且常规地把资料分发给需要知道这些情况的人”。1986 年，美国疾病预防控制中心对监测做出以下概括：“流行病学监测是连续系统地收集、分析和解释同公共卫生计划和评价有关的资料，及时地把资料分发给应该知道这些情况的人。监测的最后一个环节是把这些资料用于预防和控制疾病。”

（三）中国疾病监测的发展

20 世纪 30 年代，陈志潜在河北定县（现称定州市）进行小范围的公共卫生服务和流行病学监测。1935 年协和医学院公共卫生系主任兰安生，在现在北京东城内务部街一带，建立了“北平第一卫生事务所”，成为公共卫生系的教学基地。管辖人口由 5 万人发展到 10 万人，在开展“地段保健”“各科门诊”“工厂卫生”“学校卫生”的工作中，积累资料，开展监测活动，1949 年何观清出任第一卫生事务所所长。1950 年，我国正式组建全国防疫系统，开展全国传染病疫情报告，规定的报告传染病被称为“法定报告传染病”，报告的病种经过多次调整，应依据最新版的传染病防治法进行报告。1987 年实现了计算机联网上报全国疫情。2003 年后，建立了以互联网为基础的疫情网络直报系统，各级医院都可以在第一时间直接向国家报告疫情，后来又将计划免疫监测、卫生学监测、慢性病监测、舆情监测等纳入该系统，在世界各国中独树一帜。这一系统至今仍然是我国最重要、最基本的宏观监测系统。

此外，在卫生部的领导下，何观清教授于 1978 年牵头在国内建立首批 13 个综合监测点，每个监测点 10 万人口，收集人口、出生、死亡（含死因）、传染病以及计划免疫等资料，试图通过监测点资料来确定疾病模式，发现主要卫生问题。至 1995 年，这些监测点已增至 145 个，遍布 29 个省（自治区、直辖市）监测人口超 1000 万，约占我国总人口的 1%。同时其他监测系统，如医院感染和病原耐药性监测系统（1986 年），卫生部死亡监测点系统，以及食物中毒监测等系统也相继建立。1995 年，为了消灭脊髓灰质炎，我国成功地开展了以“零病例报告”和小儿“急性弛缓性麻痹”的主动监测。1989 年，按照分层整群随机抽样的原则，重新组建监测点，进一步获得地域、城乡分布均衡性和代表性。这为制定“中国 2000 年预防保健目标”，世界银行进行“发展中国家成人健康研究”，以及有关“中国人群健康状况”研究，发挥更大的作用；同时发展一套适合中国的监测系统评价指标体系和数据质量评价方法。

进入 21 世纪后，我国疾病监测进入快速发展期，成效显著。2003 年 SARS 暴发为其发展带来了历史契机，步入快速发展轨道。2004 年中国疾病预防控制信息系统投入使用，极大地提高了报告的及时性和完整性。此外，2005 年前后针对 20 余种传染病相继建立或扩大了专病监测系统。部分病种还要求开展血清学调查，或收集动物宿主、传播媒介、环境、就医行为、病原耐药性等相关资料。为了病例（感染者）防治管理和服务的需要，对 HIV/AIDS、肺结核患者，在病例报告的基础上建立普遍的病例登记管理信息系统。同时，在国际或国内防控项目的支持下，针对特定疾病的实验室监测网络得到建设和发展。如针对流感、麻疹和肠道病毒等的网络覆盖了全国地市级以上疾控机构，而针对 HIV/AIDS、结核病的网络则覆盖了几乎所有县区级以上疾控机构。近年来，互联网搜索和媒体监测等非结构化监测方法的引入，丰富了疾病监测的数据来源，对提高（新发）传染病暴发发现能力起到重要作用。北京、上海等城市在举办重大活动期间也进行了症状监测的探索。

二、疾病监测基本概念

（一）疾病监测的定义

疾病监测（surveillance of disease）通常又称流行病学监测（epidemiological surveillance），是长期、连续地收集、核对、分析疾病的动态分布及其影响因素的资料，并将信息及时传达给一切应当知道的人（所有利益相关者，包括公众；但不同对象需要的信息有差异），以便采取干预措施。疾病的动态分析不仅指疾病的时间分布，也包括从健康到发病的动态分布和地域分布。其影响因素包括影响疾病发生的自然因素和社会因素。疾病监测只是手段，其最终目的是预防和控制疾病流行。

随着监测资料的广泛利用，监测在公共卫生事业中的作用越来越明显，从监测中得到的信息用于制订、执行和评价公共卫生项目。若监测不与公共卫生项目连接起来，就不称其为完整的监测。故现在一般把监测称为公共卫生监测。从疾病监测到公共卫生监测，是监测内涵、工作内容及其功能的丰富和发展。

1992 年，国际公共卫生监测大会以“利用公共卫生监测指导改善健康和生活质量”为主题，进一步深化了监测的定义，强调监测资料利用是公共卫生监测的重要内容。监测就是为行动（干预）提供信息，称为行动信息（information for action），是对监测的定义的高度概括。其主要内涵可以概括为以下几点：

1. 强调长期地、连续地收集疾病的动态资料，唯此才能及时发现疾病（包括其他健康相关事件，下同）分布及其影响因素的变化，要做到这一点，首先要掌握疾病流行的规律，建立健全监测组织，制订并执行严格的监测计划。

2. 疾病的动态分布，不仅指疾病的人间、时间和地域的动态分布，也包括从健康到发病的疾病谱的动态分布。所谓影响因素，包括与疾病发生有关的自然因素和社会因素。

3. 对收集的资料要认真核对和分析，对资料经过去粗取精能归纳出有用的信息，信息的准确性是疾病监测的生命。

4. 要及时上报和反馈信息，使一切应该了解信息的人都能迅速地知道。这一点十分重要，而我国过去对这一点强调不够，有很多重要的信息一年或者更长时间后才反馈一次，而且疾病监测信息的分发也不尽合理，很多应该知道信息的人得不到或者不能及时得到，致使疾病监测资料的利用事倍功半。要解决这一问题并非很难，只要能引起各级疾病监测系统有关人士的高度重视是会迎刃而解的。

5. 还要特别强调疾病监测是手段而不是最终目的，其最终目的是为控制疾病流行服务。

（二）疾病监测的几个概念

随着健康需求的不断变化和科学技术的发展，疾病监测的内容和方法得到不断丰富和发展，但几个基本概念依然重要，是建立疾病监测系统和开展监测工作需要明确界定和准确掌握的。

1. 被动监测与主动监测 根据上级单位接收监测报告的方式，可以把监测分为被动监测（passive surveillance）与主动监测（active surveillance）。

被动监测指下级单位常规上报监测数据和资料，而上级单位被动接收。各国常规法定传染病报告即属于被动监测范畴。被动监测的主要方式是病例报告（case reporting）。以 AIDS 病例报告为例，病例报告主要目的是及时发现不同地区和不同人群中 AIDS 的发生情况，为掌握全国或某地区 AIDS 流行状况提供基础数据，为评价性病 AIDS 流行现状和趋势提供基础信息。病例报告数据是全国 31 个省（自治区、直辖市）疾病控制、医疗卫生和其他有关机构检测发现报告的 AIDS 感染者、患者和死亡的个案信息。多数由具有 HIV 抗体检测确认资格的实验室接受各医疗卫生等单位送检血样确证后经疾控机构或医疗卫生单位（责任报告单位）上报。病例报告的主要作用是提供不同地区 AIDS 感染者和患者的数量及被发现时间、人群分布及传播途径等信息。是我国 AIDS 监测工作第一阶段的主要方式。病例报告的数据收集方式不能提供各类人群感染率的信息，受投入力度、检测数量和检测人群种类等因素的影响较大。

主动监测是根据特殊需要，由上级单位亲自调查或者要求下级单位尽力去收集病例。我国各级疾控机构开展传染病漏报调查属于主动监测。参加综合疾病监测的疾控机构和基层防保组织，按照统一要求对传染病和非传染病进行重点监测，努力提高报告率和报告质量也属于主动监测。

对于同样的疫情，被动监测与主动监测的结果往往会有质和量的明显差异。例如，我国多数地区肠道传染病的实际发病率比报告发病率高出 2～5 倍。只有通过漏报调查这种主动监测方式，才有可能查清这类传染病实际发生的情况。主动监测的具体活动还包括哨点监测（sentinel surveillance）、行为监测（behavioral surveillance survey，BSS）和重点人群专题调查等。

哨点监测和行为监测是主动监测过程，选择有代表性的地区和人群，统一方法、统一技术、统一试剂，开展逐年定点、定时、定量的纵向观察。例如，AIDS 血清学哨点每年采集 1～2 轮血样，每点每轮连续收集 250～400 人份血样进行 HIV 抗体检测，同时收集少量相关危险行为等信息。哨点监测和行为监测可以获得不同地区和人群 AIDS 感染率和行为危险因素状况和变化趋势资料。哨点监测和行为监测的主要任务是动态掌握不同地区、不同人群 AIDS 感染和危险行为的状况及趋势。在不具备条件或其他原因未开展哨点监测的人群中，需要通过专题调查获得该人群 AIDS 感染和危险行为的信息。

2. 实际病例与监测病例　疾病与健康之间往往缺乏严格的界线，存在着一个疾病诊断标准的问题。例如，病原学和血清学检查是较可靠的传染病诊断方法。对发病率较高而且缺乏临床特异症状的传染病，不可能对每个病例都做出病原学或血清学诊断。按照一定的临床标准做诊断，可能忽略掉一部分实际病例（假阴性），也可能将健康人或者其他疾病病例误诊为某种疾病（假阳性）。此外，也难以搞清病原学分型。尽管如此，在大范围的疾病监测活动中，由于技术或经费方面的限制，与其寻求完美的病原学诊断方法，不如确定一种稳定的临床诊断标准，来观察疾病的动态变化，这样确认的病例称为监测病例。

我国很多种传染病监测上报的病例属于监测性病例。例如，诊断细菌性痢疾主要靠临床症状和镜检，诊断病毒性肝炎主要靠转氨酶检验，诊断流感干脆凭临床印象。在传染病监测中，逐步提高诊断实际病例在监测性病例中的比例固然重要，但更重要的是能定期地调查了解这一比例的变化。

有些监测病例的诊断标准离实际病例的标准相差太远，如流感等。国外索性将这样诊断的病例称为“流感样病例”，而不称作流感病例。

3. 常规报告系统与哨兵医生监测系统　常规报告系统是指诸如我国这样的法定传染病报告系统，其特点是传染病义务报告人都要上报传染病病例。人们对常规报告系统已司空见惯，但必须指出，这不是达到传染病监测目的唯一的报告方式。

为了同样达到监测的主要目的，人们也可以选择花费少、效益高的其他方式。美国有一个监测流感样病例发生的哨兵医生（sentry doctor）监测系统，由美国各地自愿参加的 120 名医生做流感样病例的前哨监测，每周直接向美国疾病预防控制中心报告他们诊断的流感样病例。虽然这些哨兵医生的人数不多，但由于医生的地域分布合理而且工作认真，报告及时，经考察发现，其报告结果与花费很多且报告滞后的美国其他流感监测系统（如流感病原监测系统）监测结果相吻合，因此该系统受到一致好评。目前这一定期公布流感样病例的哨兵医生监测系统的报告，已被纳入美国《发病率与死亡率周报》的一项内容。这种省钱、省力、效益又好的监测方式值得我国效仿。

4. 监测的直接指标与间接指标　众所周知，通过监测可以计算诸如发病数、死亡数和发病率、死亡率等统计指标，这些称为直接指标，是分析传染病疫情趋势时通常应用的指标。个别情况下，监测的直接指标不易获得，可以采用间接指标来达到监测的目的。假如我们不能直接度量一座“冰山”的大小，却可以度量冰山影子的大小时，则可以通过监测影子的变化，间接地判断冰山的变化。为了用最典型的例子说明问题，下面以流感为例说明监测的间接指标。

对每一例流感病例做出确切的诊断很难。即使仅对流感死亡做出诊断，因存在疾病死因归类的问题，也很难完全区分患者因流感死亡还是因肺炎死亡。美国长期以来用“流感和肺炎的死亡数”作为监测流感疫情的间接指标。虽然现在人们已经注意到“流感和肺炎死亡”的病因构成已变得越来越复杂，各式各样与流感无关的肺炎死亡也混杂在内，而且死亡的统计周期也远较发病统计长，但考虑到长期累计资料的价值，目前仍采用“流感和肺炎的死亡数”作为流感疫情的一个指标。

5. 稀型调查与密型调查　在一个监测周期内（一般为一年），对监测指标开展较少次数的调查为稀型调查。稀型调查常用于调查一个监测期内呈现规则动态变化的单项流行病学指标。例如，在麻疹流行前期和后期各开展 1 次人群血清抗体滴度的测定。如果在一个监测周期内开展较多次数的调查（至少 3 次），则为密型调查。密型调查常用于同时监测多项呈动态变化的流行病学指标，以搞清其相互之间的关系，也用于监测不规则动态变化的单项流行病学指标。

在虫媒及自然疫源性疾病的病因学调查中常涉及各种流行病学因素，各种因素的变化都可以以时间为横轴绘出一条曲线。每次调查仅能在各条曲线上各得到一个点值，但不能确定这些曲线的形状和前后的位置，即使积累多年的资料也难以搞清各种因素之间的关系。此时需开展密型调查。例如，在乙脑监测中，涉及蚊媒密度、猪的 H 抗体阳转率、蚊媒带毒率等各项指标，只有开展密型调查才有可能搞清其相互关系。

（三）疾病监测系统

为了达到特定目标而对某种疾病或某个公共卫生问题开展有组织、有计划的疾病监测时，就形成了一个监测系统。疾病监测系统可以分为以下 3 类：

1. 以人群为基础的监测系统 这类系统以人群为现场开展工作。例如，我国的法定传染病报告系统。以人群为基础开展监测时，如果利用通过抽样组成的监测点监测系统，来代替覆盖整个目标人群的常规系统，尤其当监测点具有充分的代表性时，前者不仅耗费低、效率高，而且获得的资料比较准确、可靠、及时，弥补了后者的缺陷。

2. 以实验室为基础的监测系统 这类系统主要利用实验室方法对病原体或其他致病因素开展监测，并通过互联网技术及时报送信息，实现对实验室诊断病例的追踪，鉴定罕见血清型和生物型，都能在发现和调查某些病原菌引起的疾病流行方面提供非常重要的信息。例如，我国的流行性感冒监测系统等。

3. 以医院为基础的监测系统 这类系统以医院为现场开展工作，如我国的医院内感染监测系统、出生缺陷监测系统等。

三、疾病监测目的与特征属性

（一）疾病监测目的

疾病监测的目的是通过监测系统提供并解释疾病监测获得的数据以便控制和预防疾病。为了达到这个目的，某种疾病或其他卫生问题的监测应该有明确的目标。这些目标应该包括清楚地阐明为预防或控制疾病所需要的资料是如何收集、汇总与分析的。例如，肺结核监测的目的是确定活动性肺结核患者从而确保他们能够获得治疗。为此，监测资料的收集应该足够地频繁、及时、完整，以便进行有效的治疗。另一方面，监测目的也可以是评价控制措施对肺结核是否有效。为此，就要追踪肺结核疫情的时间趋势，但资料收集就不需要太快太频繁了。因此，一个疾病监测项目，其监测目的往往不止一个。

概括起来，疾病监测的目的主要包括以下几个方面：

1. 定量描述或估计传染病的发病规模、分布特征、传播范围，如法定传染病常规报告系统。
2. 早期识别流行和暴发，如麻疹监测等。
3. 了解疾病的长期变动趋势和自然史。
4. 对于已消灭（消除）或正在消灭（消除）的传染病，判断疾病或病原体的传播是否阻断。例如，消灭脊髓灰质炎过程中，开展的急性弛缓性麻痹（acute flaccid paralysis，AFP）病例监测。
5. 病原学监测。监视病原微生物的型别、毒力、耐药性及其变异。例如，监测细菌的耐药性、流感病毒的抗原变异、流脑的流行菌群的变迁等。
6. 人群免疫水平监测。通过血清学监测进行人群免疫水平的监测。
7. 相关危险因子的监测。如动物宿主和病媒昆虫等的密度、季节消长、病原体携带率等。
8. 评价预防控制策略和措施的效果，如疫苗可预防传染病监测等。
9. 建立和检验传染病流行病学研究假设。
10. 急性传染病流行趋势的预测、预报和预警。
11. 发现新发传染病。如我国的不明原因肺炎监测，美国疾病预防控制中心在泰国和肯尼亚开展的国际新发传染病监测项目（international emerging infection disease surveillance program，IEIP）。

实际上每一个特定的监测系统或项目，一般也不需要实现上述所有目的。在着手建立一个新的监测系统或实施一个新的监测项目时，必须审慎地考虑并充分论证监测需求和目的，即到底需要通过监测获得什么信息，这些信息是否可以从已有的监测系统或其他途径获得？对监测的目的和需求应做出清晰和有针对性的界定。同时，还要对监测目的和监测信息获得的难度、经费、人力投入及数据质量之间进行反复的权衡。一般情况下，监测的目的和需求越多、变量越丰富，则监测系统可接受性越差，数据收集的难度越大，同时，成本也高。此外，还应考虑监测系统能否兼顾不同层次公共卫生部门和疾控机构的需要。

（二）疾病监测特征属性

监测的目标确定后，监测的主要特征属性也显而易见了，一个良好监测系统或监测项目需具备以下几个特征属性：

1. 可接受性 反映个人和组织参与监测工作的意愿或配合程度。可接受性受到完成监测任务、递交报告需要付出的时间和精力。

2. 适应性（灵活性） 当监测工作条件或信息收集要求和内容发生改变时，监测工作能够在不增加个人和组织参与监测工作的时间、人力、物力等方面的投入的情况下，适应这些改变的能力。适应性（灵活性）还包括为某特殊的健康相关问题和新出现的卫生问题的监测提供资料的信息系统的能力。

3. 阳性预测值 指的是报告或确认的病例中真正病例所占的比例，或者被报告或确认的传染病中实际传染病的病例。因此，对低阳性预测值的疾病进行监测是一种浪费。因为未经证实的或假阳性报告会导致不必要的调查、资源分配的浪费、传染病的错误报告、无根据的公众焦虑。

4. 数据质量 反映监测资料的完整性和有效性。可以用某变量（如年龄）的未知或空白（缺失）值的百分比来对质量进行测量。

5. 代表性 反映监测结果能够在多大程度上准确描述某疾病在人群、时间和地点等的三间分布情况。代表性受监测方法的可接受性和灵敏性（度）的影响。流行病学专家经常会利用监测数据计算发病率，并假定这些监测数据来源于人群的一个有效代表。

6. 灵敏性（度） 是指监测系统识别所要发现疾病患者的能力。对于大多数卫生问题的监测，或许只能发现真正发病人群中的相对局限的比例。关键的问题是监测方法是否具有足够的灵敏性，从而在预防或控制卫生问题中发挥作用。

7. 简单性 指作为一个整体或其组成部分，监测工作开展的容易程度（例如，病例确认的容易程度或获得监测资料的容易程度）。监测的方法应该尽可能简单，但前提是必须满足或达到设定的监测目的。

8. 稳定性 指获得和管理监测资料方法的可靠性以及监测资料的有效性。这个特征通常与电脑系统可靠性，以及监测资源、工作人员的有效性有关。

9. 及时性 指能够快速地提供数据，使公共卫生机构借此利用有效的资料迅速地做出应对行动。监测资料的收集、管理、分析、解释或发布中任何环节的延迟，都可能会影响公共卫生机构及时采取干预措施或提供反馈意见的能力。

10. 有效性 指监测数据是否测量了需要测量的东西。因此，有效性与灵敏性（度）和阳性预测值有关。也就是说，监测是否发现了它应该发现的暴发？它监测出了哪些非暴发的疾病？

上述每个特征属性的重要性会因监测目的、监测疾病种类的不同，以及监测资料分析使用计划的变化而变化。此外，监测系统的特征属性通常是相互竞争和反向相关的，即如果一个属性变得更强，则其他属性就会变得更弱。改进某些属性的努力可能会减损其他属性，并影响系统的整体有效性。此外，不是所有的特征属性都可以处于特定系统的最高级别。往往需要根据监测系统的目标和优先级进行权衡和调整，并确定哪些属性对监测系统实现其目标最为关键。

如何确立特定条件下某疾病的监测目标，并选择一种合适的监测方法，思考并回答以下问题将有助于更深地理解。①监测中的卫生相关事件是什么？其病例定义是什么？②监测的目的及目标是什么？③如何有计划地使用监测资料？④资料收集的合法权限是什么？⑤监测的组织部门是哪里？⑥该系统是与其他监测或信息系统整合形成的吗？⑦监测的目标人群是什么？⑧收集资料的频率是多久（每周、每月、每年）？⑨收集哪些资料及如何收集？哨点法或抽样会更有效吗？⑩资料的来源是什么？用什么方法获得资料？⑪在什么时期进行监测？监测需要持续进行吗？可以间断地或短期地进行吗？⑫如何整理与管理数据？怎样发送、转换和储存数据？该系统遵从数据格式和编码表的应用标准吗？如何确保机密性？⑬如何进行数据分析，由谁分析，多久分析一次？怎样全面地分析？⑭如何发布监测信息，多长时间发布一次，发布给谁？信息到了所有应该知道这些信息的人员（包括医学和公共卫生团体及政策制定者）手里了吗？

四、疾病监测系统的评估和优化

评价是对照预设标准对监测系统的整体性能进行科学评估。评价常采用一系列相互联系的、反映问题不同方面的指标。评价不仅包含对监测数据质量和使用的考察，还包括对监测系统效能的全面分析。监测系统的建立和运作需要很大的投入。因此，在建立一个监测系统前，应结合国家或地区的实际情况以及疾病或公共卫生事件的发生情况来评价是否需要建立相应的监测系统。而监测系统一旦建立并运行，就要对其效率、效果和效益进行评估。因此，评价对于维持高质量监测非常重要，是促进监测额系统有效运行的关键。及时进行合理的监测系统评价，为有效实现监测目的提供重要保障。但评价不是监测的终点，经过评价改进后的监测又是新的起点。

定期评价一种疾病或卫生相关问题的监测效果，以保证监测发挥其公共卫生功能并达到其目标。评价可分为以下几步：①明确需要加强并改进其属性的监测内容。②评估监测的结果是如何影响控制措施的。③提高监测数据质量，提高监测解释水平。

评价监测的侧重点可以不同，这主要取决于监测的目的和意图。但是，总的来说，任何卫生相关问题评价的范围和方法都是相似的。通常疾病监测评价开始于认识和访谈利益相关者，收集背景资料、表格及报表。评价监测应该了解以下几点：①监测的目的、内容及监测实施机制。②实施监测所需要的资源。③监测的实用性。④监测的最佳特征或特性。⑤评价的结果应为改善监测提供建议。

（一）疾病监测系统评价目的和目标

1. 疾病监测系统评价目的 通过评价以保证监测系统发挥有价值的卫生服务功能，评价的目的主要包括七个方面：

（1）确保所监测的疾病能被诊断和发现，或重要的公共卫生问题都能有效地被监测到。

（2）避免系统重复设置，浪费资源。

（3）保证监测数据的科学性和可靠性。

（4）保证监测数据的科学分析，实现数据共享，促进监测资料的充分利用。

（5）监测系统的运作符合成本效益原则。

（6）随时或阶段性提供有效信息，利于疾病预防控制服务工作的开展。

（7）修正监测系统的不完善之处，推动系统可持续发展。

2. 疾病监测系统评价目标 一个疾病监测系统能否发挥有效作用以及能发挥多大作用，应确定公共卫生事件是否优先，监测系统与监测目标是否相符，监测系统操作有效性与否是判断的重要依据。不同的监测系统在监测方法、监测范围、监测对象，以及所具有的某些属性上均有很大的不同。有些属性对于某监测系统是重要的，而对于另一监测系统则不重要。因此评价监测系统的主要原则是监测系统是否明确了公共卫生问题，是否为公共卫生事业服务；疾病监测系统是否有效地运转；该监测系统所具有的属性是否与目的适配。

（二）评价疾病监测系统的步骤

实施监测系统评价需要依照特定的框架和指南进行。1988 年，美国疾病预防控制中心首次公布了监测系统的评价指南，并在 2001 年进行了更新。WHO 及其他专业机构也颁布了官方指南，为疾病监测的评估提供具体的操作流程和参考标准。这些框架为如何进行评估活动提供了结构化方法，确保评价活动的科学性和有效性，进而促进监测系统效能的不断提升。国际官方组织发布的部分监测系统评价指南，见表 4-1。

表 4-1　国际官方组织发布的部分监测系统评价指南

组织	年份	指南
世界卫生组织（WHO）	1997	流行病学监测系统评估方案 Protocol for the Evaluation of Epidemiological Surveillance Systems
	2004	世界卫生组织传染病监测与应对系统监测与评估框架概述 Overview of the WHO Framework for Monitoring and Evaluating Surveillance and Response Systems for Communicable Diseases
	2005	国家监测与应对的成本效益评估 Evaluating the Costs and Benefits of National Surveillance and Response
	2006	传染病监测与应对系统：监测与评估指南 Communicable Disease Surveillance and Rresponse Systems: Guide to Monitoring and Evaluating
	2008	国家卫生信息系统评估：评估工具 Assessing the National Health Information System: an Assessment Tool
美国疾病控制与预防中心（CDC）	1988	监测系统评估指南 Guidelines for Evaluating Surveillance Systems
	2001	公共卫生监测系统评估指南（更新版） Updated Guidelines for Evaluating Public Health Surveillance Systems
	2004	暴发疫情早发现的公共卫生监测系统评估框架 Framework for Evaluating Public Health Surveillance Systems for Early Detection of Outbreaks
	2013	监测系统评估概述 Overview of Evaluating Surveillance Systems
加拿大健康监测协调委员会（HSCC）	2004	卫生监测系统评估框架与工具 Framework and Tools for Evaluating Health Surveillance Systems
欧洲疾病预防控制中心（ECDC）	2006	2006—2008 年欧盟全域监测网络评估与评价框架 Framework for the Evaluation and Assessment of EU Wide Surveillance Networks in 2006—2008

综合目前较权威的、应用较广的 WHO 和美国 CDC 提出的疾病监测系统评价框架，一项规范的监测系统评价工作可以分为以下六个步骤。

1. 发起评价、组织人员　监测系统评价的启动通常由负责疾病监测的政府部门或相关机构发起。成立具有高度权威性的政策小组来监督整个评价过程，确保其公正性和有效性。组建一个多学科的评价工作小组，包括监测系统运行的各环节专家以及政策制定、流行病学、卫生信息等领域的专业人士。明确各小组成员的角色和责任，合理分配任务。邀请利益相关者参与，如公共卫生人员、临床医生、数据提供者和使用者、政府代表等，以确保评价结果是可接受的和广泛适用的。

2. 描述被评价的监测系统　要对监测系统有全面的认识和评价，建议从目的、监测事件或内容、目标人群、系统运作流程和所需要的资源等方面对监测系统进行全面描述。可通过查阅监测系统的工作手册、监测分析报告，访谈监测系统的相关工作人员等方式多渠道收集信息。通过咨询与该系统相关的各种人员，对照监测系统直接的报告结果来改进该系统的描述。重点关注监测系统的资源投入，包括人力、财力和物力等。

3. 制订评价工作方案　是确保评价过程顺利进行的关键。方案应明确本次评价的重点内容，包括评价目的、评价指标、评价结果的利益相关者以及评价结果的利用方式，从而确保时间和资源的高效利用。评价工作方案的复杂程度取决于具体的评价目的。一个有效的评价方案不仅要明确所有利益相关者，还需要确保评价结果和建议能够得到利益相关者实际的应用。当涉及多个利益相关者时，还需要协调他们的需求和期望，以确保评价结果的全面性和实用性。

4. 评价监测系统　收集监测系统有用性和系统评价属性指标相关的数据。监测系统有用性指的是监测系统在实际应用中所能提供的价值和效果，包括其在疾病预防、控制和管理方面的作用。可通过描述监测系统数据分析、解释后所采取的公共卫生行动来评估监测系统的有用性。疾病监测系统的评价可以围绕前述 10 个特征属性指标，从质量和效益两个维度进行。质量指标侧重于系统特性，如简单性、灵活性、灵敏性等；效益指标关注实际效果，如可接受性、阳性预测值等。不同监测系统的监测目的、内容、方式和性质不同，可根据不同监测系统的特点选择合适的评价指标，必要时可以咨询相关领域的专家，运用德尔菲法（又称专家咨询法）等建立适合被评价监测系统的评价指标体系。

为了确保评价的科学性和准确性，在制订评价指标体系时应该咨询相关领域的专家，综合考虑各种因素，建立起既符合实际情况又能反映监测系统性能的综合评价体系。这样的评价结果将为改进疾病监测系统提供有力的支持。

5. 展示评价结果，提出建议 对监测系统的评价指标进行恰当地汇总、分析、解释和判断后，综合得出评价结果，并以清晰、透明的形式呈现给所有利益相关者。在结果中应当重点陈述监测系统是否实现了预期目标，并确定系统继续保持目前的形式，还是进行修改以改善其运作。假如评价结果与预期目标不符，就应该提出相应的修改建议。提出建议时还必须认识到，监测的特征和实施监测所花的费用之间既相互关联又存在内在不一致性。举个例子，提高灵敏性会降低阳性预测值，并增加了费用。对监测而言，应根据需要和目的来考虑建议。例如，就综合症状监测而言，及时性和灵敏性是至关重要的，但是高灵敏性会增加错误警报，这会消耗有限的公共卫生资源。一定要考虑和比较每个特征以保证满足监测的目的在某些情况下。还有一种结果，评价可能会建议停止使用一个监测系统。然而，应该慎重考虑这一点，因为通过改进监测系统有时比停用和重建监测系统更有资源效率。评价工作小组应根据评价结果提出针对性的改进建议，并确保这些建议具有可操作性，以促进监测系统的有效运行。总之，建议应该现实、可行、清楚明了。

此外，对医疗机构和利益相关者的反馈建议是评价工作中一项重要的但又常被忽视的部分。某些建议或许不受人们的欢迎，因此需要通过改变他们的观点让其相信建议的价值所在。如果有可能的话，应该对实施这种改变所花费的时间和资源进行评估。为改善监测，以优先顺序排列计划并设计一个时间表或许是一种有用的途径。及时有效地开展监测促进工作是决定最终成功的关键因素。

6. 评价结果利用及经验总结 对监测系统评价的最终目标是确定该系统的实际效用。政策团队应当将评价结果和建议汇报给决策层，以便采取适当的措施来优化监测系统。在传达评价结果与建议时，应根据受众进行调整。正式的书面报告和口头报告是常见方式，还可借助学术交流、发表文章、举办专题研讨会、开办培训班等方式来传达相关信息。此外，在完成一次疾病监测系统的评价工作后，总结经验教训是非常重要的，这有助于优化后续的评价工作。

在整个评价过程中，应保持高度的透明度，及时沟通，确保各方利益相关者能够参与到评价活动中，并理解评价的结果和意义。此外，评价体系应不断优化和完善，以适应公共卫生领域不断变化的需求。通过上述规范化步骤，可以确保监测系统评价的有效性和可靠性，进而支持公共卫生决策和策略的发展。

（三）中国传染病信息报告质量评价指标

对于医疗机构传染病报告质量的评价，是监督评价传染病监测系统的重要手段。《全国法定传染病报告质量和管理现状调查方案（2017 年版）》建议采用定量调查方法，获取法定传染病报告率、法定传染病报告及时率、报告卡填写完整率、报告卡填写准确率、报告卡与网络报告信息一致率、报告卡有效证件号填写完整率指标。具体内容和方法如下：

1. 查阅原始诊疗登记 查阅医疗机构本年度的每个季度中 1 个月的门诊部、住院部所诊断登记的全部法定传染病，进行连续性调查，抄录初步诊断为法定传染病的病历信息。被调查医疗机构使用电子病历时，则通过电子病历管理系统查阅电子病历信息，如系统不完善，结合纸质诊疗登记开展调查工作。

2. 复印传染病报告卡 复印根据门诊日志、出入院登记本抽查到的初步诊断为法定传染病的所有报告卡。

3. 原始诊疗记录登记情况　现场随机查阅门诊日志、出入院登记本，检查登记本项目设置是否齐全，填写是否清晰。

4. 法定传染病信息报告质量评价指标和计算方法　主要包括法定传染病报告率、法定传染病报告及时率、纸质（电子）传染病报告卡填写完整率、纸质报告卡填写准确率、网络报告信息一致率和报告卡有效证件号填写完整率等。

（1）法定传染病报告率：比较分析抽查的医疗机构诊疗登记的法定传染病病例和该机构进行网络直报的病例，若登记的病例进行网络直报，计为报告。

计算公式为

法定传染病报告率（%）=网络报告病例数/实查登记病例数×100。

（2）法定传染病报告及时率：根据法定传染病不同分类的报告时限，若网络直报的病例按规定时限报告，计为及时。

计算公式为

法定传染病报告及时率（%）=报告及时病例数/网络报告病例数×100。

（3）纸质（电子）传染病报告卡填写完整率：纸质（电子）传染病报告卡的必填字段信息，包括患者姓名、有效证件号、性别、年龄、人群分类、患者属地、现住详细地址、疾病名称、病例分类、发病日期、诊断日期、死亡日期（如果无死亡，此项不纳入考核）、填卡日期、报告单位和报告医生，且对填写内容有特殊要求的项目填写无缺失，计为完整。

计算公式为

纸质（电子）报告卡填写完整率（%）=填写完整的纸质（电子）报告卡数/实查纸质（电子）报告卡数×100。

（4）纸质报告卡填写准确率：法定传染病报告卡必填字段填写完整，同时与门诊或住院登记信息一致，填写字迹清晰且无明显逻辑错误，无涂改则视为准确，电子订正卡应与纸质订正卡信息一致，视为准确。医疗机构已建立电子病历系统且具备自动生成传染病报告卡时，可不对报告卡填写的准确性进行评价。

计算公式为

纸质报告卡填写准确率（%）=填写准确的纸质报告卡数/填写完整的纸质报告卡数×100。

（5）网络报告信息一致率：纸质报告卡内容与网络直报信息系统中电子卡必填项内容完全相符则视为一致，任一项不符合认为不一致，对于网报订正卡，纸质订正卡也应有相应订正视为一致。

计算公式为

网络报告信息一致率（%）=纸质报告卡与网络报告卡一致的报告卡数/纸质报告卡中进行网络报告卡数×100。

（6）报告卡有效证件号填写完整率：法定传染病报告卡有效证件号字段填写完整，同时与门诊或住院登记有效证件号信息一致，填写字迹清晰，无涂改则视为填写完整。

计算公式为

报告卡有效证件号填写完整率（%）=填写有效证件号的报告卡数/实查纸质（电子）报告卡数×100。

通过上述指标的评估，可以有效地监测和评价法定传染病信息报告的质量，为进一步改进报告管理和提高报告效率提供依据。

综上所述，监测系统评价在监测体系中扮演着至关重要的角色。有效的评价机制对于保证疾病监测的质量和效能至关重要。通过不断监督和定期评价，可以确保监测系统适应不断变化的公共卫生需求，并为公共卫生决策提供坚实的基础，确保其监测活动始终与最新的需求和标准保持一致，从而为公共健康和安全提供更高质量的保障和服务。

（张栋梁）

第2节 症状监测

在人类社会发展史上，传染病的历次大流行，都严重地威胁人类健康，影响社会经济发展甚至历史进程。即便是在对传染病防范已有认知、应对技术和社会经济条件已是历史最好的今天，传染病的预防以及控制依然面临巨大挑战，人类将持续面临着各类新发、突发及再发传染病的威胁。典型的如2003年SARS疫情事件、2009年甲型H1N1流感暴发事件、2014年非洲埃博拉出血热等疫情，这些重大的传染病暴发事件在推动传染病防控技术快速迭代升级的同时，也一次次地暴露出当前在急性传染病监测、预警及应急处置等方面存在的能力不足问题，特别是近几年传染病疫情的发生，使全社会各界清醒地认识到，建立灵敏、高效的传染病监测预警体系，早期采取措施，发现及控制传染源、切断病毒传播途径是控制呼吸道传染病蔓延的关键。

在急性传染病暴发的应急处置过程中，敏感的信息监测系统和反应快速的应急响应机制，是有效应对疫情的前提条件。目前，全球大多数疾病监测系统，实际上都是事件发生后的报告系统，这种工作模式是临床医生在对疾病进行确诊后的报告，这种模式必然存在着一定的滞后性，虽然能从病例数的变化预测疫情可能的发展演变趋势，但对于传染病暴发事件的提前监测和早期预警却是无法做到的。因此，通过收集疾病的前期症状体征，以及可能预示发生某种暴露、存在某种危险或发生某种可能疾病的信息，建立一个反应灵敏、成本效益合理的急性传染病主动监测系统，就显得尤为迫切。

症状监测是传染病主动监测的有效手段，也是当前发现传染病的一种新方法，狭义上的症状监测是指不依赖于临床特定、具体的疾病诊断而发现疾病的手段，广义上的症状监测是指基于临床症状以及与疾病相关的任何现象而发现疾病的方法，以症状或某一指征而不是疾病进行早期预警，通过早期收集异常症状体征等相关数据，实现早期发现疾病，以期能更早地发现突发公共卫生事件的发生并发出警报，这对早期人员、物资等的储备并及时采取有效的公共卫生应对措施，早期控制突发事件，降低发病率、病死率及降低社会成本等都是至关重要的。

近年来，随着监测手段的增多以及敏感性的提升，症状监测目前正日益受到世界各国的高度重视，其应用范围逐渐扩大并发挥了巨大的作用。本节我们将通过介绍症状监测的定义及其应用，结合我国在传染病监测领域内的工作实际情况，探讨如何看待以及开展构建症状监测系统过程中的问题，从而有效地预防和控制突发公共卫生事件的发生、发展。

一、症状监测的定义

症状监测，是指通过连续、系统的方法，收集、记录和分析特定个体或群体的临床症状或者症候群发生频率的数据，及时发现疾病在时间、空间及人群分布上的异常聚集，以早期识别研究对象健康状况的变化、疾病的传播或流行趋势，以期对疾病（如生物恐怖袭击、新发传染病、原因不明传染病及其他聚集性疫情等）暴发进行早期探查、预警和快速反应的监测方法。症状监测在急性传染病控制、慢性非传染性疾病管理、公共卫生研究等领域均具有重要的应用价值。

与传统的公共卫生监测相比，症状监测在监测方式、数据来源、反应速度、应用场景、数据分析处理等方面存在不同，症状监测收集各种与健康事件症状体征相关的数据，数据来源广泛，包括公众自我报告、医疗机构的快速反馈等实时数据，再辅以精密的数据信号检测方法来监测突发公共卫生事件暴发初期的异常现象，快速地识别疫情或健康问题的变化，适用于新兴传染病、慢性病监测、突发事件（如自然灾害、食物中毒等）等需要快速反应的场景，能够实时获取人群健康状态变化。症状监测的优势集中地体现在其应用的灵活性、实时性和广泛性，如果把传统的公共卫生监测称为“以诊断或疾病为基础的监测”，那么症状监测则是“以症状或者综合征为基础的监测”。

二、症状监测系统的构建要素

（一）构建要素

完整、有效的症状监测系统至少包括以下几个要素：①症状或者症状群的定义。②症状监测数据来源及数据采集方法。③症状监测数据分析和信号识别方法。④对异常信号的调查处置。

（二）症状群定义

症候群是指一组特定症状与体征的集合，这些症状通常共同出现，反映某种特定的病理状态或疾病。症候群并不指明确的病因，而是帮助我们识别并描述与之相关的临床表现，通过识别症候群，医疗专业人员能够更快速、有效地指向目标疾病，缩小排除范围，准确地诊断与治疗。将疾病的症状和诊断定义为特定的症候群，是症状监测系统收集临床数据的基础。

美国疾病控制预防中心利用国际疾病分类第 9 版（International Classification of Diseases-9，ICD-9）作为参考，在考虑生物恐怖事件潜在影响的背景下，将生物恐怖相关疾病症状进行了分类并制定了相应的症候群定义，具体的症候群分为 7 类。

1. 呼吸系统综合征　包括咳嗽、呼吸急促、胸痛等，通常与生物制剂如炭疽杆菌、天花病毒、细菌喷雾等相关。

2. 神经系统综合征　包括头痛、意识模糊、癫痫发作、肌肉无力等，主要由生物制剂如鼠疫、里氏杆菌毒素等引起。

3. 消化系统综合征　特征性症状为腹泻、呕吐、腹痛等，可能与生物制剂如霍乱、沙门菌等相关。

4. 出血性综合征　包括皮下出血、流鼻血、黑色大便等，可能与生物制剂如埃博拉病毒、拉沙热等相关。

5. 发热综合征　特征性症状包括高热、寒战、淋巴结肿大等，可能与多种生物制剂相关。

6. 皮肤感染或损伤综合征　包括红肿、脓疱、溃疡等皮肤症状，可能与生物制剂如炭疽杆菌感染相关。

7. 全身性综合征　包括疲劳、虚弱、体重减轻等症状，这些症状可与多种生物制剂感染相关。

这些综合征定义受到了特定生物制剂的影响，旨在帮助公共卫生官员识别和响应生物恐怖事件。在应对生物恐怖攻击时，监测和识别这些症候群显得尤为重要。

美国科学家协会（American Association for the Advancement of Science，AAAS）在 1996 年提出了全球监测项目，旨在识别和监测新兴传染病。这一项目定义了四类优先监测的症候群，通常被称为“优先监测症候群”。这些症候群包括四类。

1. 呼吸道症候群　包括急性呼吸道感染的症状，如咳嗽、呼吸急促、喘息和胸痛等。此类症状通常与多种病毒和细菌感染相关，尤其是流感、SARS 等。

2. 出血性症候群　特征为出血倾向（如流鼻血、皮肤出血、内脏出血），可与多种病毒性疾病相关，如埃博拉病毒、拉沙热和黄热病等。

3. 发热症候群　包括高热、寒战、全身不适等非特异性症状，通常伴随感染。在许多新发传染病中，发热是一个常见的症状，如登革热、寨卡等。

4. 消化道症候群　特征为腹痛、恶心、呕吐和腹泻等症状，涉及消化系统的多种感染，可能与食源性病原体如沙门菌或诺如病毒等相关。这些优先监测的症候群是为了便于在全球范围内快速识别和应对潜在的新发传染病，增强疾病监测和公共卫生响应能力。

症候群的定义，可以借鉴很多现有的成熟经验，再结合我国的国情和新的形势要求，组织流行病学专家、临床高级医生、生物反恐专家以及卫生和检疫管理人员来制定。但是对于症状的细化则是一个较为复杂的过程，它需要经验丰富的流行病学专家和临床医师基于大量的实践基础，判定具体某个症状与疾病的关联强度，再综合考虑诊断的复杂程度和关联强度来取舍该症状是否作为必需的监测项目，制作简单明晰的流程式调查表，并根据常规监测和新的科研成果及时调整监测内容，这些都是简单有效的症状监测的必要准备和基础内容。

（三）症状监测数据来源及采集方法

症状监测是一种数据驱动的公共卫生监测方法，其相关的数据来源范围非常广泛。

1. 医疗机构就诊数据 医院、诊所等医疗机构在诊断和治疗过程中记录的病历数据，急诊部门患者访问情况和主诉信息，尤其是流行病或突发公共卫生事件期间的症状。

2. 药物销售数据 药店非处方药销售情况、线上购物平台药品销售情况、医疗用品销售量。

3. 因病缺勤情况 企事业单位因病缺勤率、学校学生因病缺课率等。

4. 网络搜索数据 利用网络搜索引擎，开展相关症状体征及药品等词条搜索情况、交媒体平台公众分享的健康信息和症状报告、健康相关论坛和社区的用户反馈等。

5. 热线求助及咨询数据 紧急全医疗救助120电话呼叫数据、120救护车外出救助数据及本地其他官方设立的热线咨询及求助电话。

6. 实验室检测 医院、检验监测中心及第三方实验室，针对特定疾病进行的病原体检测结果及公共卫生实验室监测结果等。同时症状监测数据收集方法要有合理、规范的数据入选标准，为及时、快速、方便地采集相关数据，应首选现有电子数据库作为监测数据源。

SARS疫情危机后的1～2年时间内，卫生部加强了国家和省两级突发公共卫生应急指挥决策系统的建设，极大地提高了突发公共卫生事件应急反应和危机处置能力。同时医院的信息化建设重点也转移到了临床信息系统的建设，如逐步推广医院信息系统（hospital information system，HIS）、影像存储与传输系统（picture archiving and communication system，PACS）、放射信息系统（radiology information system，RIS）及实验室信息管理系统（laboratory information management system，LIS）等相互集成与协作的临床信息系统。但总体来说，我国卫生系统信息化工作起步较晚，水平普遍较低，发展极不平衡，卫生系统内部、卫生系统与其他相关部门间均缺乏有效的信息交流机制，数据缺乏有效集成和互联互通，对社会信息的收集、检索和利用不足，孤岛现象严重，无法实现信息共享和协调，在一定程度上限制了症状监测系统的建立和突发公共卫生事件的早期发现。此外，医疗数据和信息标准化程度较低，不同医院和不同系统之间缺乏统一的数据标准，导致数据格式不一致，影响信息的交换和共享，不同部门间信息共享工作还做得远远不够，数据标准化工作有待加强。

（四）症状监测数据分析和信号识别方法

症状监测数据分析和信号识别是公共卫生监测和疾病预防的重要组成部分。症状监测系统多通过收集主诉与症状、疑似诊断、药品销售、热线求助、缺勤缺课等非特异性信息数据，利用多种辅助技术进行加工和分类后得到指示疾病动态，以及时识别潜在的疾病暴发和公共健康威胁。对于获得的数据进行清洗整合，然后采用合理的统计学方法判定其时间和空间上的聚集性并划定其警戒值，开发出简单易用的分析软件简便快速地呈现分析结果并发出预警，提示相关工作人员在警戒值出现时采取必要的公共措施。例如，针对学校传染病的发生，有研究者分析发现症状监测资料的非特异症状（发热）曲线呈双峰分布，特异症状（出疹）曲线呈单峰，两者出现异常信号均早于传统传染病监测，这也提示症状监测资料可以用来探查疾病流行过程，并有利于及时采取措施控制疫情。

症状监测数据分析的方法多种多样，涵盖了统计分析、机器学习、时间序列分析等多个领域，如使用休哈特（Shewhart）控制图等监测生产过程中的变异，帮助识别异常症状发生的时间点；使用决策树、随机森林、支持向量机等方法，根据症状数据预测疾病类型或病因；应用聚类算法（如K均值、层次聚类），将相似症状的数据分组，识别潜在的症状模式；利用易感-感染-恢复模型及其变种，模拟传染病的传播过程，用于预测疫情的发展等。其中症状监测数据分析最基本的手段是时间与空间聚集性分析，如早期失常报告系统（the early aberration reporting system，EARS）、癌症聚集性检测系统、预测传染病暴发的时间空间立体扫描系统等。

目前，我们面临的一个重要的问题是症状监测信息的数据来源不一致，而且类型各异，多源异构数据集成较难，且数据质量还需要进一步提升。数据采集环节会对接多个机构的多个平台上的多个系统，由于各种获取方式均有很大的不同，且因为各个来源采集的数据本身格式均不统一，故在前期多源异构数据集成上推进较难。如何迅速进行数据的整合和分析仍然是目前面临的一大难题，即使收集到了各种早期指标的信息，但不能迅速进行整合、分析并及时地将结论反馈给决策部门，仍然起不到预警或早期发现疾病的作用。

（五）对异常信号的调查处置

在症状监测中，检测到异常信号并及时适当地处置是关键，以便有效应对潜在的公共卫生事件或疫情。通过监测系统收集到过去一段时间内的健康相关数据，经计算机转化为信号，依次计算出任意时间段内健康相关事件发生率的预期值，如果某一事件的发生率偏离了基线并超出一定阈值，自动发出预警警报。在收到预警警报后，首先需要确认异常信号的真实存在，在异常信号确认后，立即对异常信号进行分层分析，寻找可能的原因和相关因素（如地域、时间、人口特征等），针对特定类型的异常信号，在事先制订的公共卫生应急预案框架内，明确处理步骤和责任分工并立即通知相关部门（如医院、公共卫生机构、疾控机构等）开展协同响应。若异常信号涉及潜在疫情暴发，及时进行现场调查，收集具体的患者信息、病史、接触史等，并同步对相关个体进行隔离、监测和随访，以防止疾病的进一步传播。针对预警信号指示的众多小规模暴发或轻微症状聚集情况，可提前确定应急反应优先次序，在有限的应急能力基础上优先调查可疑的较大暴发事件或严重疾病。根据信号的严重性，与医院协调，确保必要的医疗资源得到部署，以满足可能增加的医疗需求。在事件处理后，持续监测相关疾病的症状情况，确保能够及时识别后续可能出现的问题。此外为降低公众恐慌，须及时向公众通报异常信号的情况、可能的健康风险及预防建议。

为避免预警假阳性信号过多，症状监测必须对信号检测敏感性、特异性进行深入研究，实现监测技术最优化。因此就需要我们在处置完异常信号后，对整个事件进行回顾和评估，分析处理过程中的得失。根据回顾和评估结果，更新和完善症状监测体系和应急响应策略，以提高未来响应的有效性。通过数据分析加强模型的构建和验证，以便将异常信号的识别和处理机制不断优化和技术化。

三、症状监测系统的建立要求

症状监测系统是否科学、有效，其评价内容主要包括系统目标与设计合理性、系统运行状态与效果、数据质量、暴发检测能力等。评价症状监测系统的关键要素包括系统检测生物恐怖或疾病暴发的及时性、敏感性、真实性、可靠性及阳性预测值，其中及时性最为重要。科学有效的症状监测系统至少应达到四大目标。

（一）设计科学合理

公共卫生监测是公共卫生领域的重要组成部分，其主要目的是保护和改善人群的健康，主要包括疾病暴发与流行的早期发现和预警，疾病趋势分析与流行病学研究，通过监测数据向公众传播健康信息以促进健康教育与宣传，通过监测卫生状况制订或调整卫生政策和研究健康不平等，监测疾病流行水平以评估防控效果以及决定卫生资源配置等。症状监测定位于传统疾病监测系统的补充，其设计目的应以早期预警为主，而不是追求达到公共卫生监测的所有目标。症状监测系统的设计规模，应与当地卫生资源配置及专业实践水平相适应，要求现有资源能保证监测系统的运转与持续发展。

（二）数据质量可靠

症状监测多利用非特异性数据，其精确性较难保证，对数据质量的要求主要体现在以下几方面：

①监测数据能代表目标人群，尤其地区分布对于暴发监测十分必要。②数据完整，能采集绝大多数监测目标信息并输入信息处理中心。③数据在不同时间和不同来源的一致性，包括各类数据之间的匹配和协调。④运行过程中数据采集质量稳定。

（三）能早期检测并及时应对生物恐怖与疾病暴发流行

为保证症状监测系统开展生物恐怖预警与疾病暴发检测的及时性，应开发快捷、有效的数据来源，设计实用的数据处理方法与预警产生机制。为提高灵敏度，系统能够检测真实异常信号或疾病暴发的能力，包括系统对轻微变化的反应能力；为提高检测特异度并减少假阳性预警信号，在充分考虑数据特征与地方流行背景及对监测症状和检测基线进行科学论证的基础上，系统有正确识别正常情况的能力，避免误报和假阳性，从而降低不必要的公众恐慌。系统操作还应具备一定的灵活性，可适应资料采集、录入方式变化的情况；必要时可根据需要调整监测目标或工作重点，如“不明原因肺炎”监测系统在不同时期可分别以禽流感或 SARS 为主要监测目标。

（四）运行稳定，可持续发展

症状监测系统能按照设计要求稳定运行，达到设计目标；系统在数据收集、处理和分析中的资源使用效率较高；在不同地区具有普遍适用性，有利于推广应用；系统产出有积极的公共卫生意义，能够吸引进一步的资金保障；系统产生的公共卫生效益或效果显著，其建设与运营成本低于目标类似的传统疾病监测系统。

四、症状监测系统的应用

症状监测系统，可根据数据收集方式分为被动数据收集与主动报告监测，具有常规监测系统无法比拟的优势。目前较为成熟的症状监测系统，其工作目标可涵括公共危机和生物恐怖袭击应对、新发传染病预警、重点传染病的暴发与流行检测、大型活动安全保障及慢性病健康管理等。

（一）公共危机和生物恐怖袭击应对

2001 年 9 月 11 日，美国纽约遭受了震惊世界的恐怖袭击，美国疾病预防控制中心和地方卫生部门在袭击后的几周内启动了紧急监测系统，这些系统的目的是收集与恐怖袭击相关的症状报告，以便快速识别和应对潜在的健康危机。恐怖袭击后，医疗机构被要求报告因恐怖袭击而就诊的患者症状，这包括对所有前往急诊室的患者进行登记和症状记录，特别是对呼吸道症状、皮肤病变和其他急性健康问题的监测，并开展了以急诊部门手工记录为信息源的症状监测，收集胃肠道症状、肉毒杆菌中毒症状、发热呼吸道症状、不明原因发热死亡、中毒休克综合征、脑膜炎症状、发热皮疹症状等信息。其主要目标在于早期发现生物恐怖事件，并对因“9·11”袭击所致的环境与心理损伤，包括外伤、烟雾吸入损伤、焦虑等进行监测与评估。根据接诊能力、地理分布以及现有资源等条件，在纽约市共选定 15 个哨点（急诊部门）建立症状监测系统。结果表明，77%（31%～97%）的医院统计急诊病例得到监测；根据急诊服务及病例住址邮编的区域聚集性特征，分别确定了 10 起和 2 起空间聚集性疾病，经证实与生物恐怖无关。实践证明该监测为一次有效的短期应急监测。这些症状监测措施不仅用于直接应对“9·11”恐怖袭击的后果，还为未来的危机应对提供了宝贵的经验和数据支撑，也促使美国在生物监测和应急响应体系建设上的改进。2001 年 11 月，上述监测系统实现电子化数据收集、传递与分析，监测哨点扩大至纽约市 48 家医院，覆盖全市 86%的急诊病例。电子监测运转 1 年期间，发现了社区诺如病毒感染及儿童轮状病毒感染流行，证实了流感流行季节的来临。然而，该系统还需要进一步的优化以更好地应对常规的传染病监测。在电子系统监测运转期间，纽约市暴发了数起食源性疾病，该系统未能成功监测并发出预警信号，也未监测预警到传统监测系统发现的数起暴发疫情；此外还有一个很大的不足之处是监测过程中有较多假阳性预警信号产生。可见，为生物恐怖而设计的症状监测系统，其功能可扩展至一般传染病监测，但其敏感性及特异性尚需进一步研究。

（二）新发传染病预警

由于新发传染病缺乏背景资料，传统疾病监测系统难以发挥作用，多通过监测重点或特异性症状、特定流行因素等手段来早期发现聚集性病例或可疑事件，以快速识别和响应新出现的传染病，从而防止疾病的传播和扩散。在 2003 年 SARS 疫情暴发后，各国意识到需要加强对传染病的监测和响应能力。这使得新加坡等国家致力于建立更有效的电子健康监测系统，以加强其公共卫生监测能力，早期发现潜在的流行性疾病，以便在未来的传染病暴发中能更快地进行识别和响应。其中，美军症状监测系统 ESSENCE 1 代的引入是一个重要举措，旨在实现对社区传染病的早期预警和监测。该监测系统自军方电子医疗记录系统收集资料，对利用体温与诊断信息开展 SARS 暴发预警的可行性进行模拟论证。结果显示，特定设计模式下，在医护机构对体温≥38℃症状进行监测，对于规模超过 20 人的模拟 SARS 暴发，其检出概率为 90%。总的来说，ESSENCE 1 代通过整合医院急诊、诊所、实验室等电子医疗记录和实时症状监测，为公共卫生机构提供了一个有效的工具，以实现对新发传染病的早期预警和快速响应。这一系统的设计与实施不仅提升了新加坡在 SARS 疫情后对传染病的监测和应对能力，也为其他国家在疾病控制与预防方面提供了宝贵的经验和模式。美国伊利诺伊州自急诊部门收集发热与头痛主诉、病毒感染症状等信息，分析显示“病毒感染症状”存在 2 月、9 月两个高峰，分别与流感、西尼罗热流行高峰相对应，从而认为该监测对于预警西尼罗病毒流行有参考意义。

症状监测也可通过监测流行因素而达到新发传染病预警的目的，如对于动物源性或媒介传播的新发传染病，动物死亡或媒介携带病原信息均可有效预警疾病的发生与流行。西尼罗病毒于 1999 年首次在纽约市被发现并迅速传播，短时间内发生数千例西尼罗病毒感染病例并出现了死亡，严重威胁到公众健康。为了控制病毒的传播和减少感染病例，纽约市于 2000 年建立了针对蚊虫的全城监测及针对鸟群的哨点监测，以指示西尼罗病毒感染流行。在整个城市范围内，公共卫生部门在公园、草地和水体附近等蚊虫孳生的高风险区域设置了多个监测站，定期采集和检测蚊虫样本；针对可能成为西尼罗病毒宿主的鸟类（如鸽子、麻雀等），对该鸟类的死亡进行报告并进行病毒检测，以此来评估病毒的传播情况。监测数据发现，流行区可于首例患者发病前 2 周自死鸟及蚊虫检出西尼罗病毒，如根据鸟类死亡监测来启动控制蚊虫繁殖的措施，则可能较实验室检出西尼罗病毒后再实施防控提前 4 周时间。由于鸟类死亡监测受鸟群大小、人口密度、社区报告行为等因素影响，且标本收集与检测代价较大，因此认为在小范围内开展本监测更为可行。

（三）疾病暴发与流行监测

多数情况下，生物恐怖与新发传染病并非公共卫生重点问题，而常见的急性传染性疾病才是构成人群健康威胁的主要原因，因此目前症状监测系统更多用来检测常见疾病的暴发流行。ESSENCE 2 代、实时疫情和疾病监测系统（real-time outbreak and disease surveillance system，RODS）、地方流行病学警报与数据应急响应系统（local epidemiological alert and data emergency response system，LEADERS）等在症状监测与疾病预警理论探讨及技术开发等方面均较为成熟。

1. ESSENCE 1997 年，美国国防部在军队医疗部门建立起 ESSENCE，服务于美国军方。用于收集现役军人及其家属就诊信息（疾病诊断 ICD-9 编码、处理情况及其他信息），并于 2002 年纳入了药品零售监测。在美国国防高级研究计划局资助下，约翰-霍普金斯大学应用物理学实验室与数个州卫生健康局合作，在 ESSENCE 1 代的基础上进行改进和扩展，开发出了 ESSENCE 2 代监测系统。主要应用于对首都地区社区基础流行病的早期预警和监测，建立该系统的主要动机是及时发现生物恐怖事件，同时该系统整合军队与地方、临床与非临床、传统与非传统监测信息，尽可能早期发现疾病流行异常动态。所收集临床部门信息包括急诊就诊患者的主诉与症状记录、私人诊所记账资料以及来自兽医部门的症状信息。非临床部门信息包括工厂缺勤与学校缺课情况、护理热线电话、处方与非处方用药信息等。所有数据经过分析处理后，通过安全网络传递至需要此信息的用户。

2. 实时暴发与疾病监测系统 2012 年宁波市疾病预防控制中心设计了实时暴发与疾病监测系统，名称为基于宁波市医疗机构诊断信息的监测系统，其目的在于提高公共卫生机构及时发现某种传染病症状大幅增加预示某种传染病流行的能力。基于宁波市医疗机构诊断信息，监测系统监测内容主要为医疗机构门诊病例基本信息及 ICD 诊断编码资料，由医院信息系统自动收集产生数据；系统设计了症状分类模块，利用传染病常见症状基于临床医生的初步诊断名称分为呼吸道症候群、肠道症候群、中暑症候群、脑炎症候群、皮疹症候群、红眼症候群等。该系统以因特网为基础，覆盖了全市市级直属医疗机构，用户可通过网络平台以图表形式实时查看监测结果。目前我市开展的流感监测情况表明，宁波市每年流感有 2 个流行高峰，分别在每年 2～3 月份和 7～8 月份，从图 4-1 医疗机构诊断上呼吸道感染病例的情况可以清晰看到宁波市的流感发病情况。

（四）大型会议活动安全保障

症状监测可作为服务于特定目的的强化监测，不一定需要依赖长期基线，因此目前一些大型活动均选择症状监测作为卫生安全保障的重要手段，尤其是疫情后，公共卫生安全备受关注，症状监测在大型会议和活动的安全保障中起到越来越重要的作用。通过实时监测与数据分析，症状监测能够有效降低传染病传播风险，保障与会人员的健康和安全。

2000 年在悉尼举办了第 27 届奥运会，为此澳大利亚开展重点公共卫生问题评估，确定奥运期间主要健康威胁并据此建立了包含症状监测手段的奥林匹克卫生监测系统。该系统监测内容包括：①法定报告传染病。②医疗机构患者就诊情况。③奥运赛场医疗事件。④海上船只卫生状况。⑤环境卫生和食品卫生。⑥生物恐怖。⑦全球流行病情报信息等。2002 年，实时疫情和疾病监测系统扩大监测范围，强化整合多种类型数据（如文本主诉、实验室送检信息、放射检查报告、中毒控制中心电话信息等）的能力，及时发现疾病与症状异常流行模式并对可疑事件进行调查，为盐湖城冬奥会成功提供了卫生服务。2002 年，世界杯足球赛期间，日本及韩国均开展了以医院为基础的症状监测来检测生物恐怖与疾病暴发，监测内容包括皮肤黏膜与出血症状、呼吸道症状、胃肠道症状、神经系统症状及其他非特异性症状等；评估认为，基于网络的短期症状监测是可行且有效的卫生安全保障手段。2003 年，橄榄球世界杯赛期间，澳大利亚选择悉尼 12 家公共医院开展症状监测，每日自动分析数据并交流结果，比赛期间未发现疾病暴发，但赛后该系统快速证实了 1 起社区胃肠道疾病暴发、1 起急性哮喘事件以及年度流感流行。此外，在一些区域性体育盛会上，症状监测同样得到应用。通过积极有效的症状监测，大型会议和活动能够在提供健康保障的同时，保障与会人员的安全。借助现代科技手段、系统化的数据收集与分析，以及完善的应急管理机制，组织者可以最大限度地减少公共卫生风险，同时提升参与者的安全感和满意度。随着技术的不断进步，症状监测在大型活动中的应用将会更加深入和广泛。

此外，症状监测系统在慢性病管理中的应用也日益增加，它通过一些智能穿戴设备为某些症状（如高血糖、血压异常、疼痛加剧等）设定一个预警值，超过该预警值系统可自动向患者和医疗团队发出警报，还可以及早识别慢性病患者出现的并发症（如糖尿病患者的糖尿病视网膜病变或肾病），以帮助医疗提供者及时获取患者的健康状态，提高个体化治疗的效果，并增强患者自我管理能力。随着技术的发展和数据分析能力的提升，症状监测系统在慢性病管理中的作用将会更加突出，为改善慢性病患者的生活质量和健康结果提供有力支持。

症状监测作为一种新的公共卫生主动监测模式，在公共健康、临床实践、研究和环境健康等多个领域均有广泛的应用，是提高突发公共卫生事件应急能力、完善突发公共卫生事件应急机制的有效手段。通过及时收集和分析人群的症状信息，这类系统为早期预警、及时干预和有效决策提供了

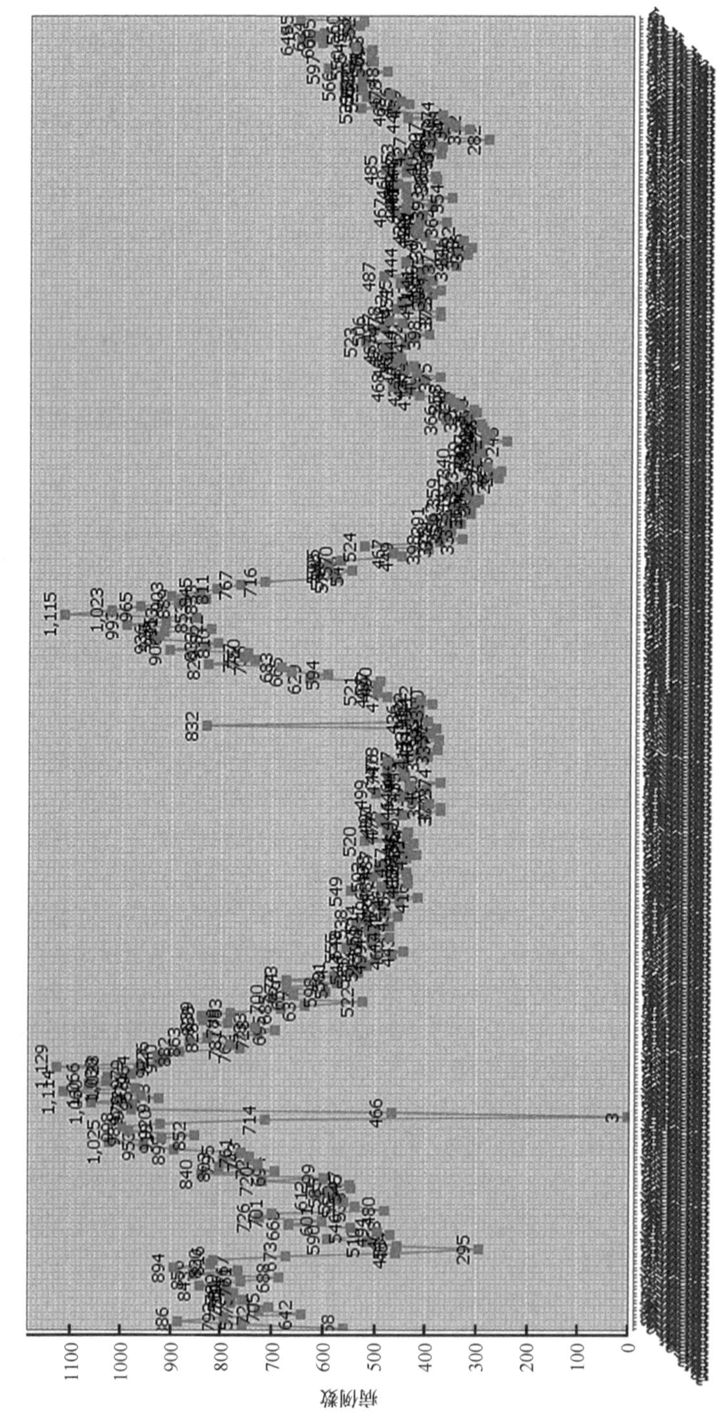

图4-1 宁波市2012年市级医院上呼吸道感染每日就诊人数情况分析

重要支持，从而在应对传染病和维护公共健康方面发挥了关键作用。在我国，症状监测虽然起步较晚，但并不是完全新颖的事物，实际上我国传染病防控领域内已开展了多年的流感监测等工作，症状监测也是其重要的工作内容。与国外不同的是，我国仅针对少数疾病开展了症状监测，而不是将其作为早期发现突发公共卫生事件的重要方式。目前，随着疾病预防控制行业的改革发展，国家对传染病预警预测工作的高度重视，症状监测作为早期发现传染病疫情的有效手段，已经在我国各疾控机构广泛开展试点研究，预期在结合我国国情，同时借鉴国外症状监测经验和方法的基础上，适合我国国情的症状监测系统将会尽快建立，能够及时、可靠、全面地反映公共卫生事件的真实情况。

（贺天锋）

第3节　媒介生物监测

近年来，全球登革热、疟疾、基孔肯亚出血热、黄热病等虫媒传染病疫情频发，2005 年通过并于 2007 年开始正式实施的《国际卫生条例（2005）》，也更为侧重于保护人类健康和应对普遍关注的突发公共卫生事件，对媒介生物传播的疾病更为关注，扩大了媒介生物的监测范围，并对在国际航行的交通工具运营者、口岸当局均提出了明确要求。为了加强对输入性传染病的防控工作，有必要发现对输入性传染病后及时开展媒介生物监测，本节介绍当前传染病主要传播媒介（鼠类、蚊虫、蜚蠊、蝇类、蜱类、臭虫等）的监测方法。

一、鼠类监测

（一）粘鼠板法

1. 适用范围　适用于室内鼠类种群及密度监测。

2. 器具　粘鼠板，胶面规格为 150mm×200mm。

3. 操作步骤　将粘鼠板展开，紧靠墙基放置于室内鼠类经常活动或栖息的场所。每 $15m^2$ 房间对角放置 2 张。粘鼠板应避免放置于阳光直射、水淋、地面潮湿的场所，并防止尘土等污物对粘鼠板的污染。记录经过一夜粘捕到的鼠的种类和数量。以粘捕率或粘捕指数表示鼠密度。

有效粘鼠板指粘到鼠或正常展开、未受损坏且未捕到鼠的粘鼠板。

4. 计算　粘捕率计算见式（4-1）。

$$R=N_p/N_e\times 100\% \tag{4-1}$$

式中，R——粘捕率；

N_p——捕鼠板数，单位为块；

N_e——有效粘鼠板数，单位为块。

粘捕指数计算见式（4-2）。

$$I=N_r/N_e \tag{4-2}$$

式中，I——粘捕指数，单位为只每块（只/块）；

N_r——捕鼠数，单位为只；

N_e——有效粘鼠板数，单位为块。

（二）夹夜法

1. 适用范围　适用于室内外环境的鼠类种群及密度监测。

2. 器具　鼠夹规格 120mm×65mm，感量为 2g±0.2g。

3. 操作步骤　以生花生米等为诱饵，室外沿一定地势放置鼠夹，夹距 5～10m，行距 20～50m。室内沿墙基放置，鼠夹和墙基垂直，踏板端靠墙。小于 $15m^2$ 房间放置 1 夹，$15m^2$ 房间放置 2 夹，大于 15m² 的房间按每 15m² 为 1 间折算标准房间数，放夹数量依此类推。傍晚放置，次日清晨检查记录捕获鼠的种类及数量。以捕获率表示鼠密度。

有效夹指处于正常布放状态的鼠夹，以及夹到鼠类或由于鼠类原因造成击发和诱饵丢失的鼠夹。捕获鼠指捕获的整鼠、鼠头或部分肢体（腿、鼠皮等）。若仅存有鼠毛、鼠尾、鼠爪则不计为捕获鼠。

4. 计算 捕获率计算见式（4-3）。

$$R=N_r/N_e\times 100\% \quad (4\text{-}3)$$

式中，R——捕获率；

N_r——捕鼠数的鼠夹数，单位为夹；

N_e——有效鼠夹数，单位为夹。

（三）粉迹法

1. 适用范围 适用于室内环境的鼠密度监测。

2. 器具 手电筒，滑石粉，双层纱布袋，“凹”字形支子（空隙大小为 200mm×200mm）。

3. 操作步骤 将滑石粉装入纱布袋，选择平整、干燥的地面，支子紧贴墙基，在支子上方约 50mm 处轻轻抖动纱布袋，布撒一层薄滑石粉，粉块厚度约 0.5mm。小于 15m² 房间布放 2 块，15m² 房间布放 2 块，大于 15m² 的房间按每 15m² 折算 1 间，间距不小于 5m。晚上布粉，次日早晨检查，记录阳性粉块数和有效粉块数。以鼠迹阳性率表示鼠密度。

有效粉块指可辨别有鼠迹（鼠爪印、尾印）或无鼠迹的完整粉块。阳性粉块指可辨别有鼠迹的粉块。

4. 计算 鼠迹阳性率计算见式（4-4）。

$$R=N_p/N_e\times 100\% \quad (4\text{-}4)$$

式中，R——鼠迹阳性率；

N_p——阳性粉块数，单位为块；

N_e——有效粉块数，单位为块。

（四）盗食法

1. 适用范围 适用于下水道鼠密度的监测。

2. 器具 选择当地鼠类喜食，便于检查的饵料（如 10 mm 见方的红薯块），诱饵钩，细绳。

3. 操作步骤 打开下水道井盖，用饵钩钩住饵料，用细绳将饵料吊入井内，置于鼠类活动场所，系牢绳子，盖好井盖，做好标记。次日检查，被鼠类盗食或留有啮痕的饵料即为阳性饵料。以盗食率表示鼠密度。

4. 计算 盗食率的计算见式（4-5）。

$$R=N_p/N_t\times 100\% \quad (4\text{-}5)$$

式中，R——盗食率；

N_p——阳性饵料数，单位为块；

N_t——总饵料数，单位为块。

（五）鼠迹法

1. 适用范围 适用于室内外环境的鼠密度监测。

2. 器具 手电筒，镊子，计步器。

3. 操作步骤 室内鼠密度：检查房间内鼠迹，如活鼠、鼠尸、鼠爪印、鼠粪、鼠咬痕、鼠洞、鼠道等，有 1 处鼠迹的房间即为鼠迹阳性房间。房间数按如下规定计算，即 15m² 或不足 15m² 房间算 1 间，大于 15m² 房间按每 15m² 为 1 间折算。以鼠迹阳性率表示鼠密度。

外环境鼠密度：沿选择的线路如公路或铁路两侧、河湖两岸或公共绿地行走，记录行走距离内发现鼠迹的处数。以路径指数表示鼠密度。

4. 计算

（1）室内鼠密度：室内鼠密度的计算见式（4-6）。

$$R=N_p/N_t\times100\% \tag{4-6}$$

式中，R——鼠迹阳性率（室内鼠密度）；

N_p——阳性房间数，单位为间；

N_t——总房间数，单位为间。

（2）外环境鼠密度：外环境鼠密度的计算见式（4-7）。

$$I=N_p/L \tag{4-7}$$

式中，I——路径指数（外环境鼠密度），单位为处每千米（处/km）；

N_p——鼠迹数，单位为处；

L——检查距离，单位为千米（km）。

（六）堵洞查盗法

1. 适用范围 适用于室外鼠密度的监测。

2. 器具 手电筒，铲具，测绳。

3. 操作步骤 确定调查样方，测定面积（用公顷表示），堵塞样方内所有鼠洞，24h 后检查盗开鼠洞数。以单位面积的鼠洞数或鼠洞盗开率表示鼠密度。

4. 计算

（1）鼠密度：鼠密度的计算见式（4-8）。

$$\overline{N}=N_p/S \tag{4-8}$$

式中，$\overline{N}$——单位面积鼠洞鼠，单位为个每公顷（个/hm^2）；

N_p——盗开鼠洞数，单位为个；

S——样方面积，单位为公顷（hm^2）。

（2）鼠洞盗开率：鼠洞盗开率的计算见式（4-9）。

$$R=N_p/N_t\times100\% \tag{4-9}$$

式中，R——鼠洞盗开率；

N_p——盗开的鼠洞数，单位为个；

N_t——堵塞的鼠洞数，单位为个。

（七）目测法

1. 适用范围 主要适用于旱獭白天活动较多的开阔地带。

2. 器具 望远镜，测绳。

3. 操作步骤 监测人员隐藏于视野开阔，又不致引起旱獭警觉的场所，样地面积大小依观察者用望远镜能清晰观察到的范围为准；样地边界依地形地物（如山脊线、林缘、巨石、谷溪等）划定。用望远镜观察样地，记录洞外活动獭数。观察时间选在旱獭洞外活动高峰时刻，即日出后 3 h 和日落前 3h 一段时间内进行。每次观察 1.5～2h。以两次观察到的地面活动最多獭数作为样地内近似实有獭数。观察完毕后，用测绳测出样地最大横轴和最大纵轴的长度（m），两最大轴之乘积，即为样地面积（以公顷为单位）。

4. 计算 旱獭密度的计算见式（4-10）。

$$D=N_r/S \tag{4-10}$$

式中，D——旱獭密度，单位为只每公顷（只/hm^2）；

N_r——旱獭数量，单位为只；

S——样地面积，单位为公顷（hm^2）。

二、蚊 虫 监 测

（一）诱蚊灯法

1. 适用范围　适用于动物厩舍和人房内按蚊属、库蚊属等成蚊的监测。

2. 器具、试剂　诱蚊灯、乙醚等。

3. 操作步骤　选择正在使用的动物厩舍和有人居住的人房作为室内监测点，诱蚊灯光源离地1.5m。日落前1h接通电源，开启诱蚊灯诱捕蚊虫，直至次日日出后1h，或根据监测目的决定诱集时间。密闭收集器后，再关闭电源。对蚊虫进行收集、分类和计数。及时记录温度、湿度和风速。

4. 计算　见式（4-11）。

$$D=N_m/(N_1\times T) \qquad (4\text{-}11)$$

式中，D——蚊密度，单位为只每台夜[只/（台・夜）]或只每台时[只/（台・h）]；

N_m——雌蚊数量，单位为只；

N_1——灯的数量，单位为台；

T——诱蚊小时数或诱蚊夜数，单位为小时（h）或夜。

（二）二氧化碳诱蚊灯法

1. 适用范围　适用于按蚊属、库蚊属等成蚊的监测。

2. 器具、试剂　诱蚊灯，二氧化碳气瓶或二氧化碳发生器或干冰等。

3. 操作步骤　选择远离干扰光源和避风的场所作为挂灯点，两灯之间相距50m布放，诱蚊灯光源离地1.5m。日落前1h接通电源，开启诱蚊灯诱捕蚊虫，直至次日日出后1h，或根据监测目的决定诱集时间；控制二氧化碳的释放流量为100～500mL/min。密闭收集器后，再关闭电源。对蚊虫进行收集、分类和计数。及时记录温度、湿度和风速。

4. 计算　见式（4-12）。

$$D=N_m/(N_1\times T) \qquad (4\text{-}12)$$

式中，D——蚊密度，单位为只每台夜[只/（台・夜）]或只每台时[只/（台・h）]；

N_m——雌蚊数量，单位为只；

N_1——灯的数量，单位为台；

T——诱蚊小时数或诱蚊夜数，单位为小时（h）或夜。

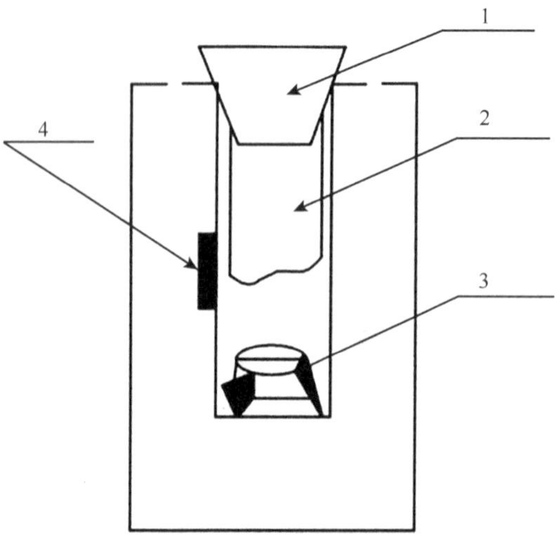

图4-2　BG-Trap法示意图

1. 吸入漏斗；2. 蚊虫收集袋；3. 风扇；4. BG-Lure等引诱剂悬挂位置；BG-Trap直径35cm，高40cm，顶盖为多孔结构

（三）BG-Trap法

1. 适用范围　适用于成蚊的密度监测，主要适合于白纹伊蚊与埃及伊蚊的监测。

2. 器具、试剂　BG-Trap（图4-2），BG-Lure，二氧化碳气瓶或二氧化碳发生器等。

3. 操作步骤　在植被茂密、蚊虫幼虫易孳生的场所附近，选择远离阳光直射、降雨、受风吹影响的位置，直接放置于地面上。一般每个BG-Trap之间间隔40～50m，以避免相互影响。监测一般每次连续布放3～4天。布放时，可以根据监测目的增加BG-Lure、二氧化碳气瓶或二氧化碳发生器，或其他监测需要的引诱剂。蚊虫收集袋每日进行回收与更换，对蚊虫进行收集、分类和计数。及时记录温度、湿度和风速。

4. 计算 见式（4-13）。

$$D=N_m/（N_g \times T） \quad (4\text{-}13)$$

式中，D——成蚊诱捕密度，单位为只每个天[只/（个·d）]；

N_m——雌蚊虫数，单位为只；

N_g——BG-Trap 的数量，单位为个；

T——诱蚊天数，单位为天（d）。

（四）产卵雌蚊诱集法

1. 适用范围 适用于寻找产卵场所的库蚊属等雌成蚊的监测。

2. 器具、试剂 产卵雌蚊诱集器（图4-3）、产卵诱集物等。

3. 操作步骤 日落前1h放置产卵雌蚊诱集器，盘内装不少于2L的产卵诱集物。每次日出后1h移走诱集的蚊虫，对蚊虫进行收集、分类和计数。每晚（每次）更换产卵诱集物。及时记录温度、湿度和风速。

4. 计算 见式（4-14）。

$$D=N_m/（N_u \times T） \quad (4\text{-}14)$$

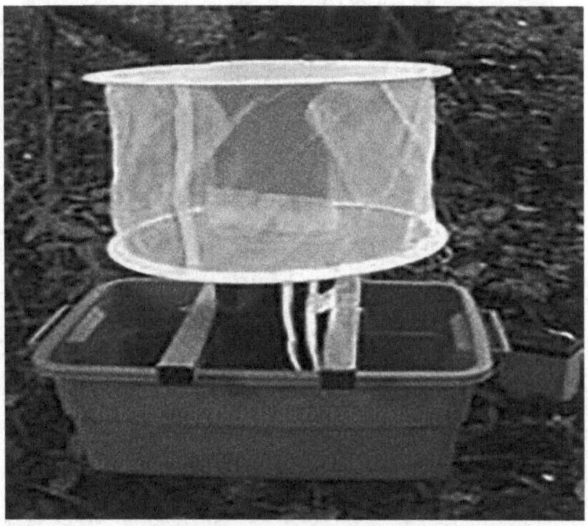

图4-3 产卵雌蚊诱集器

式中，D——蚊密度，单位为只每个夜[只/（个·夜）]；

N_m——雌蚊数量，单位为只；

N_u——产卵雌蚊诱集器数量，单位为个；

T——诱蚊夜数，单位为夜。

（五）人诱停落法

1. 适用范围 适用于嗜人血成蚊的监测。

2. 器具 计数器、手电筒、电动吸蚊器等。

3. 操作步骤 选择当地蚊虫刺叮高峰期，监测者暴露一侧小腿，静止不动，用电动吸蚊器捕获停落的蚊虫，也可用手拍死蚊虫，记录30min内捕获或拍死的蚊虫数量，或根据监测目的设定时间。对蚊虫进行收集、分类和计数，并记录诱蚊开始与结束的时间、地点，及时记录温度、湿度和风速。

4. 计算 停落指数计算见式（4-15）。

$$I=N_m/（N_f \times T） \quad (4\text{-}15)$$

式中，I——停落指数，单位为只每人次[只/（人·次）]或只每人分[只/（人·min）]；

N_m——停落雌蚊数量，单位为只；

N_f——诱蚊的人数，单位为人；

T——诱蚊次数或诱蚊时间，单位为次或分（min）。

（六）动物诱集法

1. 适用范围 适用于嗜动物血成蚊的监测。

2. 动物、器具、试剂 当地的牛、马、猪等，电动吸蚊器或手持式蚊虫采样器，乙醚等。

3. 操作步骤 选择蚊虫活动高峰期，固定动物开始诱集。用电动吸蚊器或手持式蚊虫采样器捕获动物身体上的蚊虫，每次30min，或根据监测目的设定时间。对蚊虫进行收集、分类和计数。及时记录温度、湿度和风速。

4. 计算　见式（4-16）。

$$D=N_m/(N_a \times T) \tag{4-16}$$

式中，D——动物诱集蚊密度，单位为只每头次[只/（头·次）]或只每头分[只/（头·min）]；

N_m——雌蚊数量，单位为只；

N_a——动物的数量，单位为头；

T——诱蚊次数或诱蚊时间，单位为次或分（min）。

（七）栖息蚊虫捕捉法

1. 适用范围　适用于人房或动物厩舍中栖息的成蚊的监测。

2. 器具、试剂　电动吸蚊器或手持式蚊虫采样器、手电筒、乙醚等。

3. 操作步骤　依据不同蚊种的生态习性，选择蚊虫栖息时间及蚊虫栖息场所，在手电筒的照明下，使用电动吸蚊器或手持式蚊虫采样器捕获栖息的蚊虫，每次 15 min，或根据监测目的设定时间。用乙醚麻醉捕获的蚊虫，记录每处场所蚊虫的数量与种类。及时记录温度、湿度和风速。

4. 计算　房屋成蚊密度指数计算见式（4-17）。

$$I=N_m/(N_f \times T) \tag{4-17}$$

式中，I——房屋成蚊密度指数，单位为只每人小时[只/（人·h）]；

N_m——雌蚊数量，单位为只；

N_f——监测人的数量，单位为人；

T——捕蚊小时数，单位为小时（h）。

（八）手持式蚊虫采样器法

1. 适用范围　适用于飞行中成蚊的监测。

2. 器具、试剂　手持式蚊虫采样器、乙醚等。

3. 操作步骤　选择蚊虫活动高峰时间，监测者手持蚊虫采样器，个人做好物理防护，捕捉监测者身体周边的蚊虫 30 min，或根据监测目的设定时间。然后对蚊虫进行收集、分类和计数。及时记录温度、湿度和风速。

4. 计算　见式（4-18）。

$$D=N_m/N_n \tag{4-18}$$

式中，D——手持式蚊虫采样器密度，单位为只每网（只/网）；

N_m——雌蚊数量，单位为只；

N_n——手持式蚊虫采样器集蚊网的数量，单位为网。

（九）挥网法

1. 适用范围　适用于飞行中成蚊的监测。

2. 器具、试剂　捕虫网（末端钝圆的圆锥形网，用 60 目绢纱制成，口径 200mm，深 600mm）、乙醚等。

3. 操作步骤　选择蚊虫活动高峰时间，监测者做好个人物理防护。选择相对避风、遮阴的地点作为监测点，监测者手持网柄"∞"形挥网，挥网 30min，或根据监测目的设定时间，收网前用力挥 3～4 次，使捕捉的蚊虫集中网底。对蚊虫进行收集、分类和计数。及时记录温度、湿度和风速。

4. 计算　见式（4-19）。

$$D=N_m/N_n \tag{4-19}$$

式中，D——网捕蚊密度，单位为只每网（只/网）；

N_m——雌蚊数量，单位为只；

N_n——网的数量，单位为网。

（十）帐诱法

1. 人帐诱法

（1）适用范围：适用于嗜人血成蚊的监测。

（2）器具、试剂：诱蚊帐（图 4-4）、电动吸蚊器或手持式蚊虫采样器、手电筒、乙醚等。

（3）操作步骤：选择蚊虫活动高峰期，将蚊帐悬挂，上下四角撑开固定，使帐下缘距地面 250～300mm。监测者手持电动吸蚊器或手持式蚊虫采样器和手电筒捕获帐内蚊虫，做好个人物理防护。每次监测 30min，或根据监测目的设定时间。对蚊虫进行收集、分类和计数。及时记录温度、湿度和风速。

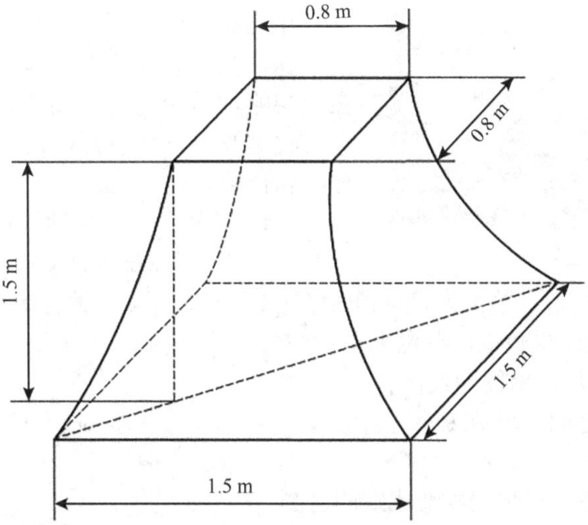

帐顶0.8 m×0.8 m，顶角至下沿的垂直高度1.5 m，帐底张开1.5 m×1.5 m

图 4-4 诱蚊帐示意图

（4）计算：见式（4-20）。

$$D=N_m/(N_n \times T) \quad (4\text{-}20)$$

式中，D——人蚊帐诱蚊密度，单位为只每顶时[只/（顶·h）]；

N_m——雌蚊数量，单位为只；

N_n——蚊帐数，单位为顶；

T——诱蚊时间，单位为小时（h）。

2. 双帐单人诱集法

（1）适用范围：适用于蚊媒疾病暴发的区域内媒介蚊虫成蚊的监测。

（2）器具、试剂：可单人操作使用的双层蚊帐、计数器、手电筒、电动吸蚊器或手持式蚊虫采样器等。

（3）操作步骤：选择避风遮阴处放置蚊帐，选择当地媒介蚊虫成蚊活动高峰时段进行监测。监测时，诱集者坐于封闭的内蚊帐中，暴露两条小腿，手动操作升起外帐使其底部离地 250～300mm，诱集 30min，或根据监测目的设定时间。然后，诱集者在内帐操作降下外帐，使其完全封闭诱集来的蚊虫，然后在内帐内做好个人防护后，走出内帐，在双层帐间隔空间内利用电动吸蚊器或手持式蚊虫采样器收集停落在蚊帐上的蚊虫。对蚊虫进行收集、分类和计数。

（4）计算：见式（4-21）。

$$D=N_m/(N_n \times T) \quad (4\text{-}21)$$

式中，D——双帐诱蚊密度，单位为只每顶时[只/（顶·h）]；

N_m——雌蚊数量，单位为只；
N_n——蚊帐数，单位为顶；
T——诱蚊时间，单位为小时（h）。

3. 双层叠帐法

（1）适用范围：适用于媒介蚊虫成蚊的监测，尤其适用于蚊媒疾病暴发的区域媒介蚊虫成蚊的监测。

（2）器具、试剂：双层叠帐（图 4-5）、计数器、手电筒、电动吸蚊器或手持式蚊虫采样器、乙醚等。

（3）操作步骤：选择避风遮阴处放置蚊帐，选择当地媒介蚊虫成蚊活动高峰时段进行监测。监测时，一人作为诱集者坐或站立于封闭的内蚊帐中，暴露两条小腿，另一人作为收集者，做好个人物理防护后，在双层帐间隔空间内利用电动吸蚊器或手持式蚊虫采样器收集蚊虫。监测每次持续 30min，对蚊虫进行收集、分类和计数。

（4）计算：帐诱指数计算见式（4-22）。

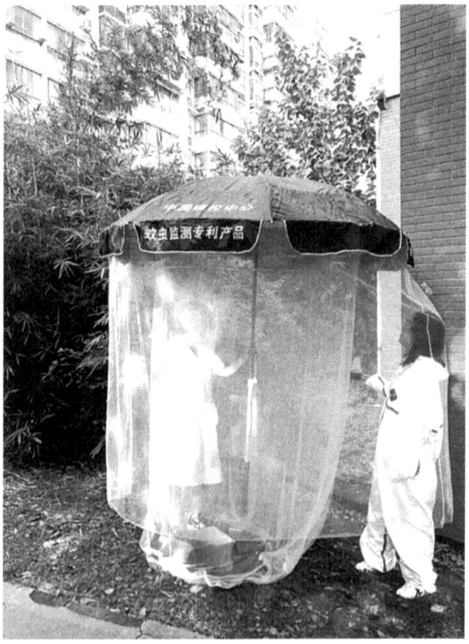

图 4-5　双层叠帐法

$$D=N_m/(N_n \times T) \quad (4\text{-}22)$$

式中，D——帐诱指数，单位为只每顶时[只/（顶 • h）]；
N_m——雌性蚊虫数量，单位为只；
N_n——蚊帐数，单位为顶；
T——诱蚊时间，单位为小时（h）。

4. 动物帐诱法

（1）适用范围：适用于嗜动物血成蚊的监测。

（2）动物、器具、试剂：牛、马、猪等动物，也可根据蚊虫嗜血特性进行选择，诱蚊帐（长×宽×高=6m×4m×2m，帐顶和帐底大小一致）、手电筒、电动吸蚊器或手持式蚊虫采样器、乙醚等。

（3）操作步骤：选择蚊虫活动高峰期，将蚊帐悬挂，上下四角撑开固定，使帐下缘距地面 250～300mm 高。固定动物于蚊帐内，用电动吸蚊器或手持式蚊虫采样器捕获诱入帐中的蚊虫，夜间使用手电筒作为照明光源，每次 30min，或根据监测目的设定时间。对蚊虫进行收集、分类和计数。及时记录温度、湿度和风速。

（4）计算：见式（4-23）。

$$D=N_m/(N_n \times T) \quad (4\text{-}23)$$

式中，D——动物帐诱蚊密度，单位为只每顶时[只/（顶 • h）]；
N_m——雌蚊数量，单位为只；
N_n——蚊帐数，单位为顶；
T——诱蚊时间，单位为小时（h）。

（十一）黑箱法

1. 适用范围　适用于媒介成蚊的密度监测。

2. 器具、试剂　黑箱（内壁涂黑，长×宽×高=0.6m×0.5m×0.4m）、黑布套袋（长 0.25m）、电动吸蚊器或手持式蚊虫采样器、乙醚等。

3. 操作步骤　选择居民户外隐蔽处作为黑箱放置点。日出时开始放置黑箱，24h 后投入乙醚棉球于黑箱中熏杀蚊虫，或用电动吸蚊器或手持式蚊虫采样器吸取黑箱内所有蚊虫。对蚊虫进行收集、分类和计数。及时记录温度、湿度和风速。

4. 计算 见式（4-24）。

$$D=N_m/N_b \tag{4-24}$$

式中，D——黑箱捕蚊密度，单位为只每个（只/个）；

N_m——雌蚊虫数，单位为只；

N_b——黑箱的数量，单位为个。

（十二）幼虫吸管法

1. 适用范围 适用于室内外环境中各类小型水体或容器中蚊虫幼虫（蛹）密度的监测。

2. 器具 长吸管、小滴管、白色方盘、采样管、水网等。

3. 操作步骤 幼虫吸管法主要是应用于各类环境中蚊幼虫密度的监测。监测小容器积水中蚊虫幼虫（蛹）密度时，用长吸管把全部水吸到白色方盘内；监测大容器积水和地表积水中的蚊虫幼虫（蛹）密度时，用水网捞捕幼虫（蛹），然后翻扣入盛有水的白色方盘内，再用小滴管把蚊幼虫（蛹）吸出放入已编号的采样管内。记录地点、场所和日期。将收集到的幼虫（蛹）进行收集、分类和计数，并依据监测结果计算以下幼虫密度指数。当计算百户指数、幼虫房屋指数和幼虫密度指数时，在居民户中监测范围包括居民家庭的院落、阳台、露台和居室内等环境。

4. 计算

（1）百户指数：计算见式（4-25）。

$$\mathrm{JI}=N_p/N_h \times 100 \tag{4-25}$$

式中，JI——百户指数，单位为处每百户（处/100 户）；

N_p——阳性积水处数，单位为处；

N_h——检查的居民户数，单位为户。

（2）幼虫房屋指数：计算见式（4-26）。

$$\mathrm{HI}=B_h/N_h \times 100 \tag{4-26}$$

式中，HI——幼虫房屋指数；

B_h——幼虫（蛹）阳性的房屋数量，单位为户；

N_h——检查的居民户数，单位为户。

（3）幼虫密度指数：计算见式（4-27）。

$$I=N_c/N_h \tag{4-27}$$

式中，I——幼虫密度指数，单位为条每户（条/户）；

N_c——幼虫（蛹）数量，单位为条；

N_h——检查的居民户数，单位为户。

（4）容器指数：计算见式（4-28）。

$$\mathrm{CI}=N_p/N_w \times 100 \tag{4-28}$$

式中，CI——容器指数；

N_p——阳性积水容器数，单位为个；

N_w——有水容器数，单位为个。

（十三）幼虫勺捕法

1. 适用范围 适用于大中型水体的蚊虫幼虫（蛹）的监测。

2. 器具 长吸管、小滴管、采样管、500ml 标准水勺等。

3. 操作步骤 沿着大中型水体岸边，每隔 10m 选择一个采样点，用水勺迅速从水体中舀起一勺水，吸出幼虫（蛹）并放入已编号的采样管中，对蚊虫进行收集、分类和计数，并记录日期、场所。

4. 计算

（1）采样勺指数：计算见式（4-29）。

$$I=N_p/N_t\times 100 \tag{4-29}$$

式中，I——幼虫（蛹）采样勺指数；

N_p——阳性勺数，单位为勺；

N_t——采集总勺数，单位为勺。

（2）勺舀指数：计算见式（4-30）。

$$I=N_c/N_p \tag{4-30}$$

式中，I——幼虫（蛹）勺舀指数，单位为条每勺（条/勺）；

N_c——采集所得的蚊幼虫（蛹）总数，单位为条；

N_p——阳性勺数，单位为勺。

（十四）路径法

1. 适用范围 适用于室内外小型积水中蚊虫幼虫（蛹）的监测。

2. 器具 计步器、手电筒。

3. 操作步骤 依监测人的步幅设定好计步参数，随身携带计步器等，沿寻找小型积水的路线，以均匀步伐前进，检查沿途可能存在的幼虫（蛹）容器与小型积水，及时记录发现的幼虫（蛹）阳性容器数和小型积水处数，结束后记录路径长度。

4. 计算 路径指数计算见式（4-31）。

$$I=N_p/N_k \tag{4-31}$$

式中，I——路径指数，单位为处每千米（处/km）；

N_p——阳性容器数和阳性小型积水处数，单位为处；

N_k——监测行走千米数，单位为千米（km）。

当监测不区分蚊种时称为路径指数，当监测对象为白纹伊蚊和（或）埃及伊蚊时称为伊蚊路径指数。

（十五）诱蚊诱卵器法

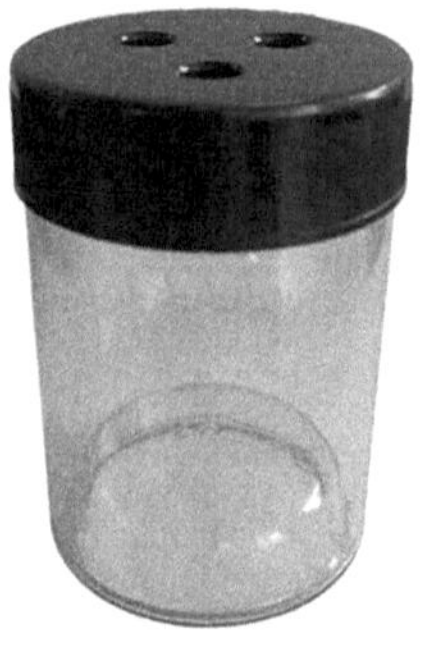

图 4-6 诱蚊诱卵器

1. 适用范围 主要适用于白纹伊蚊和埃及伊蚊成蚊、蚊卵的监测。

2. 器具 诱蚊诱卵器（图 4-6）、白色滤纸、冰包。

3. 操作步骤 在监测区域的绿化带、草丛、树荫等蚊虫栖息地，将诱蚊诱卵器放置在光线较强的阴凉地面或离地不超过 1m 高的位置，间隔 50～100m 放置 1 个诱蚊诱卵器，连续放置 4 天，第 4 天检查、收集诱到的成蚊及蚊卵，记录伊蚊成蚊和（或）伊蚊卵阳性的诱蚊诱卵器数量和成蚊数。同时记录监测期间平均气温和降雨情况。

4. 计算

（1）诱蚊诱卵指数：计算见式（4-32）。

$$I=N_u/N_e\times 100 \tag{4-32}$$

式中，I——诱蚊诱卵指数；

N_u——布放回收的诱蚊诱卵器中伊蚊成蚊或（和）伊蚊卵阳性的诱蚊诱卵器数量，单位为个；

N_e——布放后回收的有效诱蚊诱卵器数量，单位为个。

（2）诱蚊密度指数：计算见式（4-33）。

$$I=N_m/N_u \tag{4-33}$$

式中，I——诱蚊密度指数，单位为只每个（只/个）；

N_m——回收的诱蚊诱卵器捕获伊蚊数量，单位为只；

N_u——布放回收的诱蚊诱卵器中伊蚊成蚊阳性的诱蚊诱卵器数量，单位为个。

（3）诱卵指数：计算见式（4-34）。

$$I=N_p/N_e\times100 \tag{4-34}$$

式中，I——诱卵指数；

N_p——布放回收的诱蚊诱卵器中产卵阳性的诱蚊诱卵器的数量，单位为个；

N_e——布放并回收的诱蚊诱卵器的数量，单位为个。

（十六）诱卵杯法

1. 适用范围 适用于白纹伊蚊和埃及伊蚊蚊卵的监测。

2. 器具、试剂 诱卵杯（图4-7）、产卵板等。

3. 操作步骤 诱卵杯放置于可能的蚊虫孳生与栖息场所附近，要求直接放置于地面上，放置的位置部分或全部遮阴，远离小孩或动物的接触，避免放置于易于被雨水，生活废水或易落叶的树影响的区域。每周检查一次所有杯子，回收产卵板时，应把每个小板用密封小袋单独包装，避免与其他小板混淆。在实验室内对产卵板上的卵进行收集、分类和计数。及时记录温度、湿度和风速。

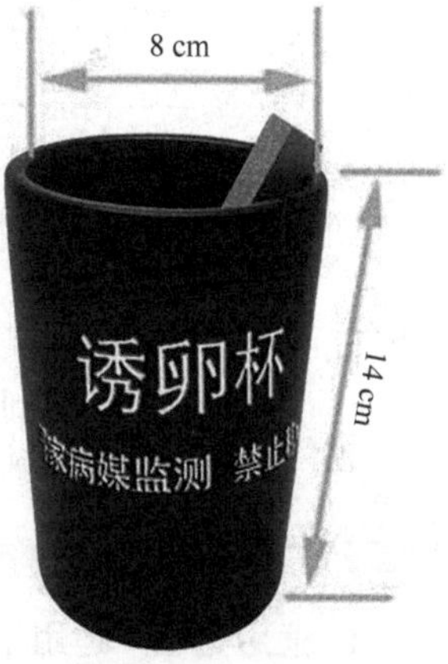

图4-7 诱卵杯

4. 计算

（1）诱卵密度：计算见式（4-35）。

$$D=N_o/(N_s\times T) \tag{4-35}$$

式中，D——诱卵密度，单位为个每条天[个/（条·d）]；

N_o——布放回收的诱卵杯中产卵板上蚊虫卵的数量，单位为个；

N_s——布放并回收的产卵板数量，单位为条；

T——诱蚊天数，单位为天（d）。

（2）诱卵指数：计算见式（4-36）。

$$I=N_p/N_e\times100 \tag{4-36}$$

式中，I——诱卵指数；

N_p——布放回收的诱卵杯中产卵阳性的诱卵杯数量，单位为个；

N_e——布放并回收的诱卵杯的数量，单位为个。

三、蜚蠊（蟑螂）监测

（一）粘捕法

1. 适用范围 适用于室内蜚蠊种群及密度监测。

2. 器具 粘蟑纸，胶面规格为170mm×100mm。

3. 操作步骤 监测时，在粘蟑纸中央放置2g新鲜面包屑作为诱饵，将其放置于蜚蠊经常栖息活动的地点，每15m²房间放1张，不足15m²的单独房间按15m²计算，大于15m²房间按15m²为1间折算，粘蟑纸放置12h，晚放晨收。记录捕获蜚蠊种类及数量，计算蜚蠊粘捕率、侵害率、密度、密度指数。监测时不得选择一周内药物处理过的场所作监测点，每次监测时，粘蟑纸必须更新。

有效粘蟑纸指粘到蜚蠊，或未损坏、未移动且未粘到蜚蠊的粘蟑纸。

4. 计算

（1）蜚蠊粘捕率：计算见式（4-37）。

$$T=N_p/N_e\times100\% \tag{4-37}$$

式中，T——蜚蠊粘捕率；

N_p——粘捕到蜚蠊的粘蟑纸数，单位为张；

N_e——有效粘蟑纸数，单位为张。

（2）侵害率：计算见式（4-38）。

$$I_n=N_p/N_t\times 100\% \tag{4-38}$$

式中，I_n——侵害率；

N_p——监测到蜚蠊的房间数，单位为间；

N_t——监测总房间数，单位为间。

（3）密度：密度计算见式（4-39）。

$$D=N_c/N_e \tag{4-39}$$

式中，D——密度，单位为只每张（只/张）；

N_c——粘捕到蜚蠊数，单位为只；

N_e——有效粘蟑纸数，单位为张。

（4）密度指数：计算见式（4-40）。

$$I=N_c/N_p \tag{4-40}$$

式中，I——密度指数，单位为只每张（只/张）；

N_c——粘捕到蜚蠊数，单位为只；

N_p——粘捕到蜚蠊的粘蟑纸数，单位为张。

（二）药激法

1. 适用范围 适用于室内蜚蠊密度监测。

2. 器具、药品 手电筒、蜚蠊密度检测剂（用于将蜚蠊从其栖息活动场所中驱赶出来，以便于监测时查看的一种药剂，常用的检测剂有质量分数为0.3%的氯菊酯乙醇液等）。

3. 操作步骤 用蜚蠊密度检测剂对蜚蠊栖息活动地点进行喷洒，用手电筒照明，检查5min内驱出的蜚蠊，并计数。

4. 计算 依据式（4-41）、式（4-42）和式（4-43）分别计算侵害率、密度和密度指数。

$$I_n=N_p/N_t\times 100\% \tag{4-41}$$

式中，I_n——侵害率；

N_p——有蜚蠊房间数，单位为间；

N_t——监测总房间数，单位为间。

$$D=N_c/N_t \tag{4-42}$$

式中，D——密度，单位为只每间（只/间）；

N_c——5min内激出的蜚蠊总数，单位为只；

N_t——监测总房间数，单位为间。

$$I=N_c/N_p \tag{4-43}$$

式中，I——密度指数，单位为只每间（只/间）；

N_c——5min内激出的蜚蠊总数，单位为只；

N_p——有蜚蠊房间数，单位为间。

（三）目测法

1. 适用范围 适用于室内蜚蠊成若虫和活卵鞘密度监测。

2. 器具 手电筒。

3. 操作步骤 在监测房间内选择蜚蠊栖息活动的场所，用手电筒照明，检查并记录每个场所3min内观察到的蜚蠊种类、数量、活卵鞘数和蟑迹（空卵鞘壳、死尸、残尸等）数。

4. 计算

（1）蜚蠊成若虫：依据式（4-44）、式（4-45）和式（4-46）分别计算蜚蠊成若虫侵害率、密度和密度指数。

$$I_n=N_p/N_t\times 100\% \tag{4-44}$$

式中，I_n——侵害率；

N_p——有蜚蠊房间数，单位为间；

N_t——监测总房间数，单位为间。

$$D=N_c/N_t \tag{4-45}$$

式中，D——密度，单位为只每间（只/间）；

N_c——监测到的蜚蠊总数，单位为只；

N_t——监测总房间数，单位为间。

$$I=N_c/N_p \tag{4-46}$$

式中，I——密度指数，单位为只每间（只/间）；

N_c——监测到的蜚蠊总数，单位为只；

N_p——有蜚蠊房间数，单位为间。

（2）蜚蠊活卵鞘：依据式（4-47）、式（4-48）和式（4-49）分别计算蜚蠊活卵鞘侵害率、密度和密度指数。

$$I_n=N_p/N_t\times 100\% \tag{4-47}$$

式中，I_n——侵害率；

N_p——有蜚蠊活卵鞘房间数，单位为间；

N_t——监测总房间数，单位为间。

$$D=N_c/N_t \tag{4-48}$$

式中，D——密度，单位为只每间（只/间）；

N_c——监测到活卵鞘总数，单位为只；

N_t——监测总房间数，单位为间。

$$I=N_c/N_p \tag{4-49}$$

式中，I——密度指数，单位为只每间（只/间）；

N_c——监测到活卵鞘总数，单位为只；

N_p——有活卵鞘房间数，单位为间。

（3）蟑迹密度：依据式（4-50）计算蟑迹阳性率，房间按 $15m^2$ 为 1 间折算。

$$I_n=N_p/N_t\times 100\% \tag{4-50}$$

式中，I_n——阳性率；

N_p——有蟑迹房间数，单位为间；

N_t——监测总房间数，单位为间。

四、蝇类监测

（一）笼诱法

1. 适用范围 适用于室外成蝇密度和种类的监测。

2. 器具 座式捕蝇笼（图 4-8），直径为 250mm，笼体高 400mm，笼脚高 100～300mm，圆锥形芯高 350mm，顶口直径 25mm。

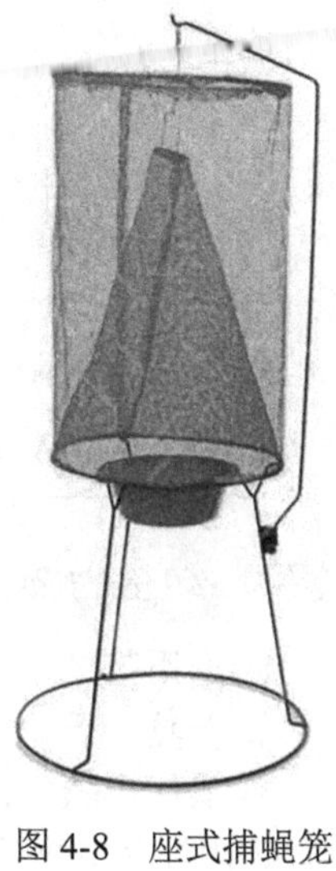

图 4-8 座式捕蝇笼

3. 操作步骤 每个捕蝇笼诱饵盘内放置 50g 红糖、50ml 食醋及 50ml 水，或者按照监测目的采用其他诱饵。诱饵盘与捕蝇笼下沿的间隙应不大于

20mm。监测时间为上午 9 点到下午 3 点（或者按照监测目的设定监测时间）。将捕获蝇类麻醉后分类、计数，同时记录温度、湿度和风速等气候数据。

4. 计算 见式（4-51）。

$$D=N_f/(N_t\times T) \tag{4-51}$$

式中，D——蝇类密度，单位为只每笼时[只/（笼·h）]；

N_f——捕获蝇总数，单位为只；

N_t——投放捕蝇笼数，单位为笼；

T——监测时间，单位为时（h）。

（二）粘捕法

1. 适用范围 适用于室内成蝇密度和种类的监测。

2. 器具 粘蝇带（长 400mm，宽 35mm）。

3. 操作步骤 监测时将粘绳带挂置在离地面 2.5m 处，粘绳带之间须相距 3m 以上，每标准间放置 1 条。监测时间为上午 9 点至下午 3 点（或者按照监测目的设定监测时间），记录粘捕到的蝇数，同时记录温度、湿度和风速等气候数据。

4. 计算 见式（4-52）。

$$D=N_f/(N_t\times T) \tag{4-52}$$

式中，D——蝇类密度，单位为只每条时[只/（条·h）]；

N_f——捕获蝇总数，单位为只；

N_t——粘蝇带总数，单位为条；

T——监测时间，单位为时（h）。

（三）成蝇目测法

1. 适用范围 适用于室内成蝇侵害率和密度的监测。

2. 器具 计数器。

3. 操作步骤 监测人员目测计数、记录监测标准间数、阳性标准间数和每一间内的蝇数，同时记录温度、湿度和风速等气候数据。

4. 计算

（1）成蝇侵害率：房间成蝇侵害率按式（4-53）计算。

$$R=N_P/N_t\times 100\% \tag{4-53}$$

式中，R——成蝇侵害率；

N_P——有蝇房间数，单位为间；

N_t——监测房间数，单位为间。

（2）蝇密度：蝇密度按式（4-54）计算。

$$I=N_f/N_P \tag{4-54}$$

式中，I——阳性间蝇密度，单位为只每间（只/间）；

N_f——蝇总数，单位为只；

N_P——有蝇房间数，单位为间。

（四）幼虫目测法

1. 适用范围 适用于蝇类幼虫孳生率及孳生密度的监测。

2. 器具 无。

3. 操作步骤 调查蝇类的孳生地，检查孳生物内有无蝇类活幼虫和蛹孳生。记录检查的孳生物数、阳性孳生物数和每处或每一单位（如 100g）内的蝇类活幼虫数和蛹数，同时记录温度、湿度等气候数据。

4. 计算

（1）蝇类幼虫孳生率：计算见式（4-55）。

$$R=N_P/N_t\times 100\% \tag{4-55}$$

式中，R——蝇类幼虫孳生率；

N_P——有活幼虫和蛹孳生的孳生物处数，单位为处；

N_t——调查的孳生地处数，单位为处。

（2）蝇类幼虫孳生密度：计算见式（4-56）。

$$D=N_l/N_P \tag{4-56}$$

式中，D——蝇类幼虫孳生密度，单位为条每处（条/处）或条每百克（条/100g）；

N_l——发现孳生的蝇类活幼虫和蛹数，单位为条；

N_P——阳性孳生物数，单位为处或百克（100g）。

（五）格栅法

1. 适用范围 适用于室内外成蝇密度的监测。

2. 器具 格栅（0.25m^2）。

3. 操作步骤 在蝇类活动高峰期，将格栅放置在多蝇场所，计数并记录1min内停落在格栅上的蝇数，同时记录温度、湿度等气候数据。

4. 计算 见式（4-57）。

$$D=N_f/N_g \tag{4-57}$$

式中，D——蝇密度，单位为只每格栅（只/格栅）；

N_f——蝇总数，单位为只；

N_g——监测格栅数，单位为格栅。

五、蜱类监测

（一）布旗法

1. 适用范围 适合监测自然界外环境的草原、荒漠、灌木丛、林间草地及森林地带等中的游离蜱。

2. 器具 ①布旗（图4-9）：用白棉布（或白绒布）制成60cm×90cm的旗子，一种将60cm的一边固定于100～120cm的杆上；另一种将90cm的一边固定于杆上，杆的两端拴上一条结实的线绳或尼龙绳；防护服：包括五紧服（领口、袖口、裤口能扎紧的服装）、长筒白布袜及白帽子、手套。②仪器：计步器、镊子、试管、计时器、测距仪、全球定位系统（GPS）定位仪。

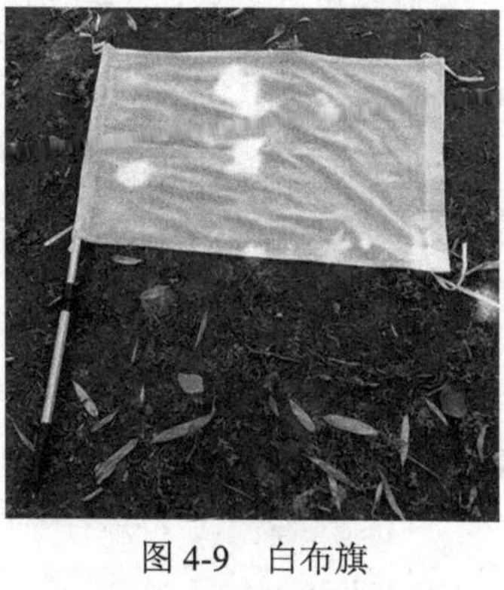

图4-9 白布旗

3. 操作步骤 调查者身着防护服在灌木丛及森林中可手持布旗，行走在兽道上（动物经常活动行走的道路），左右摆动布旗使其接触到植被。在草地或荒漠中边走边拖拉布旗前行。每行走20m检查并用镊子收集一次布旗两面黏附的蜱（包括爬到调查者防护服上的蜱）。调查时间至少30min，距离不得少于100m。记录采集到的蜱数及所用时间（h）。最后对蜱进行分类鉴定，计算总的蜱密度及单种蜱的密度。

4. 计算 蜱密度计算见式（4-58）。

$$D=N_c/t \tag{4-58}$$

式中，D——蜱密度，单位为只每小时布旗[只/（布旗·h）]；

N_c——采集到的蜱总数，单位为只；

t——采集蜱的时间（若数人，应合计时间），单位为小时（h）。

（二）人工诱捕法

1. 适用范围　适合在草地、森林及其他有蜱栖息的自然环境中采集游离蜱。

2. 器具　①防护服：包括五紧服（领口、袖口、裤口能扎紧的服装）、长筒白布袜及白帽子。②仪器：镊子、试管、计时器、GPS 定位仪。

3. 操作步骤　调查者穿好防护服，坐在草地、森林及其他有蜱栖息的自然环境中。每 20min 更换一个地方。调查时间不得少于 1h。用镊子采集蜱类。记录采集的蜱数及所用时间，包括环境中采到的蜱和相互检查发现爬到调查者衣、裤、帽上的蜱，最后对蜱进行分类鉴定。

4. 计算　蜱密度计算见式（4-59）。

$$D=N_c/t \tag{4-59}$$

式中，D——蜱密度，单位为只每小时（只/h）；

N_c——采集到的蜱总数，单位为只；

t——采集蜱的时间，单位为小时（h）。

（三）宿主体检蜱法

1. 适用范围　宿主动物（牛、羊、马、驼、犬、猪、狗、啮齿动物、家禽等）体上寄生的蜱。

2. 器具　①防护服：包括五紧服（领口、袖口、裤口能扎紧的服装）、长筒白布袜及白帽子。②医用乳胶手套、镊子、试管。

3. 操作步骤　用随机抽样法确定检查样本数量（一般牛不少于 10 只，羊不少于 20 只）。肉眼观察并用手触摸蜱的主要寄生部位（颈、耳背、股内侧、肛周等），将蜱逐只摘下，尽可能将宿主体上的所有蜱采集干净。记录有蜱寄生的宿主数及采集的蜱总数，最后分类鉴定。

4. 计算　染蜱率计算见式（4-60）。

$$R=N_p/N_e\times 100\% \tag{4-60}$$

式中，R——染蜱率；

N_p——有蜱（阳性）宿主数，单位为只；

N_e——检查宿主数，单位为只。

蜱密度计算见式（4-61）。

$$D=N_c/N_e \tag{4-61}$$

式中，D——蜱密度，单位为只每宿主（只/宿主）；

N_c——采集到的蜱总数，单位为只；

N_e——检查宿主数，单位为只。

密度指数计算见式（4-62）。

$$I=N_c/N_p \tag{4-62}$$

式中，I——蜱密度指数，单位为只每宿主（只/宿主）；

N_c——采集到的蜱总数，单位为只；

N_p——有蜱（阳性）宿主数，单位为只。

（四）洞穴掏探法

1. 适用范围　主要监测软蜱及部分种类硬蜱。

2. 器具　①防护服：包括五紧服（领口、袖口、裤口能扎紧的服装）、长筒白布袜及白帽子。②仪器：GPS 定位仪、手套、镊子、试管、长柄铲、带钩勺、探蜱棒（取直径 2.5cm、长 150cm 的胶皮管，外面以白毛巾或白绒布缠绕 120cm，然后缝合，再用铁丝固定即成）。

3. 操作步骤 用长柄铲或带钩勺将兽穴或禽舍及其周围缝隙中的浮土掏出，在阳光下从浮土中采集蜱。检查鸡舍时可翻开其土坯或砖，采集隐匿处的软蜱。在旱獭、黄鼠和沙鼠洞等鼠洞内可能有硬蜱存在，可用探蜱棒深入洞内，并轻轻抖动然后抽出，检查收集粘于探蜱棒上的蜱。每洞需探3次（3次采集蜱数计为一个洞的蜱数），探洞总数一般不少于30个。记录采集的蜱总数，最后分类鉴定。

4. 计算 阳性洞穴率计算见式（4-63）。

$$R=N_f/N_t\times 100\% \tag{4-63}$$

式中，R——阳性洞穴率；

N_f——有蜱洞数，单位为洞；

N_t——掏探洞数，单位为洞。

探洞方式的蜱密度计算见式（4-64）。

$$D=N_c/N_t \tag{4-64}$$

式中，D——蜱密度，单位为只每洞（只/洞）；

N_c——采集到的蜱总数，单位为只；

N_t——掏探洞数，单位为洞。

六、臭虫监测

（一）目测法

1. 适用范围 适合室内或交通工具（卧铺）等场所臭虫密度的监测。

2. 器具 手电筒、放大镜、镊子、解剖针、自封袋。

3. 操作步骤 在监测房间内选择臭虫栖息活动的场所，如床板、床垫（包括其上的孔、洞、缝）、床架、床头、抽屉等缝隙和家具连接处、沙发以及沙发和床周围的家具、孔隙。用手电筒照明，借助放大镜、镊子、解剖针等工具，采取直接目测、敲击等检查方式，检查并记录每个场所捕获到的臭虫数量和查到的臭虫迹。检查区域不足15m^{2}的单独房间按1间计算，大于15m^{2}的房间按15m^{2}为1间折算。

4. 计算

（1）成若虫密度计算：臭虫侵害率计算见式（4-65）。

$$I_n=N_p/N_t\times 100\% \tag{4-65}$$

式中，I_n——臭虫侵害率；

N_p——有臭虫房间数，单位为间；

N_t——监测总房间数，单位为间。

臭虫密度计算见式（4-66）。

$$D_v=N_c/N_t \tag{4-66}$$

式中，D_v——密度，单位为只每间（只/间）；

N_c——监测到的臭虫总数，单位为只；

N_t——监测总房间数，单位为间。

臭虫密度指数计算见式（4-67）。

$$I_v=N_c/N_p \tag{4-67}$$

式中，I_v——密度指数，单位为只每间或只每床；

N_c——监测到的臭虫总数，单位为只；

N_p——有臭虫房间数或床数，单位为间或床。

（2）臭虫迹密度计算：臭虫迹密度计算见式（4-68）。

$$I_p=N_s/N_p\times 100\% \tag{4-68}$$

式中，I_p——迹密度；

N_s——有臭虫迹的房间总数，单位为间；

N_p——监测总房间数，单位为间。

（二）粘捕法

1. 适用范围　适合室内或交通工具（卧铺）等场所臭虫密度的监测。

2. 器具　粘虫（蟑）纸：胶面规格为 170mm×100mm。

3. 操作步骤　监测时间段，监测房间内宜有人员正常居住，将臭虫粘纸放置于臭虫经常栖息活动的场所，如床、沙发、家具周围等处，床和沙发应在与地面接触的四个角均放置粘虫纸，每个房间粘虫纸的放置数量根据房间内的家具摆放具体选择。粘虫纸放置 7 天。记录捕获臭虫种类及数量。

4. 计算　臭虫粘捕率计算见式（4-69）。

$$T=N_p/N_e\times 100\% \tag{4-69}$$

式中，T——臭虫粘捕率；

N_p——粘捕到臭虫的粘虫纸数，单位为张；

N_e——有效粘虫纸数，单位为张。

臭虫侵害率计算见式（4-70）。

$$I_n=N_p/N_t\times 100\% \tag{4-70}$$

式中，I_n——臭虫侵害率；

N_p——监测到臭虫的房间数，单位为间；

N_t——监测总房间数，单位为间。

臭虫密度计算见式（4-71）。

$$D_s=N_c/N_e \tag{4-71}$$

式中，D_s——臭虫密度，单位为只每张（只/张）；

N_c——粘捕到臭虫数，单位为只；

N_e——有效粘虫纸数，单位为张。

臭虫密度指数计算见式（4-72）。

$$I_s=N_c/N_p \tag{4-72}$$

式中，I_s——臭虫密度指数，单位为只每张（只/张）；

N_c——粘捕到臭虫数，单位为只；

N_p——粘捕到臭虫的粘虫纸数，单位为张。

（马　晓）

第5章　实验室检测策略与技术

第1节　检 测 策 略

同一健康强调环境、动物与人类健康的综合管理。在此理念下，输入性传染病防控的实验室检测策略核心在于通过跨领域的实验室检测手段及时识别并监测与输入性传染病相关的病原体，不只限于人群健康监测，还包括动物和生态系统的健康监控。通过建立统一的检测平台和共享数据资源，结合先进的检测技术，快速、准确地识别输入性传染病风险，并采取相应的防控措施，有效遏制疫情传播，促进公共卫生安全的整体保障。

一、针对人员、动物、环境开展综合检测

（一）人员检测

对入境或可能入境人员进行传染病检测是输入性传染病防控的重要环节。检测对象可包括有发热、咳嗽、腹泻等症状的人员，以及来自传染病流行地区或可能存在流行地区的人员。

（二）动物及动物产品检测

动物及动物产品是输入性传染病传播的重要途径之一。对入境的动物及其产品进行检测，及时发现和控制动物源性传染病的传入。检测对象包括动物活体、动物皮毛、肉类、奶制品等。

（三）环境样本检测

环境样本的检测可以帮助了解传染病在环境中的存在情况，为传染病的防控提供参考。检测对象包括空气、水、土壤等环境样本。

二、开展多时段全流程检测

针对输入性传染病的检测应涵盖入境前、入境时和入境后多阶段开展。

（一）入境前检测

在出发地或中转地进行预防性检测，提前发现潜在感染风险，减少传染病进入目的地的可能性。

（二）入境时检测

通过核酸检测、体温监控和症状筛查等多种手段，及时发现可能的感染者，防止传染病传播。

（三）入境后检测

持续的健康随访、动物隔离和环境监测，确保潜在感染在早期得到发现和控制，防止社区传播。

三、综合应用实验室检测技术

加强实验室检测技术是提升传染病防控能力的关键。随着技术的进步，病原检测技术已从早期的病原体培养，发展为包括分子生物学检测（如PCR、基因测序）、免疫学检测（如ELISA、胶体金试验）、病原体分离培养技术等综合检测模式，涵盖检测核酸、蛋白质、抗体等多种靶标。通过联合多种检测新方法，能够更全面、准确地鉴定病原体，尤其在疑似混合或复杂感染的情况下。例

如，在早期筛查中，核酸检测与免疫学检测联合应用可以覆盖更广泛的检测范围，避免因感染窗口期或临床表现不明显导致的假阴性。

四、建立灵敏高效的监测系统

灵敏高效的监测系统是早期发现输入性传染病的关键途径。建设传染病监测体系的重点在于通过多点触发、快速反应和科学高效的方式，及时发现疫情异常信息，并迅速开展现场调查和核实。通过逐步完善传染病临床症候群监测网络，病原微生物实验室监测网络，病媒生物、宿主动物和环境相关风险因素监测网络，构建行业协同风险监测，畅通社会感知监测，开展全球传染病疫情信息监测等，统筹做好输入性传染病的全面监测，提高发现输入性传染病的能力。

五、构建多级联动的实验室检测网络

构建实验室检测网络能提高输入性传染病的快速响应能力。建立国家、省、市、县四级实验室网络，形成统一质控、资源联动的信息共享体系。国家级实验室负责重大输入性传染病的监测和技术指导，省级实验室负责区域内疫情监测和培训，市、县级实验室主要承担样本检测和基层疫情报告。各层级实验室通过信息系统进行数据传输，形成高效的联动机制。各级网络实验室通过完善功能分区，配备先进设备，投入充足的资金和人才保障，确保其稳定运行。通过信息管理系统实现数据采集、传输与分析，确保检测数据的高效利用和报告流程的统一。

六、完善应急检测的快速响应机制

快速响应机制在输入性传染病防控中至关重要。确保实验室在发现可疑病例时能迅速启动检测流程，需要准备充足的检测试剂、设备及人员，并优化检测流程以缩短检测时间。实验室应有完善的应急检测预案，明确在突发疫情时的检测策略和操作流程。例如，面对新型传染病，实验室应及时调整检测方法，快速进行病原体鉴定和溯源分析以控制疫情的扩散。还应注重对检测人员的应急培训和演练，确保他们在突发情况时能有效应对。

七、重视实验室质量控制与保证

承担输入性传染病检测的实验室应建立完善的内部质量控制体系。检测人员须取得相应的资质认证，实验室应通过考核制度持续评估操作技能，保证高水平的检测准确性与能力提升。定期组织检测人员培训，确保他们掌握最新的检测技术与操作规范。确保检测设备如实时荧光定量PCR仪、测序仪等定期校准与维护，保证其准确性与稳定性。检测试剂性能需要定期检查，确保灵敏度和特异性。实验室应设置质量控制样本（如阳性对照、阴性对照）进行同步检测，若出现异常，需要及时采取纠正或室间质评比活动。实验室应参与由专业机构组织的室间质量评价活动，及时发现问题与差距，借助反馈意见不断优化检测流程和技术。

八、参与国际合作与经验交流

输入性传染病是全球性的公共卫生问题，需要各国之间的合作与信息共享。在实验室检测方面，各国可以共享检测技术和经验，共同应对输入性传染病的挑战。例如，WHO可以协调各国的实验室检测工作，建立全球输入性传染病监测网络，及时发布疫情信息和防控建议。各成员国应积极参与全球统一行动，尽全力援助疫区国家或地区防范重大传染病的全球流行。

（倪红霞）

第2节　实验室检测技术

一、传统检测技术

随着分子诊断技术的进步，传统的传染病病原实验室检测技术如病原体培养与分离、血清学检测、显微镜检查等逐渐或部分被替代。但这些方法对于确定传染病原体的种类、确认疑难病例仍然是重要工具，尤其在资源有限或不具备高端检测设备的情况下，传统技术依然是基层防控输入性传染病的主要手段。以下是几类主要的传统检测技术。

（一）病原体培养与分离

病原体培养是传统实验室检测中用于确认病原体存在的重要方法，适用于细菌、病毒、真菌等微生物。通过培养特定的病原体，可以明确病因，也可用于进一步的药物敏感试验。

1. 细菌培养　人工条件下将样本（如血液、尿液、痰液等）在含有营养物质的培养基上培养，在适当的温度和气体环境下进行孵育，观察细菌的生长特征进行鉴定，这是细菌性传染病常用诊断方法。根据不同细菌的生长需求，培养基可以是固体（如琼脂培养基）或液体。培养基中的营养物质为细菌提供生长所需的碳、氮等元素，以及其他必要的生长因子。不同的细菌对温度、湿度和气体（如氧气、二氧化碳）的需求不同，一般病原菌在35～37℃下生长最为理想，需氧菌在有氧环境下生长，而厌氧菌则需要在无氧环境下生长。通过适当的培养条件，细菌在培养基上形成可见的菌落。每个菌落源自单一细菌或细菌群，通过观察菌落的大小、形态、颜色等特征，初步判断细菌的种类。随后，通过进一步的生化测试或分子诊断确认病原体的具体种类。

细菌培养的设备和材料相对简单，成本较低，特别适合资源有限的地区。细菌培养能分离并准确鉴定致病菌，是诊断细菌感染的“金标准”。培养后，能够进行生化检测、显微观察和药物敏感试验，精确识别病原体的种类和特性。对于耐药菌株的检测，细菌培养结合药物敏感试验有助于确认细菌的耐药性并选择合适的抗生素。

细菌培养的局限性在于耗时较长、检测灵敏度低、培养条件有限、存在交叉污染风险等。通常需要数天甚至数周才能获得结果，尤其是对于生长缓慢的细菌（如结核分枝杆菌），紧急情况下可能无法提供及时的诊断。在样本中细菌含量较低或细菌受抗生素治疗影响的情况下，培养可能无法分离出病原体，从而导致假阴性结果。厌氧菌或特殊生长需求的细菌很难通过普通培养手段分离。还有一些细菌（如某些寄生细胞内的病原体）无法在常规培养基上生长，或者对培养条件要求非常苛刻，限制细菌培养的广泛应用。

2. 病毒培养　在输入性传染病的检测中，细胞培养技术主要用于病毒等病原体的分离和鉴定。病毒培养相比细菌更为复杂，因为病毒需要依赖宿主细胞才能繁殖。对于一些新出现的输入性病毒感染，通过细胞培养获得活的病原体，可以进一步进行病原学特性研究等。

病毒培养的基本原理是将含活病原体（病毒）的样本接种到适当的细胞培养体系中，让病毒在宿主细胞中生长和复制。宿主细胞提供病毒复制所需的环境，包括营养物质、酶和能量。随着病毒在细胞内完成复制周期，病毒颗粒会通过裂解或出芽的方式释放出来，并感染周围的细胞。这一过程中，细胞会出现特定的形态学变化，被称为致细胞病变效应（cytopathic effect，CPE）。通过倒置显微镜观察致细胞病变效应（如细胞溶解、融合、圆形化或死亡），可以推断病毒的感染情况，并进行进一步的病毒检测和鉴定。不同种类的病毒对宿主细胞有不同的需求，因此，选择合适的细胞系是病毒分离培养成功的关键。常用的病毒培养细胞系有vero细胞、MDCK细胞、BHK细胞等。

病毒培养法是病原体确认的“金标准”，但其操作复杂、时间较长（细菌培养通常需要24～72h，病毒培养时间需要1～2周）、对实验室生物安全要求高、并非所有病毒都能通过常规的细胞培养成功分离。随着PCR技术等快速分子诊断方法的出现，病毒培养不再是实验室诊断的首选，但PCR技术只能检测病毒的核酸信息，无法判断病毒是否具有感染能力，只有通过病毒培养，可以确认检测到的病毒是否具有复制能力，从而评估其传播风险。当发现新的输入性病毒时，通过病毒培养分离出活的病毒，便于后续的基因组测序、药物敏感测试和疫苗开发。例如，在新冠疫情中，病毒培养被广泛用于测试新药物和疫苗的效果。

3. 动物接种技术 在输入性传染病的研究中，动物接种技术可用于病原体的分离和致病性研究。将病原体接种到合适的动物模型体内，使病原体在动物体内生长繁殖，通过观察动物的发病情况、病理变化等指标来判断病原体的存在和感染能力、致病能力等特性，为了解其对人类的危害提供参考。常用的实验动物有小鼠、豚鼠、兔等。

动物接种技术可以模拟病原体在自然宿主中的感染情况，对于研究病原体的致病性和传播机制有重要意义。局限性主要为实验周期长，动物饲养和管理需要一定的条件和成本，涉及动物伦理问题时需要遵循相关的法律法规和伦理准则，而且动物实验的结果可能与人体感染情况不完全一致。

（二）血清学检测与免疫诊断方法

血清学检测是通过检测体内抗原或抗体反应来判断感染状态的常见方法，适用于多种输入性传染病的检测。

1. ELISA 试验 是最常见的血清学检测方法之一，通过酶促反应放大信号来检测样本中的抗体或抗原。基于抗原抗体特异性结合的原理，将已知的抗原或抗体固定在固相载体（如酶标板）上，然后与待检测样本中的抗体或抗原发生反应，通过洗涤去除未结合的物质，再加入酶标记的第二抗体（二抗）进行反应，最后加入底物，通过酶催化底物显色，根据颜色的深浅来判断样本中抗体或抗原的含量。

此方法广泛应用于病毒、细菌、寄生虫性输入性传染病的抗原或抗体检测，还可用于各类传染病的筛查和流行病学调查。例如，在输入性恶性疟的检测中，ELISA 技术可以检测出患者血清中的疟原虫抗体，用于辅助诊断疟疾感染。在输入性登革热的检测中，ELISA 可以检测患者血清中的登革病毒 NS1 抗原、IgM 抗体和 IgG 抗体，帮助判断患者是否感染或既往感染过登革病毒。

ELISA 技术操作相对简单，成本较低，具有较高的通量，适合大规模样本的检测。但 ELISA 技术可能出现假阳性或假阴性结果，如在一些自身免疫性疾病患者或其他病原体感染导致交叉反应的情况下可能出现假阳性。对于感染初期抗体尚未产生或抗体水平较低的样本，存在检测窗口期，可能导致假阴性。

2. 免疫荧光法（immunofluorescence method，IFA） 是通过荧光标记的抗体与样本中的特定抗原结合，使用荧光显微镜观察抗原–抗体反应的荧光信号来判断是否存在病原体。可以分为直接免疫荧光法和间接免疫荧光法。直接免疫荧光法是将荧光标记的抗体直接与样本中的抗原结合；间接免疫荧光法是先将样本与未标记的第一抗体（一抗）反应，然后再与荧光标记的二抗结合。在一些疟疾等输入性寄生虫病的检测中，免疫荧光法应用广泛。在呼吸道感染的输入性传染病中，可通过免疫荧光法检测呼吸道上皮细胞中的病毒抗原，辅助诊断感染类型。

该方法具有较高的灵敏度和特异性，能够进行定位检测，直观地观察病原体在细胞内的情况，对于某些传染病的诊断具有重要价值。局限性是需要荧光显微镜等设备，操作相对复杂，对操作人员的技术要求较高。荧光信号可能会随着时间衰减，需要及时观察和记录结果。

3. 快速免疫诊断 使得在资源有限的地区或需要快速筛查的情况下，能够在较短时间（一般 30min 内）获得诊断结果，为临床和现场提供了便捷、经济且相对可靠的检测手段。然而这些方法的灵敏度和特异性往往依赖于抗原或抗体的表达水平，特别是在感染早期，病毒载量低或抗体水平不高的情况下，检测的准确性可能会受到一定影响。常见的快速检测方法包括：

（1）免疫亲和层析法是一种基于抗体和抗原特异性结合的试纸式快速检测技术，广泛应用于临床现场诊断中。该方法通过毛细作用使样本在试纸条上移动，样本中的抗原或抗体与试纸上的标记抗体结合，形成可见的颜色带，以此来判断检测结果。

（2）免疫胶体金层析是以胶体金作为示踪标志物应用于抗原抗体的一种新型的免疫标记技术，

通过抗原-抗体结合后金颗粒的颜色变化来定性显示检测结果。胶体金本身为红色，不需要加入发色试剂，标志物稳定，试剂可室温存放；成本低，不需要特殊的仪器设备；使用方便快速，便于基层使用和现场使用，所有反应能在 15～30min 内完成。

（三）生化检测技术

1. 酶学检测　通过检测病原体特有的代谢物或酶活性来确认感染。某些细菌分泌的酶可以作为鉴定标志，如尿素酶用于幽门螺杆菌感染的检测，通过尿素分解为氨的反应确认病原体的存在。

2. 代谢产物分析　病原体感染会导致宿主体内代谢产物的改变，通过分析这些代谢产物可以为疾病诊断提供线索。例如，某些细菌性感染会导致乳酸水平升高。

3.毒素检测　某些致病菌通过释放毒素对宿主造成伤害，毒素检测是发现这些病原体的重要方法。例如，霍乱弧菌产生的毒素可通过特定的毒素检测方法被识别。

（四）显微镜检测

1. 光学显微镜　显微镜技术在微生物检测中占有重要位置，特别是在寄生虫病和细菌感染的诊断中。将患者血液样本制成涂片，经过染色后在光学显微镜下观察红细胞内的疟疾寄生虫，是诊断疟疾的重要方法。齐−内（Ziehl-Neelsen）染色，是结核分枝杆菌检测的常用方法，通过显微镜观察染色后的涂片确定病原体。

2. 电子显微镜　由于其超高的分辨率，在检测病原体形态方面具有重要作用。例如，在新型病毒的早期检测和确认中，电子显微镜可以帮助观察病毒的形态和结构。

（五）血培养与抗生素敏感性试验

1. 血培养　是诊断细菌性和真菌性血液感染的重要手段，特别适用于败血症、疟疾等传染病。通过从患者血液中分离出病原体，并在培养基中生长，可以确认病原体类型。

2. 抗生素敏感性试验　为了确定最佳的抗生素治疗方案，通常在分离出病原体后进行抗生素敏感性测试。通过在病原体周围放置抗生素圆片，观察其生长抑制圈的大小，可以判断病原体对特定抗生素的敏感性，这对于治疗细菌性疾病具有重要意义。

（六）分子诊断技术

分子诊断技术以核酸为靶点，通过检测病原体的基因物质来确诊感染，是当前实验室诊断输入性传染病的重要手段。该类技术具备高灵敏度和特异性，特别适用于病原体难以培养或传统方法检测不足的情况。以下是几种主要的分子诊断技术。

1. 核酸扩增技术

（1）PCR：是分子诊断领域的核心技术，通过体外扩增病原体的核酸序列，快速、灵敏地检测微量病原体。这一技术广泛应用于多种输入性传染病的诊断，包括细菌、病毒、寄生虫等。PCR 技术通过反复地加热和降温循环，使得目标序列被指数级扩增，最后通过电泳或其他检测手段确认病原体的存在。

（2）RT-PCR：是在传统 PCR 的基础上发展而来的一种实时监控核酸扩增过程的技术，通过荧光染料或探针实时记录扩增信号。RT-PCR 不仅能够定性确认病原体的存在，还能定量检测病原体的核酸量。通过实时监测荧光信号的变化，RT-PCR 可以在短时间内提供准确的诊断结果，并通过标准曲线定量评估病毒载量，帮助判断感染的严重程度。RT-PCR 的高灵敏度和特异性使其成为新冠病毒全球大流行期间的主要检测手段之一，也在埃博拉病毒、登革病毒、寨卡病毒、猴痘病毒等输入传染病的早期诊断中扮演着关键角色。

（3）数字 PCR（digital PCR，dPCR）：是 PCR 技术的最新进展，它通过将样本中的核酸分子分离到成千上万的微小反应单元中，使每个单元中只包含一个或少量的核酸分子，这些独立的反应单元各自进行扩增，并通过荧光信号检测是否发生扩增。dPCR 的优势在于它不依赖标准曲线，而是通过直接统计每个反应单元的扩增成功率来确定核酸分子的绝对数量。这使得 dPCR 在低拷贝数样本检测中具有极高的精确度和灵敏度，尤其适用于那些传统 PCR 方法难以检测到的微量病原体，如病毒载量低的样本或早期感染的检测。

2. 测序技术

（1）Sanger 测序技术（第一代测序技术）：又称链终止法或双脱氧测序法，是由弗雷德里克 •桑格（Frederick Sanger）在 1977 年开发的一种 DNA 测序方法，由于其高精度和可靠性，在某些特定的研究和临床应用中占据重要地位。

Sanger 测序的原理基于双脱氧核苷三磷酸（ddNTP）的链终止反应。具体过程如下：

1）DNA 扩增与链合成：利用 DNA 聚合酶和四种常规的核苷三磷酸（dNTP，A、T、C、G）合成 DNA 链。

2）链终止反应：反应体系中加入少量的双脱氧核苷三磷酸（ddNTP），这些分子缺少 3′-OH 基团，无法继续链延伸。每种 ddNTP 分别标记不同颜色的荧光基团（或放射性标记），当 ddNTP 随机插入到正在合成的 DNA 链中时，链合成终止。

3）电泳分离：生成的不同长度的 DNA 片段通过毛细管电泳按大小分离，短片段先流出，长片段后流出。

4）检测与序列解读：根据 ddNTP 的荧光标记颜色，检测系统读取不同的终止位置，从而逐步解读出 DNA 序列。

Sanger 测序在出现高通量测序技术后被逐渐取代，但在一些特定领域中仍具有应用优势，特别是对于中小片段 DNA 序列的精确测定。Sanger 测序广泛用于测定小片段 DNA 或质粒 DNA 的全序列，如细菌质粒、PCR 扩增片段、载体 DNA 的序列分析等。对于需要对单个克隆或特定位点进行高精度测序的场景，Sanger 测序依然是首选技术，Sanger 测序通常用于检测单基因突变，特别是在已知突变位点的情况下，如单基因遗传病的诊断、肿瘤基因突变检测等。在基因组研究中，Sanger 测序还常用于验证二代测序（NGS）或其他高通量测序的结果，以确保关键位点的准确性。

作为最早开发的测序技术，Sanger 测序技术非常成熟，设备和流程标准化，适合于大多数实验室进行小规模应用。Sanger 测序的精确度非常高，每次测序的错误率极低，通常被视为“黄金标准”。单次测序的读长可达 800～1000 碱基，比二代测序技术的短片段测序要长，这使其在测序短片段基因或质粒时非常有效。

Sanger 测序的主要缺点为低通量、耗时长、成本高、灵敏度相对较低。一次只能处理一个 DNA 片段或一个样本，无法像新一代测序技术那样同时对成千上万个片段进行测序，因此不适合大规模基因组项目或复杂样本的分析。由于通量低且需要逐个反应，Sanger 测序在大规模应用中的成本相对较高，并且需要更多的时间来完成大样本量的测序。Sanger 测序在检测低丰度突变或少量异质性变异（如肿瘤中的少量突变）时灵敏度较低。

（2）二代测序：是一种高通量、快速且灵活的基因测序技术，能够一次性对大量 DNA 或 RNA 片段进行并行测序。它广泛应用于研究、临床诊断以及传染病监测中，在输入性传染病的早期识别和病原体追踪方面发挥重要优势。

NGS 的工作原理及通用步骤包括：

1）样本采集：根据研究目的和检测对象，采集合适的生物样本。例如，对于病原体的检测可以采集患者的分泌物、排泄物、体液、组织样本等；对于动植物的研究可以采集叶片、种子、血液、脏器等。采集过程需要遵循严格的操作规范，确保样本的质量和安全性。

2）样本处理：对采集到的样本进行处理，以提取出高质量的核酸（DNA 或 RNA）。如果是血液样本，需要进行离心等操作去除血细胞等杂质，然后使用特定的试剂盒提取核酸；如果是组织样本，需要进行研磨、消化等处理，破坏组织的结构，释放出核酸。提取后的核酸需要进行纯度和浓度的检测，确保符合后续实验的要求。

3）核酸打断：从样本中提取DNA或RNA后，进行片段化处理。通过物理或化学方法将基因组打断成较短的片段，通常为100～300个碱基。

4）文库构建：在每个DNA或RNA片段的两端添加通用接头序列，使得这些片段能够被固定到测序平台上。这一过程称为文库制备。根据样本类型，又分为DNA建库和RNA建库。

5）文库扩增：采用PCR技术对文库中的片段进行扩增，以确保测序仪能够检测到足够的信号。不同平台使用不同的扩增策略，如Illumina平台的桥式扩增或Ion Torrent平台的微珠扩增。

6）测序：通过边合成边测序（sequencing by synthesis，SBS）或半导体测序等原理，逐步加入标记的核苷酸，测序设备记录每个碱基加入时的信号（如荧光或电信号），从而确定DNA片段的序列。

7）数据收集：测序反应完成后，测序仪器会自动收集数据。数据的形式通常是一系列的荧光信号、电信号或图像等，这些信号与核酸片段上的碱基序列相对应。

8）数据处理：对收集到的数据进行处理和分析，将信号转化为碱基序列，然后对数据进行质量控制、去除噪声、拼接片段等操作，最终得到准确的基因序列信息。这一步需要使用专门的生物信息学软件和算法。

9）结果解读：根据分析得到的基因序列信息，结合已知的基因数据库和生物学知识，对测序结果进行解读。可以确定基因的结构、变异情况、表达水平等，为疾病诊断、科学研究、药物研发等提供依据。

NGS技术有多种应用类型，主要包括全基因组测序（whole genome sequencing，WGS）、靶向基因测序（targeted NGS，tNGS）和宏基因组测序（metagenomic NGS，mNGS）。全基因组测序（WGS）适用于全方位的基因组分析，尤其在细菌等病原体的识别中具有优势；靶向基因测序（tNGS）则更适合快速、经济地开展未经培养的病原体基因检测；而宏基因组测序（mNGS）作为无偏性的测序技术，能够在复杂的病原体群落中识别未知病原体。每种测序应用技术都有其独特的应用场景，优缺点各异，需结合不同的需求和资源进行选择。

1）全基因组测序（WGS）：是通过测定病原体或宿主的整个基因组来获取所有基因信息的技术。WGS能够提供完整的基因组序列，涵盖所有的编码区、非编码区和调控区，是最为全面的基因组分析方法。WGS能够覆盖病原体的整个基因组，能够全面捕捉基因组的变异，包括单核苷酸变异（SNV）、插入缺失（InDel）以及结构变异。在输入性传染病的研究和防控工作中，适用于新发病原体的识别和监测。由于需要测序整个基因组，WGS的成本相对较高，尤其是对大样本量进行测序时，WGS生成的原始数据量大，数据分析和存储的需求也较高。相比靶向测序，WGS通常需要更多时间进行数据处理和分析。

2）靶向基因测序（tNGS）：是一种通过设计特定的探针或引物，选择性地捕获或扩增感兴趣的基因区域来进行测序的技术。tNGS专注于分析特定的基因组区域，如已知的致病基因、耐药基因或变异热区。tNGS通常用于诊断已知病原体或特定基因突变的快速检测。例如，在耐药细菌检测中，tNGS可以快速识别与耐药性相关的基因突变。

病原靶向测序可结合多重PCR扩增（或探针靶向捕获），不依赖于传统的微生物培养，直接对临床样本中的几十种至几百种已知病原微生物及其毒力和（或）耐药基因进行富集，再进行高通量测序，然后与数据库进行比对分析，根据比对到的序列信息来判断样本包含的病原微生物种类，实现快速、客观地检测临床样本中较多的病原微生物。

靶向测序能够对特定基因变异进行深度覆盖，具有较高的灵敏度和特异性。tNGS仅测序特定的基因区域，因此测序成本和数据量相对WGS大大降低。由于分析的目标区域较小，tNGS能够更快生成结果，适合临床急需的快速诊断。tNGS仅限于预先选择的基因区域，因此无法检测未知的病原体或基因变异。与WGS相比，tNGS无法提供基因组的全貌信息，可能会遗漏其他相关的基因变异。

3）宏基因组测序（mNGS）：是一种不依赖于事先设计引物或探针的广泛测序方法，它能够对样本中所有 DNA 或 RNA 进行测序，从而捕捉所有存在的微生物群体和潜在的病原体，适用于分析复杂的生物群落，包括病毒、细菌、真菌和寄生虫。可以从一个样本中同时检测多种病原体，mNGS 在临床诊断和公共卫生中越来越受到重视，特别适用于检测未知病原体或传染病原因不明的复杂病例。

mNGS 的成本较高，尤其是在处理大规模样本时，其数据分析需要高计算资源。mNGS 产生的数据非常复杂，数据分析需要强大的生物信息学支持，且耗时较长。由于 mNGS 需要在复杂样本中检测所有 DNA 或 RNA，低丰度病原体的检测可能被样本中的宿主基因组干扰，敏感性较低。

下面介绍 3 种主流的二代测序平台：①Illumina 平台：是目前最广泛使用的 NGS 平台。它基于边合成边测序（SBS）技术，通过荧光标记的核苷酸，逐轮合成 DNA 链并读取每个碱基。高通量、低成本、准确性高，适合全基因组测序（WGS）、外显子组测序、转录组测序（RNA-seq）等大规模项目。读长较短（通常为 100～300bp），对复杂基因组的组装和结构变异分析存在一定局限。②Ion Torrent 平台：利用半导体技术，通过检测 DNA 合成过程中释放的氢离子来确定序列，免除了荧光标记的步骤。操作简单、测序速度快、设备成本较低，适合中小规模的临床应用，如靶向基因测序和癌症突变检测。读长和通量较低，灵敏度不及 Illumina 平台，特别是在同聚物区域容易出现测序误差。③BGI DNBSEQ 平台：华大基因（BGI）的 DNBSEQ 平台采用 DNA 纳米球（DNB）和 SBS 技术，具有较高的通量和低成本优势。通量和精度高，适合大规模项目，尤其是在全基因组测序和转录组测序中应用。

（3）第三代测序技术：称为长读长测序技术，与二代测序相比，能够读取更长的 DNA 或 RNA 片段，可直接进行单分子测序，避免 PCR 扩增步骤。这一优势使得第三代测序技术在基因组研究中具有独特的优势，特别是在解析复杂的基因组结构变异、长重复序列以及表观遗传修饰等方面，提供了更准确和全面的数据。当前，Pacific Biosciences（简称 PacBio）和 Oxford Nanopore Technologies（简称 ONT）是最为主流的三代测序平台。

1）PacBio 的单分子实时测序（SMRT）技术是通过监测 DNA 聚合酶在零模波导（ZMW）纳米孔中的合成过程来实现实时测序。每当一个荧光标记的核苷酸被加入到新合成的 DNA 链中时，系统会捕捉到荧光信号，从而记录下序列信息。该技术的一个显著特点是生成的读长可以达到数万碱基，远远超过二代测序技术的读长。这一优势使其在复杂基因组的 de novo 组装中发挥重要作用，特别是在具有高重复序列的基因组中，PacBio 能够更好地解析基因组中的复杂结构。此外，PacBio 的 SMRT 技术还能检测 DNA 修饰（如甲基化），使其在表观遗传学研究中具有独特优势。“HiFi”读数技术，通过多次覆盖同一 DNA 片段，进一步提高了测序的准确性，生成高质量的长读长序列。

尽管 PacBio 的技术具有显著优势，但它的缺点也比较明显。首先是成本较高，相比二代测序，PacBio 的测序成本昂贵，限制了在大规模基因组项目中的应用。其次，PacBio 的测序尽管它能生成高质量的长读长序列，但一次运行的通量远不如二代测序平台，限制了其在需要高通量数据应用中的广泛使用。因此，PacBio 目前更多应用于特定研究领域，如需要高精度和长读长的基因组组装和变异检测，而不是大规模的常规基因组测序。

2）Oxford Nanopore Technologies（ONT）的纳米孔测序技术采用了与 PacBio 不同的原理。ONT 通过检测单个 DNA 或 RNA 分子穿过纳米孔时引起的电流变化来读取序列信息。每个碱基通过纳米孔时会产生不同的电流变化模式，设备通过实时记录这些电流变化来解析 DNA 或 RNA 序列。与 PacBio 相比，ONT 的一个显著优势是其读长几乎没有限制，能够测定数十万甚至上百万碱基的序列，这使得它在超长片段的基因组组装中表现得非常出色。ONT 的设备也非常灵活，如手持式的 MinION 设备，体积小巧，便于携带，能够在现场或资源匮乏的环境中进行测序，广泛应用于公共卫生应急、疫情监控和野外环境下的基因组研究。除了超长读长和便携性外，ONT 的另一个优势是它能够进行 RNA 直接测序，无须将 RNA 逆转录为 cDNA，从而保留了原始的 RNA 序列信息。这在转录组学研究和 RNA 修饰检测中具有独特的应用价值，更好地理解基因表达调控和 RNA 功能。

ONT也面临一些挑战。首先是其测序准确性较低，虽然近年来通过生物信息学算法的改进，ONT的准确性有所提高，但与PacBio和二代测序相比，仍存在较大的误差。因此，ONT的测序结果通常需要经过大量的后期处理，以提高数据的准确性。其次，ONT的数据分析复杂，生成的电流信号数据需要强大的计算能力和成熟的生物信息学工具进行解读，一定程度上增加了操作的复杂性。

二、创新检测技术在输入性传染病防控中的应用

（一）微流控芯片技术

微流控芯片技术是一项将生物、化学、医学等领域的样品处理、分离与检测过程集成到几平方厘米大小的芯片上的技术，实现了对微量流体的精确操控。其工作原理基于微流体力学，通过外部施加的压力、电场或磁场驱动力，调控流体在微通道内的流动，完成样品的混合、分离、富集、传输和反应。

微流控芯片的基本组成包括主体芯片、流体控制模块、信号采集模块和外部控制模块。主体芯片是核心部分，包含微通道网络，用于流体的传输、混合和反应。流体控制模块负责控制流体的输入和输出，通常包含压力泵或注射泵等设备，确保微流体的精确驱动和流动控制。信号采集模块用于采集芯片上的各种信号，如光学信号或电化学信号，用于分析流体中的化学或生物反应。外部控制模块通过计算机或电子控制系统，控制芯片的操作，包括流体流动和信号采集管理。

微流控芯片尺寸通常在毫米级，具有尺寸小巧、便于携带和集成的优势，适用于现场检测和即时诊断；其高效快速的特性能够在短时间内完成样品处理和检测，极大地提升了检测速度和通量；同时，微流控芯片的样品和试剂消耗少，制造成本低，适合大规模应用，降低了整体检测成本。应用主要集中在以核酸分析为代表的分子诊断和以蛋白质分析为代表的免疫诊断，也包括一些以代谢物分析为代表的生化诊断，在病原早期诊断、药物筛选和环境监测中表现突出。基于微流控的免疫分析可以快速检测血液中的生物标志物，为早期诊断提供依据。在环境监测中，微流控芯片技术可用于检测水中的重金属离子或空气中的有害气体，帮助实现快速、灵敏的污染监测。

（二）生物传感器技术

生物传感器技术通过生物分子（如抗体、核酸、酶等）与目标病原体的相互作用，产生物理或化学信号，并将这些信号转换为电信号或光学信号进行检测。其主要优势包括快速、灵敏、便携，适用于现场检测和基层实验室的快速筛查。

生物传感器的工作原理是利用生物识别元件（如抗体或核酸探针）与病原体特异性结合，产生可检测的信号。这些信号通过传感器转化为电信号或光学信号，进而通过设备进行检测和分析。常见的生物传感器包括基于酶促反应、抗原-抗体反应或核酸杂交反应的传感器。

生物传感器具有高灵敏度，能够检测极低浓度的病原体，特别适合输入性传染病的早期检测，有助于及时防止疫情扩散；可以在几分钟到几十分钟内获得检测结果，大幅缩短了检测时间，快速响应能力相比传统检测方法显著提升；操作简便，无须复杂设备或专业技术人员，尤其适合现场检测或在资源匮乏地区应用；此外，生物传感器具备高选择性，通过特异性识别元件，有效避免了交叉反应，确保了检测的准确性。

生物传感器在实际应用中还存在一些局限性。例如，某些传感器的稳定性和重复性较差，可能会影响长期使用的可靠性；对于某些复杂样本，传感器可能难以应对较高的背景干扰，导致检测准确性降低。此外，尽管传感器整体成本较低，但部分高灵敏度材料和组件的生产仍需要较高的技术成本。

生物传感器种类多样，每种传感器都有其特定的原理和应用领域。以下是几种常见的用于病原微生物检测的生物传感器类型及其特点：

1. 电化学生物传感器　通常情况下，病原体与传感器上的生物识别分子结合后，会导致电流、电压或电导发生变化，进而生成可测量的电化学信号。基于病原微生物与识别元件（如抗体、核酸等）之间的特异性结合，通过检测电化学信号的变化来识别病原体的存在。这类传感器操作简便、响应快速，检测成本较低、灵敏度较高，能够直接在样品中检测出极低浓度的病原体，特别适合应用于现场检测和即时诊断。可广泛用于检测各种病原体，包括细菌、病毒等，尤其是在需要快速筛查的场合。对于背景干扰较高的复杂样品，电化学传感器的信号可能会受到影响，从而降低检测的准确性。

2. 光学生物传感器　检测原理基于通过检测标记分子发出的光信号强度变化，来判断病原体的存在及其浓度。病原体与识别元件的特异性结合可产生光学信号，如荧光、发光或表面等离子体共振，这些光学信号能够提供定量或定性的病原体信息。

光学生物传感器在高灵敏度和高特异性检测方面有着显著优势，特别适合病原微生物的高通量筛查。例如，荧光标记的抗体可以用于快速识别病毒和细菌。光学生物传感器能够提供非常精确的检测结果，但其设备复杂且成本较高，通常需要实验室支持，限制了在现场快速检测中的应用。

3. 质量传感器　病原体与质量传感器（石英晶体微天平）的结合会导致传感器质量变化，从而引起振动频率的变化。通过监测振动频率的改变，可以检测到病原体的存在和浓度。此类传感器能够实现无标记检测，即不需要额外的化学标记步骤就可以检测病原体。

质量传感器常用于检测空气中的病原微生物，如流感病毒或军团菌这样的呼吸道传播病原。其优势在于能够实时监控病原体的变化，适用于大规模环境监测。质量传感器对环境条件要求较高，检测灵敏度容易受外部因素影响，在复杂环境中的应用受到一定限制。

4. 热学生物传感器　通过检测病原体的代谢或化学反应引起的温度变化来识别病原微生物。传感器监测到反应中的热效应后，产生的温度差异可以用来定量分析病原体。可用于细菌和病毒的快速检测，尤其是对代谢活跃的病原体。

热学生物传感器具有实时监测到活病原的优势，能够在病原体引发化学反应时迅速做出反应。其主要缺点在于灵敏度相对较低，检测精度容易受到环境温度的影响，在应用中需要对外部条件进行严格控制。

5. 纳米生物传感器　通过利用纳米材料（如金属纳米颗粒、碳纳米管或量子点）的独特性质来实现对病原体的检测。纳米材料的高表面积和特异性使其能够与病原体的生物识别分子精确结合，从而产生可检测的光学、电学或磁学信号。这类传感器具有极高的灵敏度，可以检测极低浓度的病原体。

纳米生物传感器可在传染病早期诊断，特别是在检测新兴传染病（如新冠病毒、埃博拉病毒）时，能够提供快速且准确的结果。然而，由于纳米材料的复杂生产工艺和高成本，这类传感器的推广应用面临一定挑战。

6. 表面等离子体共振（SPR）传感器　基于光与金属表面自由电子之间的相互作用，通过监测光线共振角度的变化来检测病原体与传感器表面的结合情况。这种无标记的检测方式能够实时监测病原体的结合反应，并且检测灵敏度高。

SPR 传感器广泛应用于高灵敏度的病毒和细菌检测中，特别是在需要即时反应的情况下表现出色。其优势在于无须标记即可检测反应过程，但 SPR 设备昂贵，操作复杂，通常需要在实验室环境下进行操作，这在一定程度上限制了其应用范围。

（三）质谱技术

质谱技术是通过电离将样品分子转化为带电离子，依据质荷比（m/z）进行分离，并根据质谱图识别分子。在输入性传染病的病原快速鉴定、耐药性检测等方面具有重要应用价值。

质谱仪有许多不同的类型，但是它们共有三个共同的特征或组件。第一种是可以使样品中的原子或分子离子化的方法。电离方式分类有：①电子轰击电离（EI）通过一定能量的电子直接作用于样品分子，使其电离，适用于有机化合物的分析。②电喷雾电离（ESI）将溶液中的离子转变为气相离子进行质谱分析，适用于溶液样品，特别是生物样品。③大气压化学电离（APCI）在大气压下通过化学反应生成离子，适用于挥发性较低的化合物。④大气压光电离（APPI）利用光能激发样品分子生成离子，适用于某些特定类型的化合物。⑤基质辅助激光解吸电离（MALDI）利用激光将样品中的分子解吸并电离，适用于生物大分子如蛋白质和 DNA。质谱仪的第二个组件是质量分析仪，有几种不同的方法可以测量离子的 *m/z*。

每种分析仪都有其自身的优点和局限性：①四极杆质谱仪是最常用的质量分析器之一，广泛应用于气相色谱-质谱（GC-MS）和液质色谱-质谱（LC-MS）联用仪中。②飞行时间质谱仪（TOFMS）通过测量离子飞行时间来分离离子，具有高分辨率和灵敏度。③离子阱质谱仪利用电磁场将离子困在特定区域进行分析，适用于高精度质量测量。④轨道阱质谱仪（orbitrap）利用静电场捕获离子，具有极高的分辨率和灵敏度。⑤傅里叶变换离子回旋共振质谱仪（FT-ICR）利用傅里叶变换技术进行高质量分辨率分析。⑥磁质谱仪利用磁场分离离子，适用于高精度质量测量。所有质谱仪系统共有的最终组件是一种检测或计数特定 *m/z* 值离子数的方法，这类设备被称为探测器，它们也有几种不同的形式，常见的有电子倍增器、法拉第杯、通道加速器和通道板。同样，每种仪器都有其自身的优点和缺点。

不同类型的离子源，电离机制和质量分析器，通过工程工作可构建许多不同的排列和系统组合，构成多种应用类型的商用仪器。此外还可将质谱仪与其他检测技术的结合来进一步提高灵敏度或拓展应用范围。以下是 2 种在病原微生物检测中常用的质谱仪。

1. 基质辅助激光解吸电离飞行时间质谱（MALDI-TOF MS） 它是一种用于微生物鉴定的质谱技术。其基本原理是将微生物样品与过量的小分子基质混合，形成共结晶薄膜。当用激光照射这些薄膜时，基质吸收能量并传递给生物分子，使生物分子电离。电离后的离子通过飞行时间质谱仪进行质量分析，通过测定微生物蛋白质的质荷比，得到微生物的独特蛋白质指纹图谱，进而与数据库匹配，迅速鉴定细菌、真菌等。MALDI-TOF MS 技术在微生物学检验中具有检测速度快、鉴定准确率高、检测成本低、检测通量高、可鉴定菌种类型广泛等特点。MALDI-TOF MS 的实验步骤包括：

（1）样品准备：从待测微生物样品中提取少量细胞或菌落。

（2）样品处理：将提取的样品与基质溶液混合，通常使用 α-氰基-4-羟基苯甲酸作为基质。

（3）样品加载：将混合物点样到 MALDI 目标板上，并风干。

（4）质谱分析：将目标板放入质谱仪中，通过激光照射样品，生成离子并进行质量分析。

（5）数据处理：对获得的质谱图进行处理，包括基线校正、正规化和峰值选取等步骤。

（6）比对数据库：将所得的质谱指纹图谱与数据库中的参考图谱进行比对，以确定微生物种类。

2. 核酸质谱技术（nucleic acid mass spectrometry） 它是一种基于 MALDI-TOF MS 和多重 PCR 分析检测系统。病毒的主要成分为核酸（DNA 或 RNA），不含核糖体蛋白，理论上微生物质谱（MALDI-TOF MS）无法直接检测病毒。通过将质谱技术与 PCR 技术结合，使得这一限制得以克服。其基本原理是通过多重 PCR 扩增目标 DNA 片段，然后利用修饰的 ddNTP 进行单碱基延伸，使每个碱基延伸产物具有不同的质量。这些延伸产物被激光照射后带正电，在真空管中飞行，飞行速度与各个延伸产物的质量成反比。通过检测质谱峰的位置和强度，可以准确识别每个碱基，并据此进行基因分型、SNP 分析、基因突变检测等。核酸质谱技术具有高通量、高效、高准确和高经济的特点，适用于基因分型、DNA 甲基化、基因组 DNA 甲基化、基因突变检测、单核苷酸多态性分析等多种应用场景。核酸质谱的实验步骤包括：

（1）多重 PCR 扩增：使用多重 PCR 技术扩增目标 DNA 片段。这一步骤可以同时扩增几十甚至几百种靶标。

（2）单碱基延伸：在多重 PCR 产物的基础上，使用修饰的 ddNTP 进行单碱基延伸。每个碱基延伸产物具有不同的质量，是实现高通量检测的关键。

（3）质谱检测：将 PCR 产物通过 MALDI-TOF MS 进行检测。DNA 被激光照射带正电，在真空管中飞行，飞行速度与各个 PCR 产物的质量成反比。通过检测质谱峰的位置和强度，可以准确识别每个碱基，并据此进行基因分型、SNP 分析、基因突变检测等。

（4）数据分析：使用质谱设备完成检测并进行数据分析。

（四）等温扩展技术

核酸等温扩增是一类在等温条件下的核酸扩增和检测技术，反应过程中温度是否变化，是等温扩增和 PCR 扩增之间的主要区别。其无须热循环仪，实验操作简单，能够在短时间内提供检测结果，弥补了传统 PCR 检测技术设备依赖和检测周期长的不足，极具发展潜力。国外广泛应用的核酸等温扩增技术有核酸序列依赖性扩增（nucleic acid sequence-based amplification，NASBA）技术、环介导等温扩增（loop-mediated isothermal amplification，LAMP）技术、重组酶聚合酶扩增（recombinase polymerase amplification，RPA）技术、滚环扩增（rolling circle amplification，RCA）技术和交叉引物等温扩增（cross-priming amplification，CPA）技术等。

NASBA 是一种扩增 RNA 的技术，由一对引物介导的、连续均一的、体外特异核苷酸序列等温扩增的酶促反应过程。反应在 42℃进行，可以在 2h 左右将模板 RNA 扩增 10^9～10^{12} 倍，NASBA 已经广泛应用于细菌、病毒等多种病原微生物的检测。

LAMP 技术的原理是针对靶基因的 6 个区域设计 4 种特异引物，在链置换 DNA 聚合酶（Bst DNA polymerase）的作用下，基因模板、引物、链置换型 DNA 合成酶等在 60～65℃进行恒温扩增，15～60min 即可实现 10^9～10^{10} 倍的核酸扩增。

RPA 技术主要依赖于三种酶。能结合单链核酸（寡核苷酸引物）的重组酶、单链 DNA 结合蛋白（SSB）和链置换 DNA 聚合酶。重组酶与引物结合形成的 DNA-蛋白质复合物，能在双链 DNA 中寻找同源序列。一旦引物定位了同源序列，就会发生链交换反应形成并启动 DNA 合成，对模板上的目标区域进行指数式扩增。被替换的 DNA 链与 SSB 结合，防止进一步替换。在这个体系中，由两个相对的引物起始一个合成事件。整个过程进行得非常快，一般可在 10min 之内获得可检出水平的扩增产物。这三种酶的混合物在常温下也有活性，最佳反应温度在 37℃左右。

RCA 以环状 DNA 为模板，通过一个短的 DNA 引物（与部分环状模板互补），在 phi29 DNA 聚合酶催化下将 dNTP 转变成单链 DNA，此单链 DNA 包含成百上千个重复的模板互补片段。这种方法不仅可以直接扩增 DNA 和 RNA，还可以实现对靶核酸的信号放大，灵敏度达到一个拷贝的核酸分子，因此在核酸检测中具有很大的应用价值和潜力。

CPA 是中国首个具有自主知识产权的核酸扩增技术。它针对目的基因 4 或 5 个区域设计 4 或者 5 条特异性引物，利用具有链置换特性的链置换 DNA 聚合酶、甜菜碱，在 63℃左右条件下进行高效、快速、高特异的扩增靶序列。根据交叉引物数量的不同，CPA 可分为双交叉扩增（共 4 条引物=2 条交叉引物+2 条剥离引物）和单交叉扩增（共 5 条引物=1 条交叉引物+2 条剥离引物+2 条普通引物）。

等温扩增技术在检测速度、仪器小型化、可视化判读结果等方面与 PCR 技术相比有一定优势，弥补了传统 PCR 检测技术设备依赖和检测周期长的不足，但等温扩增技术存在检测通量低，不能进行高通量检测，容易产生假阳性结果等局限性，在分子诊断中仍不能完全替代 PCR 技术。

（五）CRISPR-Cas 系统

CRISPR-Cas 系统作为一种强大的基因编辑和检测工具，近年来已被成功应用于现场快速检验（point-of-care testing，POCT）中。CRISPR-Cas 系统作为原核生物获得性免疫系统，由成簇规律间隔短回文重复（clustered regulatory interspaced short palindromic repeat，CRISPR）序列和 CRISPR 相关蛋白（CRISPR-associated proteins，Cas）构成，因其识别和切割特定 DNA 或 RNA 序列，而

成为分子诊断领域研究的热点。结合便携式设备或纸基检测条，CRISPR-POCT 可在现场快速检测病原体，如新冠病毒、寨卡病毒等。这种技术操作简便、成本低廉、灵敏度高，能够在几分钟至一小时内提供检测结果，特别适合现场检测和应急反应。CRISPR-POCT 仍面临设备标准化和检测稳定性的挑战，需要进一步优化以实现广泛应用。

（六）人工智能辅助技术应用

人工智能辅助技术在输入性传染病检测中的应用日益得到重视，可极大提高检测效率和准确性。以下是有前景的几个应用方向：

1. 图像识别与分类　传统的病原体识别依赖于人工显微镜观察，这一过程费时且受主观因素影响。人工智能（AI），特别是基于深度学习的算法，能够自动识别病原体的图像并进行分类。例如，在显微镜下检测细菌、病毒、寄生虫时，AI 能够快速分析图像并确定病原体种类，显著提高检测速度。AI 能够同时处理大量样本，实现批量自动化检测，减少人工检测中的误差和主观性，提升了诊断的一致性和可靠性，有助于在高负荷的疫情期间协助快速筛查。

2. 病原体基因分析　在传染病检测中，通过测序获得病原体的基因组数据并进行分析被普遍应用。AI 技术在基因分析中的应用，尤其在高通量测序（NGS）数据的处理上，可显著缩短序列比对和变异分析时间。可以迅速处理来自 NGS 的海量基因数据，自动识别新型病原体或变异株，检测抗药性基因突变，并提供与现有数据库的快速比对结果，这对新发疾病、快速溯源和变异病原体的早期识别至关重要。

3. 智能决策支持　AI 通过实时分析实验室检测数据、患者病史和流行病学数据，提供智能诊断决策支持。AI 模型可以辅助实验室技术人员快速分析病原体检测结果，并结合病史信息等多维数据快速推荐进一步检测流程或治疗方案，大幅提升了诊断效率和准确性。

4. 数据分析与趋势预测　大数据和 AI 的结合，使得传染病的流行趋势预测变得更加精准。通过对全球和区域检测数据的持续分析，AI 可以识别潜在的流行病暴发模式，提前预测输入性传染病的流行时间和高风险地区。结合实验室数据、人口流动信息和气候等多种因素，AI 模型能够生成精准的风险地图，帮助政府和公共卫生机构提前制订防控措施。

三、实验室检测中的样本管理与质量控制

（一）样本采集、运输与保存

输入性传染病应急处置中，做好样本的采集、保存和运输是极其重要的一项内容，是查明突发公共卫生事件或疾病暴发流行原因的根本保证措施。根据传染病的症候群特征，结合生物安全，采样代表性，时间和种类，保存条件，转运要求等方面分类制订不同输入性传染病的样本采集、保存和转运的具体方案。在制定方案时要关注如下几个重要环节。

1. 从事标本采集的技术人员必须经过生物安全培训和具备相应的采样技能。采集标本时，采样人员应穿戴适当的个人防护装备（PPE），并在每次收集标本时更换手套或消毒手套表面。

2. 应使用一次性采样耗材（无菌采样拭子、真空采血管、一次性无菌注射器等）进行标本采集。针对病毒、细菌、支原体，应各自采用含不同标本保存液的采样管。血液、脑脊液、尿液等可直接送检，一般无须使用采样液保存。

3. 标本采集时应指定专人对标本负责登记、收集、管理，并填写样品送检单。使用可靠的标记方法，如用耐冻记号笔在标本容器表面、盖上同时标记标本唯一性标识（如患者姓名、患者唯一性编号）、标本类型、采集日期等内容并与记录表格一一对应。有条件的可以采用打印标签，标签宜由放入冰箱后仍能粘牢的材料制成，标签贴在容器上，而非容器盖上。

4. 根据患者临床症状及病程的不同阶段采集不同标本进行检测。尽量在发病早期和抗生素/抗病毒药物使用前采集标本。对于重点病例，尽可能采集多种类型的标本和足够的标本量。标本采集

应严格无菌操作，注意避免不同标本间的交叉污染。对于缺乏明确病因线索的疫情标本，采用基于症候群的病原体快速筛查方法，开展相应样本采集和病原学检测与鉴定。必要时还应采集动物、媒介生物、环境样本等进行检测。

5. 使用冷链运输和适当的保存温度是保证样本质量的核心措施。用于病毒培养或核酸检测的标本应低温快速送检，24h 内可在 4℃低温保存，7～14 天短期保存标本应在–20℃以下冷冻保存，需长期保存的标本应于–70℃冷冻保存。用于检测抗体的血清标本宜在 4℃ 低温保存，并于 7 天内检测，超过 7 天应在–20℃下冷冻保存。

6. 参考国家卫生健康委制定的《人间传染的病原微生物目录》分类和国际民用航空组织颁布的（Doc 9284 号文件）《危险物品航空安全运输技术细则》的要求选择合适的标本包装容器。标本如需航空运输，应视情况粘贴规范的危险品标签或航空运输 B 类生物物质（UN3373）标记。陆路运输包装标签和标记可参照航空运输要求。

7. 高致病性标本的跨省运输应当经省级以上卫生行政部门批准，未经批准不得运输；非高致病性标本运输由专人专车护送，任何单位及个人不得通过公共交通工具运输。运输过程应保留完整的文件记录，保证可回顾、可溯源。运输过程中应保护被采样者个人信息不被泄露。运输者应接受培训，经考核合格后方可上岗。

8. 标本采集过程中产生的医疗废物应密封于医疗垃圾袋消毒后交医疗卫生机构或医疗废物集中处置单位进行集中处置。

（二）实验室质量管理

实验室应建立严格的质量控制体系，确保数据的准确性和可靠性。内部质控使用阳性/阴性对照样本进行验证，外部质控通过参与权威的实验室间的比对评估，确保检测结果符合标准。鼓励实验室通过中国计量认证（CMA）/中国合格评定国家认可委员会（CNAS）等实验室认可认证，有助于确保实验室操作的标准化，提升实验室检测的公信力和检测一致性。

（三）数据管理与隐私保护

实验室应确保检测数据的采集、分析和存储符合通用的统一标准，特别是在跨国、跨部门、跨机构合作中，统一的数据格式和标识能够有效提升数据共享和整合的效率，减少误解和数据混淆的风险。

在检测过程中，保护个人健康信息的隐私至关重要。实验室须遵循严格的数据保护法规，确保患者信息不被泄露，并采用加密技术和访问控制措施保护数据安全。

（顾文珍　倪红霞）

第6章 输入性传染病处置原则与应对技术

第1节 输入性传染病的处置与应对

随着全球化进程的加快，我国国内经济迅速发展和国家西部大开发、“一带一路”等政策的不断推进，国内外地区间贸易、交往将更加频繁，货物和人员流动剧增。人民生活水平日益提高，旅游业蓬勃发展，跨区域旅游人数迅速增加。另外，高铁、飞机等高速便捷的交通工具通达地域大大扩展，使得地域间相对距离大大缩短。这些都将导致或促进各地原有传染病流行的生态地域限制被打破，使传染病及其病媒生物的地区间传播、蔓延风险大大增加。因此，当前国内外传染病的跨地域广泛传播与流行，已越来越成为各地传染病防控所密切关注的问题，同时也给各地疫情防控带来了新的巨大挑战。应该遵循“早发现、早诊断、早治疗和早处置”的原则，从关注国内传染病的疫情通报，提高输入传染病的诊断发现能力，做好监测与防控技术准备，提升实验检测能力，贯彻同一健康理念，实施跨区域和行业联防联控和健康教育等措施予以应对。

一、提高医疗机构传染病诊断水平，早期发现疫情

疫情的早发现有助于早期及时采取针对性措施，为防控工作争取宝贵时间，降低疫情传播风险，控制疫情规模，同时有助于减少疫情对经济社会发展的负面影响。

医疗机构临床医生是传染病疫情发现的主力军和报告责任人，在病例诊断及救治，传染病疫情的发现和报告中发挥了重要的作用。同时在诊疗过程中，医生可以向患者和家属普及传染病防控知识，提高他们的自我防护意识和技能，是传染病健康教育和知识宣传的重要途径，患者和家属对医生的信任和依赖可以使得健康教育宣传工作事半功倍。此外，临床一线医生凭借自身的临床诊疗经验和专业知识，制订救治方案，还可以参与制订防控策略和应急预案，推动诊断、治疗和预防技术的创新和融合，促进传染病诊治与防控能力的提升。

无论在国际输入性传染病或国内跨区域传染病的防控过程中，由于当地病例少见或罕见，临床医生常缺乏相应的诊疗经验，医疗机构不常设特异性检验项目，病例很容易被误诊或漏诊。外出旅居史的询问显得非常重要，常有助于外来输入疾病的发现和诊断，旅居史包括境外旅居史和省外有疫情发生地点的旅居史。

对于能引起区域本地传播的输入性传染病，若输入性首例病例未得到诊断，但后续本地传播病例因无国外流行区旅居史而被误诊，所以在诊疗过程中过分强调流行区旅居流行病学史，则常常会导致无法及时识别输入导致的本地疫情，尤其是存在隐性感染的传染病。如2004年，浙江省某市某农村自8月份起，村卫生室、乡卫生院、县及市医院陆续接诊有发热、皮疹、头痛、关节痛，白细胞和血小板减少等症状的病例，由于这些病例均没有国外旅居史，而当地也有数十年没有登革热的本地传播，临床医生不熟悉登革热，均未开展登革热的鉴别诊断，使这些病例均被误诊流感、风湿病、血友病等，致使疫情在村内迁延数月，后在流行病学人员现场调查聚集性不明原因疾病时怀疑登革热才得以诊断发现，后调查发现首例病例7中旬自泰国返回家中，因病情较轻，发病后误诊为上呼吸道感染在村卫生室就诊后早已痊愈。自21世纪以来，全球气候变暖，在经济全球化、贸易自由化的推动下，各国间的经贸往来日益紧密，全球贸易规模不断扩大。2001年我国加入世界贸易组织（World Trade Organization，WTO）后，对外贸易规模迅速扩大，并于2010年跃升为世界第二大经济体。在此背景下，登革热输入病例数逐年上升。登革热传播的白纹伊蚊在我国分布区域大大扩展，感染登革病毒后存在一定比例的隐性感染。因此，在白纹伊蚊活动高峰季节，若在诊疗过程中，将东南亚、南美洲等登革热疫源地的旅居史作为病例诊断的必要条件，则会导致本地病

例无法正确诊断和及时发现，这也是我国规模登革热本地疫情发生的重要的原因之一。

为了有效提高医疗机构传染病诊疗能力，可以开展以下几方面的工作。一是需要加强人才培养和队伍建设，加大传染病专业人才培养力度。高校、科研院所应增设传染病相关专业，扩大招生规模，培养一批具备扎实专业素养的传染病防治人才。加强在职人员培训，定期组织传染病相关知识培训，提高医务人员传染病诊断能力。二是要建立激励机制，鼓励优秀人才投身传染病防治工作，提高传染病专业人才在医疗机构的待遇和地位。三是要完善实验室检测体系。加大投入，购置先进的检测设备，提高实验室检测速度和准确性。建立实验室质量控制体系，规范实验室操作流程，确保检测结果的可靠性。加强实验室间交流合作，共享实验室资源，提高整体检测水平。四是要加强科研攻关和技术创新。加大科研投入，支持开展传染病诊断新技术、新方法的研究。推动产学研结合，将科研成果转化为实际应用，提高传染病诊断水平。加强国际交流和合作，信息交流或引进国外先进技术，提升我国传染病诊断能力。可以通过就诊至诊断时间间隔、发病至诊断时间间隔作为评价医疗体系的传染病诊断能力的指标。

二、做好防控技术和物资储备，快速处置疫情

发现传染病疫情后，如何快速有效地控制疫情，避免疫情扩散蔓延，取决于疫情发生地的卫生应急处置能力。当发生规模疫情、烈性传染病疫情、新发或不明原因传染病疫情时更是考验着整个卫生应急体系的。本着预防为主、常备不懈原则，首先需要建立和完善各项传染病卫生应急工作管理体系和卫生应急工作制度。各级卫生行政部门要建立和完善应急管理制度。各级疾控机构要建立和完善监测预警、风险评估、应急值守、物资储备、信息报告、现场应急队伍、现场调查与疫点处置、实验室检验检测、生物安全、健康教育、技术指导、效果评估等各类应急管理制度。各级各类医疗机构要建立和完善应急准备、伤病检诊、现场抢救、信息报告、院内会诊、院内救治、运送转诊、消毒隔离、院感控制、健康教育、技术指导、考核评估、奖励惩处等各类应急管理制度。卫生监督人员要开展应对突发公共卫生事件的各项卫生监督、执法稽查工作。卫生应急工作制度包括应急保障、监测预警与报告、现场处置、实验室检测、信息发布与通报及卫生评估等方面。应急保障主要有各种卫生应急预案和技术方案，队伍、装备、物资、信息和经费保障，培训、演练等工作制度。监测预警与报告主要包括突发公共卫生事件监测、分析、预警、信息报告与网络管理等工作制度。现场处置主要有现场专业医疗救援、现场检伤分类、现场调查和处理、个人防护、疫源地消毒、病媒控制、疫点管理与交通检疫、现场卫生学评价、监督检查等工作制度。实验室检测方面包括标本的采集、运送、保存、检测、报告、质量控制和实验室生物安全等工作制度。信息发布与通报主要有突发公共卫生事件的信息发布、信息通报等工作制度。风险沟通与健康教育主要有风险沟通、公众的心理干预、健康教育与健康促进等工作制度。卫生评估主要对疫情处置各阶段进行评估。传染病预防、控制预案主要内容包括传染病预防控制指挥部的组成和相关部门的职责；传染病的监测、信息收集、分析、报告、通报制度；疾控机构、医疗机构在发生传染病疫情时的任务与职责；传染病暴发、流行情况的分级以及相应的应急工作方案；传染病预防、疫点疫区现场控制，应急设施、设备、救治药品和医疗器械以及其他物资和技术的储备与调用。此外，要定期开展相关技术方案及规范的评估和修改。为了检验预案、完善准备、锻炼队伍、磨合机制、科普宣教，及时发现问题并进行整改，需要定期开展应急演练。卫生应急演练工作应按照“统一规划、分类实施、突出重点、适应需求”的原则开展。应急演练形式多样，按组织形式可分为桌面演练和实战演练，按内容可分为单项演练和综合演练，按目的与作用，可分为检验性演练、示范性演练和研究性演练。卫生应急队伍要按照“平战结合、因地制宜、分级负责、协调运转”的原则组建人员数量和专业比例适当的队伍。传染病防控物资储备应遵循“预防为主、有备无患”和“自用自储”的原则。按照填平补齐的原则，做好储备物资的更新和轮储，保证储备物资的动态平衡。根据本地应急物资的生产、市场供应、储备条件和应急需求实际，决定实物、资金、计划和信息四种储备形式的比例。卫生应急队伍装备配备应遵循平战结合、分类配置、最大保障、系统配套和模块组配的原则，在最大限度地利

用日常已有医疗卫生资源的基础上，从卫生应急的实战出发，填平补齐，确保满足卫生应急队伍现场处置工作的需求。

发生输入性传染病疫情时，根据传染源、传播途径及易感人群的特点，可用的预防性药物及疫苗，选择性地开展病例的隔离诊疗、密切接触者医学观察、环境消毒处理、媒介的监测与控制、易感人群的应急接种等措施。对于传染性强，存在快速扩展风险的输入性传染病，通过评估可以选择性地采取停工停课、暂停集市、停航停运等措施。对于存在隐性感染的输入性传染病，可以开展重点人群的血清学调查，了解重点人群的感染现状。对于可以发生本地传播的虫媒输入性传染病，可以通过开展相应媒介昆虫的带毒情况，了解发生本地传播的风险和范围。对于存在本地易感宿主动物的输入性传染病，可以同时开展易感宿主动物感染情况调查。对于已感染的动物可以根据其社会经济价值选择采取隔离治疗、宰杀等措施。密切接触的易感宿主动物也可以根据其社会经济价值选择采取隔离观察、宰杀等措施。规模传染病疫情的控制和处理，从来不是靠单一部门就能完成的，需要充分发挥同一健康理念，开展部门协作，共同控制疫情。对于输入性传染病，除了可以通过疫情持续时间、波及范围，发病率，病死率，死亡率等指标开展防控处置能力评价外，还可以通过本地病例与输入病例的比进行评价。

三、做好实验室技术储备，增强实验室诊断能力

实验室检验能力建设是构筑传染病防控体系的重要环节，新的检验检测技术的发展，使得传染病的无创诊断和快速诊断成为可能，从而促进了疫情的早发现。新的检验检测技术的发展也提高了新型病原体的发现能力，推动了人类对致病性病原体认识的进程。在做好属地常见传染病实验室检测工作的基础上，还应实时关注全球疫情动态形势，注重可能的输入性传染病检测技术储备，推动相应的实验室检测技术的建立，实验室采样和检测试剂的研发，配备所需仪器设备，定期开展实验室技术人员能力培训。推动国际合作和交流，及时获取研究前沿和最新技术和信息。

罕见传染病虽然发病率较低，但因其病因复杂、传播途径多样、人群易感性高，一旦暴发，常会导致人群健康的严重损害，同时会造成社会恐慌，影响正常的生产生活，甚至会造成社会动荡和政权的更替。因此要提高对罕见传染病的认识，加强实验室技术储备，提升诊断能力。提高实验室人员对罕见传染病的识别、诊断和报告能力，确保在疫情发生时能够迅速、准确地做出反应。完善实验室检测体系，建立涵盖常见和罕见传染病的实验室检测体系，提高检测覆盖面和准确性。针对罕见传染病，研发特异性强、灵敏度高、操作简便的检测试剂和方法，提高实验室诊断能力。整合现有实验室资源，建立高通量、多参数的检测技术平台，提高实验室检测能力。收集和保存罕见传染病病原体及其相关生物样本，为实验室研究、诊断和疫苗研发提供物质基础。制订和完善罕见传染病实验室检测技术规范，提高检测结果的准确性和可比性。同时应加强实验室与临床、公共卫生部门的协同合作，加强区域和国际合作，建立高效的信息共享机制，确保罕见传染病疫情信息的实时传递；加强实验室、企业和科研机构的合作，推动罕见传染病诊断技术的创新和产业化。此外，政府部门应加大政策支持和经费投入，鼓励实验室开展罕见传染病诊断技术研究和应用，加大对罕见传染病实验室诊断技术研究的经费投入，保障实验室技术储备和诊断能力的提升。

四、贯彻同一健康理念，加强联防联控

同一健康的核心在于认为人类、家畜、野生动物、植物和更广泛的环境（包括生态系统）的健康是紧密联系和互相依赖的。意识到跨学科、跨国合作的重要性，WHO、WOAH、FAO 和联合国环境规划署（United Nations Environment Programme，UNEP）共同确定了同一健康研究的六个重点领域：实验室服务、人畜共患疾病控制、被忽视的热带疾病、抗生素耐药性、食品安全和环境健康。传染病临床症状常缺乏特异性，实验室检测是诊断传染病的关键要素，尤其是在输入性传染病的诊断中。对于输入性人兽共患病，人医和兽医科学家可以共同合作，开发新型实验室检测技术，

确定实验室检测方案。人类感染人兽共患病病原体是通过直接或间接（如蜱虫、蚊等媒介）携带有相应病原体的野生动物或家畜导致的，因此，在人兽共患病防控中同一健康理念的执行显得尤为重要。例如，全世界多个国家和地区通过对包括犬只在内的动物进行兽用疫苗接种或投喂含有兽用狂犬病疫苗成分的诱饵，成功控制人间狂犬病疫情。输入性人兽共患病防控中，除了要开展人间疫情的防控外，还应做好宿主动物和病媒生物的监测及防控，做好入境动物的留观和检疫，避免因易感宿主动物或携带病原体的媒介生物导致的人间疫情。如白纹伊蚊通过全球贸易扩散至全球 70 多个国家或地区，促进了包括登革热在内的蚊媒传染病的全球化扩散。在全球化时代，全球真正成为一个地球村，任何传染病的输入只要一架航班的时间，因此在传染病防控需要开展国际合作和交流，协同监测，信息共享。在疫情早期，及时通报和共享相关的传染病疫情动态信息，分享新发传染病的最新研究成果，全球协同防控，统一采取行动。此外，在抗菌药物耐药性、食品安全和环境健康方面也需要贯彻同一健康理念，强调跨学科、多物种和各国的合作和协同防控。例如，农业生产中大量使用抗生素，尤其是在动物饲料中作为生长促进剂，导致了抗菌药物耐药性的传播。这些耐药菌株可以通过食物链传播给人类，加剧了临床抗菌药物耐药性进程。

五、加强流动人口管理，纳入当地传染病监测范围

流动人口是传染病防控中的脆弱人群，原因包括多个方面。一是在频繁流动过程中，其暴露于传染源的机会显著增加。二是频繁的流动导致其不易获得包括疫苗接种在内的各项传染病保护性防控措施，从而导致其本身的易感性增加。三是发病后作为流动人口常不能获得包括医保在内的政策性支持，及其他社会性资助，易出现就诊延误，导致进展成重症甚至死亡。对于当地医疗就诊体系的不了解，语言不通也会阻碍其及时获得医疗救治。在欧洲开展的一项研究显示，与本地出生人群相比，流动人群感染性疾病导致的死亡率较高，其中主要是由结核和 HIV/AIDS 引起的。四是对于地方性传染病，由于缺乏对疾病危害及相应防护措施的认识，使得流动人口采取特异性防护措施的可能性会低于当地居民。在湖南省湖区开展的一项研究显示，移民和当地居民具有相似的生活方式，大部分在农业生产或日常生活中都会接触湖水，但是移民中血吸虫病的感染率显著高于当地居民。进一步研究显示移民中血吸虫病防治效率显著低于当地居民，且在生产生活中不会采取相应的防护措施。感染传染性病原体的流动人口也是疫区与非疫区之间的传播纽带，在疫情的扩散蔓延中起到重要作用。在我国和美国开展的研究均显示，输入性登革热和基孔肯亚出血热病例数与往返流行区的航空旅客量成正比，航空旅客量每增加 10%，发现的输入性病例增加约 5%。被感染的移民可能会将新的感染源引入疫区或传播已被控制或中断但传播仍可实现的地区，严厉打击当地传染病防控成果。例如，血吸虫感染者进入血吸虫病控制区导致疫情重新流行，脊髓灰质炎感染者的输入导致疫情蔓延。2010 年海地暴发霍乱疫情，而此前当地从未确认出现过霍乱病例。一些人怀疑，联合国维和人员可能把霍乱弧菌带入海地，并引发当地居民的不满和示威游行。此外，在传染病疫情防控工作中，流动人群常常成为失管群体，无法落实各项防控措施，从而给疫情的控制增加难度。

作为传染病的易感者和扩散器，输入性染病防控尤其需要关注流动人口这一群体。切实贯彻“预防为主、防治结合、综合治理”的方针，加强对流动人口的传染病监测，通过流动人口管理系统及时将这部分人群纳入当地防控管理。通过加强流动人口卫生知识宣传教育和卫生保健咨询，宣传传染病的危害及防治措施，提高流动人口卫生防病知识和整体素质，进而增强自我防护意识和发病后及时就诊意识。促使一旦发病，能及时到医疗机构进行诊断和治疗，尽可能防止二代病例发生和引起当地疫情暴发流行。

六、定期开展风险评估，及时发出预警信息

风险评估是在某一突发事件发生前、发生后或者发生期间，对该事件给人们的生活、生产或生命财产等方面可能造成影响的风险因素进行识别，对其发生的可能性和影响大小进行分析，最终量

化风险或确定风险等级的过程。传染病风险评估是指通过风险识别、风险分析和风险评价，对传染病疫情风险进行评估，并提出风险管理建议的过程，应当遵循属地管理、多方参与、科学循证、及时高效的原则。传染病疫情风险评估分为日常风险评估和专题风险评估两类。日常风险评估是指对常规监测、部门和国际通报、开源信息主动检索等多渠道信息进行综合分析，识别评价本辖区内可能存在的传染病风险，提出防范化解风险的建议。专题风险评估是根据日常风险评估的建议、工作需要对可能导致重大公共卫生风险的特定传染病疫情开展的评估；或者对特定时期和地区范围的传染病疫情开展的评估；或者对大型活动可能发生的，以及自然灾害和事故灾难次生、衍生的传染病疫情风险开展的评估。根据多方参与的原则，传染病的风险评估，尤其是输入性传染病的风险评估，应强调多部门的协同合作，卫生健康、农业农村、林业草原、教育、海关以及交通运输、市场管理、气象等部门建立健全多部门定期风险评估和会商工作机制，及时分享传染病疫情多渠道监测信息。风险沟通应遵循“提早准备、及时主动、信息真实、口径一致、有利应对和维护信任”的原则，根据疫情所处不同阶段、风险沟通对象的不同，风险沟通的重点及方式均有所不同。传染病传入的风险性与传染病对人类健康的危害性是两个不同概念。传入风险大的传染病，可能波及的范围较广，但危害的严重程度未必高；对健康危害大的传染病，可能致死性较高，也可能留下严重的后遗症，但传入后传播蔓延的强度未必大。风险性主要是对群体而言的，而危害性主要是对个体而言的。我们需要优先考虑密切关注风险性强和危害性也大的传染病。“国际关注的突发公共卫生事件”是指根据《国际卫生条例》规定所确定的不同寻常的事件，通过疾病的国际传播构成对其他国家的公共卫生风险以及可能需要采取协调一致的国际应对措施。自 2007 年以来，WHO 共宣布了 8 次国际关注的突发公共卫生事件，分别为 2009 年的甲型 H1N1 流感、2014 年的脊髓灰质炎疫情、2014 年西非的埃博拉疫情、2015～2016 年的寨卡疫情、2018 年开始的刚果（金）埃博拉疫情、2020～2023 年新型冠状病毒感染肺炎疫情、2022 年猴痘疫情和 2024 年的猴痘疫情，8 次事件均为传染病疫情事件。

七、开展居民健康教育，提高卫生防病意识

传染病防控中，群防群控是重要的控制措施和策略之一。为了实现群防群控，广泛开展健康教育工作，提高居民健康素养，促进其采取包括疫苗接种、防蚊灭蚊、佩戴口罩、使用清洁水源、避免饮用生水和食用未煮熟食物，饭前便后洗手等在内的传染病防控措施，有助于传染病疫情的控制甚至是传染病的消除。外出旅行工作时通过网络等途径提前了解目的地和途径地的传染病疫情动态，主动采取相应的防护措施以避免感染，发生重大传染病疫情流行时可以主动终止不必要的旅行，从而减少发生输入性疫情的机会。发病后，及时就医并主动提供包括疫区旅居史、媒介昆虫叮咬史、不洁食物食用史、病例接触史、动物接触史等流行病学史，有助于病例的早期诊断和疫情的早期发现及控制，这在输入性传染病确诊和新发传染病病原体的确认和发现中具有重要意义。对于人兽共患病，要同时开展养殖人员、兽医、猎户等重点人群的健康教育，做到人兽同防。在信息爆炸时代和自媒体时代，健康教育的方式和可用途径更为多样。除了传统的报纸、广播、电视、宣传栏及宣传折页等方式，可以利用大数据信息和技术，识别传染病防控的重点人群，实现定点推送。同时，可以根据目标群体的文化素养和风俗习惯，制订和推送个性化健康教育内容，确保健康教育效果。

（任江萍　陈恩富）

第2节　进出境口岸输入性传染病应对

进出境口岸卫生检疫是防止传染病跨境传播的重要关口。口岸卫生检疫是指口岸卫生检疫机构在对外开放的国境口岸，依法履行检疫查验、传染病监测、卫生监督、应急处置等国境卫生检疫职

责，从而防止传染病跨境传播，保障公众生命安全和身体健康，防范和化解公共卫生风险的活动。

检疫（quarantine）一词源自拉丁文 quarantum，原意是 40 天的意思。以前货船到了港口，必须在外海停留 40 天，只要这段时间没有疫病发生就可获准进港。随着经济全球化进程的加快，国际人员交往流动和贸易往来日益频繁，加剧了传染病的跨境传播风险，使口岸传染病防控形势日趋严峻。在口岸卫生检疫工作中，既要防控传染病跨境传播，又要避免对国际交通和贸易造成不必要干扰，因此，现代化口岸卫生检疫更加突出风险管理、科学施策、高效处置的原则。

一、口岸卫生检疫概况

口岸卫生检疫的工作内容主要包括检疫查验、传染病监测、卫生监督、应急处置。检疫查验是指对进出境的人员、交通运输工具、货物、物品、尸体、骸骨等采取检查措施、实施医学措施。传染病监测是指对特定环境、人群进行流行病学、血清学、病原学、临床症状以及其他有关人体健康因素的调查研究，预测有关传染病的发生、发展和流行规律，并采取必要的预防控制措施。卫生监督是指依照相关法律法规和国家规定的卫生标准，对口岸和停留在口岸的进出境交通运输工具的卫生状况实施监督和管理。应急处置是指发生重大传染病疫情等突发公共卫生事件时，在口岸采取应急应对措施以防控疫情。

检疫查验是口岸卫生检疫最主要的工作内容，是口岸发现输入性传染病的主要环节。国际航行的交通工具在抵达进境口岸时，首先要接受检疫查验。检疫部门根据国际交通工具申报的人员健康等卫生状况评估确定相应的检疫方式，对于无传染病疫情的常态下且无异常申报的可以实施电讯检疫（无须登临检疫），对于有传染病风险等异常情况的实施登临检疫。登临检疫时检疫人员主要通过审核资料、现场调查、现场检查等方式来排查交通工具上是否存在传染病相关的风险，进而做出是否检疫合格的判定。检疫合格的，准许人员及物品上下；对于发现有异常情况的，往往还需要实施流行病学调查、医学检查、采样检测以及隔离、医学观察等进一步的医学措施等，用以确认是否存在传染病病例或感染者等，必要时还要对交通工具实施消杀等卫生处理。在交通工具检疫查验结束后，乘坐飞机、列车等交通工具进境的旅客方能离开交通工具，并在入境的旅检通道接受检疫人员实施的检疫查验。

二、输入性传染病的口岸卫生检疫发现与处置

由于跨境流动的人员、交通工具、货物等往往在国境口岸区域内通关接受检疫停留时间较短，因此，要在有限时间、有限空间内通过检疫查验及早发现传染病患者或传染病病原携带者（染疫人或疑似染疫人），往往需要综合运用多种技术手段。但是由于传染病不仅有潜伏期，而且还存在无症状感染者等因素的影响，因此并不是所有传染病感染者在入境时就已经出现症状。同时部分感染者即使出现症状但是症状轻微而难以被发现，甚至还有极少数感染者采用药物控制等手段在口岸检疫环节无意或故意掩盖自身症状，从而导致未能被检疫人员发现等。因此，在口岸检疫时准确识别发现传染病极具挑战性。由于受症状识别的技术手段相对有限的影响，现有的卫生检疫环节除了主动报告健康状况（包括本人自主申报、其他人员或机构报告或通报）外，基本是检疫人员通过体温监测和医学巡查，识别发现健康状况或行为等异常入境人员后，再进行流行病学调查、医学排查等初步判断是否感染传染病以及传染病的大致种类，并采取相应的处置措施。

（一）口岸卫生检疫查验主要技术措施

口岸卫生检疫机构在实施检疫查验时采用的技术措施包括健康申报、体温监测、医学巡查、流行病学调查、医学检查、采样检测、病媒生物监测等。

1. 健康申报 指按照有关规定，进境人员在口岸入境时主动向卫生检疫机构申报关于个人健康状况的信息。一般情况下进境人员如无与传染病相关的异常健康状况时可免于申报，但有发热、咳嗽、呼吸困难、呕吐、腹泻、皮疹、不明原因皮下出血等传染病症状，或已经诊断患有传染性疾

病的进出境人员须主动向卫生检疫机构进行健康申报，并要配合做好体温监测、流行病学调查、医学检查、采样检测等卫生检疫工作。如有隐瞒或逃避检疫的，将承担相应法律责任；引起检疫传染病传播或者有传播严重危险的，承担相应刑事责任。

2. 体温监测　指对进境人员进行体温监测，及时发现发热等异常人员。

3. 医学巡查　指检疫人员在口岸进境交通工具或旅客通道上，观察进境人员是否有传染病临床症状，并对有临床症状的人员进行询问的活动。还包括对虽没有明显的传染病症状，但有异常体态、步态、面容和逃避检疫等异常表现的进境人员进行询问的活动等。

4. 流行病学调查　口岸检疫人员根据工作需要，对进境人员开展流行病学调查，逐项采集信息，综合评估风险，初步判定可疑传染病，提出分类排查处置意见和标本采集要求等。

5. 医学检查　指对有传染病相关症状的进境人员，按照医学操作规范，测量体温、脉搏、呼吸频率、血压并如实记录，根据传染病症状实施对应的视、触、叩、听等体格检查，适用时实施医学影像检查等。

6. 采样检测　对进境人员采集血液、咽拭子、肛拭子、吐泻物、尿液、疱疱液等不同样本，开展传染病相关的现场快速检测、实验室检测等，包括病原学、免疫学等相关检测。由于病原学检测是确诊传染病的关键，特别是随着分子生物学技术的快速发展，实时荧光定量 PCR 技术、等温 PCR 技术等较好解决了细菌、病毒等传染病病原传统分离培养鉴定耗时长、步骤复杂等难点，可以在短时间内实现对多种病原的快速检测，从而极大提高了检测效率。同时，基因测序技术在传染病检测中的应用也日益广泛，特别是宏基因组测序技术（使用测序方法同时鉴定样品中存在的所有生物 DNA 和 RNA 片段，相比培养或其他传统检测方法，其优势在于不依赖于特殊设计的抗体或探针，而且能够检测到未知病原体）在罕见、未知病原体检测方面具有显著优势，在口岸卫生检疫中的应用前景广泛。

7. 病媒生物监测　鼠、蚊、蝇、蚤类等病媒生物能将虫媒传染病（指以病媒生物为传播媒介的传染病，包括鼠疫、黄热病、登革热、疟疾、裂谷热、基孔肯亚出血热等）病原体从人或其他动物传播给人。密切跟踪境内外虫媒传染病疫情发生、发展态势，在全面科学风险分析的基础上，通过对口岸及周边区域以及出入境交通工具、集装箱、货物、快件、邮包等携带的病媒生物进行监测，及时发现其携带病原、异常死亡等状况，从而快速、准确感知相关虫媒传染病的输入性类风险，实现对输入性传染病的早发现、早预警、早应对。分为国境口岸区域病媒生物监测和输入性病媒生物监测，监测对象包括鼠类及体表寄生虫（蚤、蜱、螨）、蚊类、蝇类、蜚蠊、游离蜱和蠓类等。

（二）输入性传染病的口岸发现

输入性传染病的发现按照进境时间节点区分可以分为进境通关时发现和进境后发现。进境口岸是输入性传染病发现的第一道关口，因此也成为“早发现”的最重要的环节。由于绝大多数进境者并不知道自己感染传染病或往往不愿主动告知健康状况，因此口岸检疫环节发现输入性传染病往往需要综合运用多种技术手段，发现与传染病相关的健康等异常状况，进而通过后续一系列的医学检查等才能最终确认。因此口岸卫生检疫常常是通过查发与传染病相关的健康异常状况的人员，从而发现输入性传染病感染者或病例的。目前口岸卫生检疫中常见的查发异常健康状况的主要有以下途径：

1. 进境旅行者主动申报或就医　国际航行的飞机、船舶、列车等交通工具上的旅行者（包括交通工具的工作人员及旅客等）主动申报自身异常健康状况或发现的其他人员、货物、物品等与传染病传播相关的异常状况。例如，2009 年甲型 H1N1 疫情期间，中国首例甲型 H1N1 流感确诊病例，就是该旅行者在从境外归国进境后换乘境内航班途中自觉身体不适，并在下机后主动到医院就诊后发现。具体情况如下：该旅行者当时在美国某大学学习，于 2009 年 5 月 7 日由美国圣路易斯经圣保罗到日本东京，5 月 8 日从东京转机于 5 月 9 日凌晨抵达中国某机场，口岸入境检疫时体温低于 37℃，没有反映个人有不适的症状。同日转乘国内航班期间自觉发热，伴有咽痛、咳嗽、鼻塞和少量的流涕等症状，在目的地下机后，遂直接到医院就诊，后确诊为中国首例输入性甲型 H1N1 流感病例。2016 年，中国首例输入性黄热病病例的发现也与此类似。该患者常年在安哥拉首都罗安达（当时发生黄热病疫情）经商，于 2016 年 3 月 8 日（北京时间）在罗安达出现发热，体温最高 39.3℃，伴畏寒等症状，于 3 月 9 日乘飞机经迪拜转机，3 月 10 日凌晨 2 时抵达北京，主动到医院就诊。3 月 11 日，北京市疾控中心检测患者标本为核酸初筛阳性，当晚将标本送中国疾控中心复核检测。3 月 12 日，中国疾控中心报告核酸检测结果阳性。随后，国家专家组根据患者流行病学史、临床表现和中国疾控中心对患者标本的复核检测结果，确诊该病例为中国首例输入性黄热病病例。

2. 交通工具运营者报告　国际航行的飞机、船舶、列车等交通工具运营者发现可疑传染病感染者或与传染病传播相关的其他异常情况，报告国境口岸卫生检疫机构。《中华人民共和国国境卫生检疫法》以及国际卫生条例等诸多法律对于交通工具运营者主动报告相关异常情况都有明确要求。

3. 口岸区域内报告　机构和个人在口岸区域内发现并报告进境人员、交通工具、货物、物品等存在与传染病传播相关的异常状况。

4. 境内外官方机构通报　通过境内外官方机构的通报信息，发现进境人员、交通工具、货物、物品等存在与传染病传播相关的异常情况等。例如，2015 年中国首例输入性中东呼吸综合征患者，就是由 WHO 向中国通报相关情况后，中国发现并确诊的。该病例韩国人，男性，是 2015 年韩国首例中东呼吸综合征患者的密切接触者。2015 年 5 月 21 日，该病例在韩国境内出现身体不适，5 月 26 日乘坐航班抵达香港，经深圳沙头角口岸进境抵达惠州。根据 WHO 通报信息，中国卫生机构立即核查，并派出专家组赶赴现场开展流行病学调查、采样等相关工作，并于 28 日将该名韩国男子转运至定点医院进行隔离治疗，并对其密切接触者就地隔离观察，检测样本经广东省疾控中心检测后送中国疾控中心复核。5 月 29 日，专家组根据病例临床表现、实验室检测和流行病学调查结果，诊断患者为中东呼吸综合征确诊病例。

5. 疫情监测发现　运用包括大数据等现代信息技术，对境外传染病疫情进行监测，并在口岸发现异常状况。例如，2023 年中国某口岸海关监测发现香港 1 名猴痘感染者入境，在其出境时采样检测，发现艾滋病、梅毒阳性。

6. 体温监测发现　检疫人员在检疫查验时对进境人员实施体温监测时，及时发现体温异常（发热）人员，后续经流行病学调查、医学检查、采样检测等确认。由于大多数传染病病例均可出现发热症状，而且体温监测在口岸现场也容易实施，因此体温监测是口岸检疫常用的技术手段。特别是随着红外线等非接触式体温监测设施设备的不断升级，在机场、陆路口岸等大流量人群通关现场，通过配置这些自动化非接触式体温监测报警系统，实现自动化、智能化体温监测预警是大流量人群传染病症状监测的最常用手段。无论是在严重急性呼吸综合征、甲型 H1N1 流感、新冠等疫情期间，还是在口岸卫生检疫常态化查验作业时，体温监测都是截至目前使用最广泛的传染病症状筛查技术手段。例如，2023 年 7 月，某海关在口岸对 1 名体温监测报警进境旅客实施检疫排查，复测腋温 38.5℃，其他无异常，采集咽拭子等样本送实验室开展检测，最终检出猴痘病毒核酸阳性。

7. 医学巡查发现　指检疫人员在旅检现场，配备巡查用品，经过巡查发现进境人员是否有常见传染病相关症状体征，以及异常体态、步态、面容和逃避检疫情况等异常状况。例如，2016 年中国首例输入性裂谷热病例的发现，就是通过医学巡查发现。该患者当时在安哥拉务工，2016 年 7 月 14 日晚在安哥拉出现发热伴头痛，以及全身关节痛、肌肉痛等症状，在当地医院治疗病情未缓解，7 月 21 日凌晨乘飞机回国。当晚该患者下机进境时因病情严重而体态、行动异常，被检疫人员巡查发现，后被当即送往某专科医院隔离诊治。患者标本经检测、复核确认为裂谷热病毒核酸阳性。根据患者流行病学史、临床表现和实验室检测结果，专家组会审诊断该病例为中国首例输入性裂谷热病例。

8. 密切接触者排查发现　指检疫人员对染疫人员或疑似染疫人员的密切接触者进行排查时发现。例如，2023 年 6 月，某口岸海关根据联防联控机制信息主动布控 1 名猴痘病例密切接触者，在口岸对该进境者进行了详细流行病学调查和医学排查，采集口咽和痘疱拭子样本经实验室检测，检出猴痘核酸阳性。

9. 流行病学调查发现　指检疫人员对进境人员进行流行病学调查时发现异常状况。

10. 医学检查发现　指检疫人员对进境人员进行医学检查时发现异常状况。

11. 采样检测发现　指对进境人员、交通工具、货物、物品等进行采样检测时发现存在与传染病传播相关的异常状况。例如，2022 年中国首例输入性猴痘感染者就是在新冠疫情期间进行入境隔离时，采样检测发现猴痘核酸阳性。

12. 病媒监测发现　指通过国境口岸区域病媒生物监测、输入性病媒生物监测，及时发现病媒生物的各类异常情况，进而实现对输入性传染病的早发现。例如，当对来自鼠疫疫区的交通工具进行检疫时，发现存在死鼠或鼠类非正常死亡时，就要高度怀疑该交通工具上存在鼠疫的可能性。

13. 口岸例行监测发现　指根据监测计划，检疫人员对部分进境人员开展日常监测时，发现异常情况。例如，2023 年 9 月，某海关在机场口岸对进境旅客实施检疫时，对 1 名现场检疫无异常人员实施监测抽检，采集口咽拭子送实验室开展新冠和猴痘检测，检出猴痘病毒核酸阳性。

14. 其他方式通报或发现　指通过其他方式获得患者信息并在口岸发现。由于在口岸现场，一般都不配备大型医学检查设备，不可能进行全面检查，大多依靠简单的医学检查和流行病学调查，因此仅能做出初步判断。即使进行了采样检测，虽然往往也受限于有限的检测手段，难以对传染病做出准确判断，特别是对于一些罕见的传染病或新发传染病。但是采样检测仍然是口岸卫生检疫发现传染病的常用技术手段，特别是随着高通量、高灵敏度的分子生物学等先进检测技术的广泛应用。

（三）输入性传染病的口岸卫生检疫处置

1. 先期处置与准备　如果是运行中的交通工具上报告传染病病例或可疑病例，在口岸卫生检疫机关专业人员等的指导下，尽快排查交通工具上的疫情状况，查明染疫人或疑似染疫人，在初步掌握疫情基本情况的基础上，及时评估传染病传播风险，并立即采取相应的技术措施，防止疫情在交通工具上的再传播扩散。技术措施大致包括对交通工具上的人员进行必要的防护；对染疫人或染疫嫌疑人进行有效的隔离、救治；对接触者进行必要的隔离、观察；控制交通工具的空调送排风系统、下水道系统等设施设备环境，必要时进行消杀等卫生处理，防止传染病传播扩散；安抚稳定人员避免发生混乱；选择确定合适的停靠口岸等。处置流程一般如下：

（1）问询情况：首先通过电话或代理联络等适当形式问询基本情况，获得相关人员身份信息、病情病史、流行病学史、用药史等。

（2）指导处置：根据问询情况，指导交通工具工作人员开展处置，包括对病例或可疑病例进行适当防护，安置在相对独立的区域与其他人员分开，提供专用卫生间，必要时注意收集上述人员的呕吐物、排泄物和分泌物等，防止污染；采取适当防护措施，实施消毒、除虫等措施。

（3）口岸准备：口岸检疫机关获悉交通工具疫情后，应立即向上级报告相关情况，并根据疫情状况，按照口岸突发公共卫生事件应对规定，启动相应的应急响应和应对措施，包括处置场地、设施设备、各类人员、物资器械、交通工具、后勤保障等各类资源的配置，以及应急处置各类技术方案的制订等。特别是准备防护用品、医疗器具、卫生处理药械、单证和通信设备等，以及准备好相应的转运交通工具和紧急救治设备等。必要时协调口岸相关各方，成立联合指挥中心。

2. 现场处置

（1）交通工具抵达时的现场处置：通过指挥部门通知交通工具运营者将交通工具停放在指定位置，未经检疫人员许可，任何人不准上下交通工具。交通工具抵达后，应继续保持必要的设施设备环境状态以防止传染病向外扩散。检疫人员在有效防护的基础上，登临交通工具核查摸清疫情状况并报告上级。检疫机关基于利于疫情防控的原则，根据核实或初步判定的传染病类型，确定交通工具上人员的防护要求、离开顺序、途径以及后续的通关方式等后，协调通知相关各方，指挥交通工具上的各类人员有序离开。

（2）病例或可疑病例的分类处置：根据核实或初步判定的传染病类型，对病例或可疑病例进行直接转运救治或初步排查。对于判断为重大烈性传染病病例或可疑病例，必须对口岸现场排查处置的安全性进行充分评估，如无法确保安全或现场不具备条件进行处置时，则经必要防护后安全转运至适宜场所（具备相关条件）再进行排查处置为宜，避免口岸现场处置时造成扩散传播的风险。

（3）初步排查及处置：将病例或可疑病例引导至医学排查室等适宜区域开展流行病学调查，辅以必要的体格检查，以判断是否需要对可疑病例进一步开展医学排查。步骤如下：①体温测量。判定是否发热。②初步流行病学调查。包括入境前一段时间内如 4 周内（根据传染病潜伏期确定）到过的国家和地区，所到地类似症状的传染病流行、流行情况；传染病患者、继发传染病患者接触史；野生动物、禽鸟类接触史；感染环境暴露史；蚊虫叮咬史；预防接种史；过敏史；既往病史及就诊史等，对发热以外的症状进行询问。③简单体格检查。必要时，可进行简单体格检查。④初步判断意见及处置。结合初步流行病学调查和症状体征，对照国际、国内疫区分布及疫情发生情况，做出初步判断。结果包括排除传染病可能、怀疑为经呼吸道途径传播的传染病、怀疑为经消化道途径传播的传染病、怀疑为经蚊媒传播的传染病、怀疑为经其他途径传播的传染病、难以判定为何种途径传播的传染病。排除传染病可能的，给予健康建议，予以放行。怀疑为传染病的须进行进一步的医学检查和流行病学调查等。

对交通工具、检疫查验通道或口岸区域发现的病例或可疑病例经初步排查判定为传染病疑似病例后，首先划分密切接触者和一般接触者。在做好相关防护措施的前提下，将疑似病例和密切接触者转至隔离观察室进行详细排查，同时按照相关规定做好自身防护，严防交叉感染。在无国际关注传染病发生时，对交通工具上和口岸现场的一般接触者给予健康建议后放行。当发生国际关注传染病时，对来自流行区的交通工具上和口岸现场的一般接触者登记个人信息、给予健康建议后放行。

（4）进一步口岸医学排查及处置：①怀疑为呼吸道、消化道或蚊媒传染病时。按照传染病传播途径进行有针对性的进一步排查处置，包括详细的流行病学调查；详细询问可疑病例的症状、既往病史等，进行体格检查，根据需要采样，开展现场快速检测等医学措施；综合判断可疑病例是否属于某种传染病的疑似病例。怀疑检疫传染病，对照国际、国内检疫传染病分布及疫情发生情况，判定为染疫人、染疫嫌疑人的，安排在隔离留验室实施隔离、留验，通报并转交指定的医疗卫生机构进一步诊治；同时上报上级卫生检疫机构，通报当地卫生行政部门。对怀疑为除检疫传染病以外传染病的，告知其引发传染病传播风险说服其入院诊治，视情况转诊，上报上级卫生检疫机构，并通报当地卫生行政部门。拒绝转交医疗卫生机构的，检疫人员要详细记录其个人信息、有效联系方式、下一站旅行目的地等信息，发放就诊方便卡，嘱其尽快前往医院就诊，并根据要求将有关信息转交当地卫生行政部门。对怀疑为除上述传染病以外的其他传染病的，发放就诊方便卡，嘱其尽快前往医院就诊，并根据要求将有关信息转交当地卫生行政部门。同时要求运营者对疑似病例可能污染的区域、物品等实施消毒、除虫、除鼠等卫生处理措施。②怀疑为其他途径传播的传染病时。按照相应途径传染病的排查技术进行排查，对于发现有皮下出血点、结膜出血等出血热症状和体征的可疑病例，应在严格防护下立即将可疑病例转送至指定医院进一步诊疗。③难以判定为何种途径传播的传染病时。一般按照呼吸道传播传染病判定标准，开展进一步的排查，并划分密切接触者和一般接触者，对于一般接触者给予健康建议后放行，对于疑似病例和密切接触者则转移至现场隔离室，做进一步处置；确实无法排除传染病可能的，送指定医院进一步诊治。

3. 人员分类处置　对健康申报正常且口岸常规检疫无异常的进境人员，直接放行。对健康申报异常或出现发热等症状人员，经过流行病学调查、医学检查，排除传染病可能的，发放就诊方便卡，指导其尽快前往医院就诊，做好健康风险告知。对怀疑其他传染病可能的，按照有关传染病防控的要求，实施分类处置。

4. 口岸卫生检疫现场输入性传染病扩散传播的预防

（1）规范设置海关卫生检疫作业区：依据区域内人员暴露于感染或污染的可能性和程度，将口岸旅客等人员通关作业场地卫生检疫区分为 3 类：红区（污染区）包括人员流行病学调查及医学检查室/区、采样室/区、现场快筛实验室、隔离留验室/区、人员及医疗废弃物转运通道、洗消室/区；在红区、绿区（清洁区）间的合适位置设置缓冲区作为黄区（半污染区），于黄区的合适位置设置脱卸防护装备的区域；其余区域设置为绿区。设置工作人员通道和通关旅客等通道。

（2）科学实施检验查验：对于在口岸区域特别是通关作业区发现的染疫人或染疫嫌疑人，要立即采取有效的隔离、防护、消杀等措施，避免疫情扩散传播。同时要根据感染或污染风险，科学排查密切接触者、一般接触者等，实施分类精准管控处置。

（3）严格实施消杀：检疫查验结束后，必须及时对交通工具、口岸检疫作业场所等进行彻底的消毒、杀菌、除虫等卫生处理，并应对卫生处理效果进行评价以确保达到应有的效果。国内外由于消毒不彻底从而引起疫情传播扩散的案例也屡见不鲜。

三、特殊情况下的口岸应对措施

当发生重大传染病疫情时，为了避免输入性传染病的跨境传播，必要时可以采取以下措施：

1. 对来自特定国家或者地区的人员实施采样检疫。
2. 禁止特定货物、物品进境出境。
3. 指定进境出境口岸。
4. 暂时关闭有关口岸或者暂停有关口岸部分功能。
5. 暂时封锁有关国境。
6. 其他必要的应急处置措施。

四、输入性传染病口岸应对的综合措施

在输入性传染病的口岸应对中，疫情监测、信息共享、健康宣教和口岸公共卫生核心能力建设、科学研究等基础性工作的重要性日趋突出。

（一）疫情监测

传染病监测是口岸卫生检疫的基础性工作。特别是随着时代的发展，风险管理已经成为现代化卫生检疫的基本原则，因此传染病监测在卫生检疫工作中的重要性也日益凸显。由于输入性传染病对于输入国而言往往是新发传染病或罕见传染病，如果没有全面系统精准的传染病监测支持，口岸卫生检疫就难以真正做到科学施策、高效处置。随着科技的发展，生物技术、数字技术、人工智能等先进技术持续迭代升级，有效推动传染病监测的快速发展。积极开展全球传染病疫情信息监测，监测WHO等国际组织、国际专业机构、重点关注国家和周边国家发布的传染病疫情信息，及时分析研判全球疫情趋势，是口岸卫生检疫实施风险管理的基础。在此基础上，结合对口岸进境人员、交通工具、货物等实施检疫查验等，逐步开展口岸入境人员临床症候群监测、多病原检测与主要病原变异等病原监测、病媒生物与宿主动物和环境相关风险因素监测等，同时推动与周边国家开展跨境传染病联合监测，加强全球媒体监测和学术检索，积极跟踪新发突发传染病前沿研究，建立口岸多渠道传染病监测体系，开展科学系统、针对性的传染病风险监测，系统持续地收集、核对和分析相关数据，对可能跨境传播的传染病的发生、流行及影响因素、发展趋势等进行评估，并采取相应的风险防控措施，防范传染病跨境输入。

（二）信息共享

随着信息时代的到来，信息已成为应对传染病的关键性资源要素之一。进一步完善口岸卫生检疫机构与地方卫生健康委、疾控部门以及其他部门的信息共享机制，将所有入境人员的健康申报等有关信息通报地方相关部门，并获取其他部门共享的相关信息数据，协调地方卫生健康委、疾控部门按照联防联控机制有关规定将相关人员的后续诊断和处置情况反馈检疫机构。充分利用入境人员健康申报、后续诊断和处置信息，做好数据分析和风险评估研判。进一步加强与其他国家或者地区

以及有关国际组织在国境卫生检疫领域的交流合作，如在国际公共卫生合作框架下，完善传染病监测网络布局，加强对境外传染病疫情的监测等。

（三）健康宣教

预防是应对传染病的最有效的手段，而健康宣教是传染病防控的基础性工作。开展传染病防治的健康教育，加强传染病防治法治宣传，提高公众传染病防治健康素养和法治意识，对于传染病的防控意义重大。一般而言，由于普通公众对境外传染病普遍比较陌生，因此，相关的健康素养和法治意识都相对薄弱。而从口岸卫生检疫的具体实践看，进境人员及其他相关人员主动发现报告自身或其他进境人员等的异常健康状况，并积极配合卫生检疫，是口岸及早发现、应对输入性传染病最高效的方式。因此，积极开展口岸卫生检疫健康宣教工作，不仅可以有效提升进出境等相关人员的传染病防控基本知识和意识，从而为主动发现报告异常情况打下坚实基础，而且能积极推动营造口岸卫生检疫工作的良好法治环境，进而为促进形成输入性传染病防控的社会共治良好局面奠定思想基础。

（四）口岸公共卫生核心能力建设

在输入性传染病应对中，口岸作为外防输入的第一道防线，健全公共卫生体系是传染病防控的有效手段，其中口岸公共卫生核心能力更是关键所在，是提升输入性传染病应对能力的有效途径。口岸公共卫生核心能力是《国际卫生条例（2005）》对缔约国在指定的口岸开展公共卫生风险监测、预警、应对突发公共卫生事件的能力。包括：

1. 公共卫生风险识别、监测、评估、预警和处置的风险防控能力。

2. 控制感染源或污染源，切断传播途径，保护易感人群，降低或消除公共卫生风险的应急处置能力。

3. 提供医学检查、医学诊断、卫生检测和鉴定、卫生处理等技术支撑的能力。

WHO 在《国际卫生条例（2005）》明确了监测和应对的核心能力要求，包括缔约国应具备利用国家机构和资源，及时有效开展传染病等公共卫生风险监测、报告、通报、核实、应对和合作活动，以及活动涉及的指定机场、港口和陆路口岸。

其中指定口岸的核心能力要求包括：

（1）随时具备以下能力：能提供地点适宜并具有足够的医务人员、设备和场所的医疗卫生机构（包括诊断设施），从而使患病的旅行者得到迅速的诊治；能调动设备和人员，将患病的旅行者转运至适当的医疗设施（场所）；配备受过培训的人员检查交通工具；开展适当的卫生监督，确保使用入境口岸设施的旅行者拥有安全的环境，包括检查饮用水供应、餐饮店、班机服务设施、公共洗手间、固体和液体废物处理措施和其他潜在的风险区域；制订尽可能切实可行的计划并提供受过培训的人员，以控制入境口岸及其附近的媒介和宿主。

（2）应对可能的国际关注的突发公共卫生事件，具备以下能力：通过建立和完善突发公共卫生事件应急预案，为突发公共卫生事件提供适当的应对措施，包括在相应的进境口岸、公共卫生和其他机构和服务部门任命协调员和指定联系点；评估和诊治受染的旅行者或动物，为此与当地医疗和兽医机构就其隔离、治疗和可能需要的其他支持性服务做出安排；提供与其他旅行者分开的适当场地，以便对嫌疑和感染者进行调查；对嫌疑旅行者进行评估，必要时进行检疫，检疫设施最好远离进境点；采取建议的措施，对行李、货物、集装箱、交通工具、物品或邮包进行除虫、灭鼠、消毒、除污或其他处理，包括适当时在为此目的特别指定和装备的场所采取这些措施；对到达和离港的旅行者采取进出境控制措施；以及调动专用设备和穿戴合适个人防护装备的受过培训的人员，以便运送可能携带感染或污染的旅行者。

作为中国在口岸公共卫生领域第一个强制性国家标准，《口岸公共卫生核心能力建设技术规范》（GB 42301—2022）已于 2024 年 1 月 1 日正式实施。该标准规定了口岸公共卫生核心能力建设的通用要求和提升要求，并描述了相应的验证方法，从而为持续巩固和提升中国口岸核心能力完善了制度基础。

（五）科学研究

人类与传染病抗争的历史已经证明，科学技术是战胜传染病的最有力武器。只有依靠科学技术，才能从根本上找到防控疫病的有效途径和解决方法。传染病不仅是生物学问题，也是社会学问题。人类的生产方式、生活方式、环境和行为等的巨大改变，传染病的发生原因、表现形式、社会影响等也往往相应发生根本性改变。传染病对于人类的威胁、新发传染病的发生和发展趋势与人类经济社会发展模式密切相关。加强新发传染病等的致病性、传播力、致病机制、临床症状及诊断、治疗、预防、控制等的科学研究，不仅有助于在口岸科学施策，高效拦截处置，而且对于后续的传染病防控与救治也有重大意义。

目前看，人类应对新发传染病的策略和研究基本上是被动的。要化被动为主动，就要在传染病疫情发生前开展主动性研究。例如，“反向病原学”研究，发现、分离、命名新的微生物；评估新发现的微生物的潜在致病性或者公共卫生意义；提出未来可能引起新发突发传染病疫情的新发现的微生物目录；研究检测、诊断、治疗、预防控制的技术、方法、措施、策略等；从而变被动为主动，预防发生重大新发突发传染病疫情，或把新发传染病控制在萌芽状态。

五、未来输入性传染病口岸应对展望

随着社会的进步与发展，口岸卫生检疫对于输入性传染病的应对也从早期简单隔离现场检疫查验逐步发展到电讯检疫为主、现场检疫为辅的阶段，并越来越注重尽可能减少由于实施卫生检疫而对国际贸易和人员往来的干扰。从20世纪初的西班牙流感大流行，21世纪的严重急性呼吸综合征、甲型H1N1流感、中东呼吸综合征到新冠感染，这些新发传染病以及原有传染病的重新流行，都严重影响了全球公共安全态势，深刻揭示了重大传染病对于全球经济、社会的重大威胁，促使人类重新审视发展与安全。一方面随着生物、医学等科学技术的不断发展，国际局势错综复杂、变乱交织，人类社会发展对自然生态环境的影响持续深入，重大传染病等生物安全风险态势日益复杂严峻。另一方面，大数据、人工智能、生物医药等科技的进步使得人类防控传染病风险的技术手段更加丰富、系统，识别、监测、预警、应对风险更加科学精准，达到前所未有的地步。经过历次疫情的冲击，对于输入性传染病的防控原则虽然没有发生根本性变化，但是围绕这些基本原则而采取的技术措施却有了质的飞跃。从重大疫情的全球应对看，世界各国广泛采用了数字、信息技术，有效监控健康状况、人员流动等，对于早期疫情控制发挥了重大作用。加强监测预警和应急处置能力已成为输入性传染病应对的重要环节。加强科学研究，提前储备输入性传染病监测预警、检查诊断、医疗救治、预防控制等相关的技术、药物、疫苗等各类软硬件资源尤为关键。

同时输入性传染病的防控工作更加突出社会共治，更加注重系统应对。健全法治、全面宣教、系统监测、科学预警、口岸拦截、境内识别、医疗救治、应急储备及响应等全方位防控系统建设更加深入。从健全公共卫生体系入手，全方位提升跨境传播传染病的现代化治理能力和治理制度体系，进而健全国家治理，促进全球合作，有效防控传染病，建设人类卫生健康共同体正日益成为全球共识。

展望未来，建立在疫情监测等现代化信息技术基础上的智能化、智慧化的现代化口岸卫生检疫正迎面而来，科学、精准、高效的目标将逐步实现，无感通关将日益成为现实。

（俞雪钧）

第3节　输入性公共卫生风险评估

21世纪以来，公共卫生事件、自然灾害、事故灾难、社会安全事件等各类突发事件的频发，以及全球经济一体化和人类现代化进程进一步加快，跨国旅行和商贸活动日趋频繁，加上当今世界处在百年未有之大变局加速演变之际，各种风险事件不仅在数量、种类上明显增加，而且规模、范围、影响程度也不断扩大。加强中华人民共和国对外开放的口岸（以下简称口岸）公共卫生体系建设和筑牢国门生物安全屏障是中国政府建设新时代现代化强国，实现中华民族伟大复兴的重要要求，口岸公共卫生安全和生物安全涵盖种类广泛，面对的风险实时存在，特别是新发传染病方面在口岸上传入传出风险依然严峻，新冠感染、猴痘、埃博拉出血热、基孔肯亚出血热、黄热病、拉沙热等传染病数量已有 40 余种，特别是疫情在国际的传播对人类和全球经济造成了广泛的危害，已引起国际社会和各国政府的高度关注，其次也要充分认识到除了传染病以外，也会面临其他潜在的风险。动植物产品携带疫病、虫媒媒介携带病原微生物、国际通行交通工具上如压载水携带病原微生物等，都会对国内社会秩序稳定、农林牧副渔及海洋环境、人类生命等形成影响。有的携带人感染病原微生物，如人兽共患病高致病性禽流感、蚊媒携带登革病毒等，有可能也会造成影响人类生命安全的公共卫生事件的发生或暴发。

当前，仅在口岸通过传染病的卫生检疫、传染病监测、医学巡查、医学检查等方式防止传染病的输入和输出，已不能满足当前口岸传染性病防控输入输出形势的需要，根据《国际卫生条例（2005）》和《中华人民共和国国境卫生检疫法》等要求，不再把重点放在边界、机场和海港被动的防控屏障上，而是转向积极主动的风险预警、风险监测、风险评估和公共卫生应急处置等风险管理的公共卫生战略，通过系统性地收集、核对和分析相关数据，对可能跨境传播的传染病的发生、流行及影响因素、发展趋势以及本土公共卫生防控和处置能力等进行评估。

一、输入性公共卫生风险相关概念

输入性公共卫生风险（imported public health risk）是指某种特定国境口岸外的公共卫生事件造成传入国内的公共卫生事件发生的可能性与其产生后果的组合，是一个预期性的概念，包含客观性、损失性、不确定性、可识别性、可控性、可能性、损害性和社会影响性等多重特点。

随着对外开放的进一步加快和国际人员流动频率的增加，以及世界各国及各地区，各类自然灾害、传染病疫情频繁发生，疾病的传播途径和传播速度的不断变化再加上全球化的快速演变发展，各国公共卫生和人群健康面临日益严重的输入性威胁。输入性公共卫生风险已成为现代化中国政府面临的新的挑战。

（一）输入性公共卫生风险

输入性公共卫生风险通常指的是一个国家或地区面对国境口岸外部来源可能引入公共卫生事件的风险，如甲型 H1N1 流感、严重急性呼吸综合征、中东呼吸综合征等。

（二）输入性公共卫生风险的特征

1. 复杂多样性 输入性公共卫生风险源存在世界各国各地区，而且促进其发生的风险具有因素种类繁多、影响机制复杂多样性的特点，如环境气候、所在地区公共卫生防控能力、易感人群、经济状况和对外开放程度等。

2. 共生共存性 公共卫生风险对于个人和社会来说都是必然的，不可逃避的，如某种传染病，在未来一个时段的哪个时间发生是不确定的。输入性公共卫生风险随着经济社会发展，全球化一体化进程进一步深化，对于一个国家来说也是存在不可避免输入的风险，尽管可以控制风险缓慢或者减少损失的大小。

3. 隐蔽不可预见性 由于人群分散居住、流动性强等特点，公共卫生风险在发生初期本身很难被识别，往往积累到快要暴发或已暴发的程度才能被识别和发现，但这时候随着全球一体化的进程，输入性公共卫生风险完全可以通过宿主、媒介、中间介质等对他国造成影响。

（三）输入公共卫生风险方式

输入性公共卫生风险主要为导致人类健康的传染性疾病的输入方式多种多样，归纳起来主要有：

1. 进出境人员输入　这种情况最常见，随着中国的进一步对外开放，进出境人员在途经地和目的地感染了正流行的传染病，返回时带传输入，也可以境外疫区人员进境国内输入，当时可表现为发病或带菌（毒、虫）状态。

2. 中间介质输入　这种情况通常是交通工具或带入的病媒媒介生物等，进出境交通工具等携带受病原微生物污染的压载水、人类排泄物，或者携带病原微生物的病媒生物等。

3. 商品贸易输入或带入　这种情况多表现为人兽共患病或植物携带造成人感染的病原微生物，如贩入夹带有致病微生物或寄生虫的肉制品、水产品、蔬菜和水果等，致病微生物如感染副溶血性弧菌、大肠杆菌 O157：H7 等细菌引发的感染性腹泻病暴发流行，寄生虫如肺吸虫、绦/囊虫等引起的寄生虫病。例如，美国从菲律宾引进的猕猴中曾多次发生埃博拉出血热、非洲草原犬鼠将猴痘病毒带入美国，并导致在美国本土人间猴痘流行等。

4. 特殊物品输入　这种情况主要为通过个人携带、邮寄、快件等途径将生物、血液制品等高致病性、高危险性的特殊物品带入。例如，我国早期艾滋病感染者中有部分是通过注射进口的Ⅷ因子感染。

5. 其他　这一类主要除上述方式外，还有可能造成跨境传播的，如受污染的江河水流入，甚至污染的空气和动物迁徙等。

（四）输入性公共卫生风险影响类型

不同类型的传染性疾病传入后，对国境内或相关区域内所造成的影响有所不同。按影响程度大小，大致可分为以下 3 种：

1. 局限型　主要是指一些需要特殊媒介生物传播的自然疫源性疾病，以及需要中间宿主才能完成生活史的寄生虫病，如血吸虫、狂犬病、疟疾等。若当地没有合适的病媒生物或中间宿主，即便有病例输入或传入也不至于引起该病在当地传播或人群暴发、流行。

2. 暴发型　主要是指流行危险因素或致病条件在当地较常见，且传播途径容易实现的传染病，如新冠感染、肺鼠疫、肺炭疽、高致病性禽流感等呼吸道传染病，一旦输入（传入），就有可能引起当地暴发或流行。

3. 加剧型　该病在当地已有流行，但病例尤其是新型菌株或毒株的输入或传入可使疫情流行进一步扩大，甚至暴发流行的疾病，如 O139 型霍乱、流感等。

（五）输入性公共卫生事件风险特征

1. 成因的多样性　口岸外或国境外地震、洪涝等各种自然灾害均可导致公共卫生风险。特别是与境内有接壤的邻国或地区环境污染、生态破坏等可引起危及境内公众健康的风险和事件。另外，口岸外或国境外烈性传染病、新发传染病、动物疫情、致病微生物、食物中毒、职业危害等引起的公共卫生状况的恶化均可导致境内输入性公共卫生风险的增加。

2. 分布差异性　南半球与北半球、城市与农村、发达国家地区与发展中和落后国家地区、不同地域、不同时间段，输入性突发公共卫生事件发生的类别都会存在差异。诸如不同季节、不同地域，传染病发病率会不同；南半球和北半球的传染病病种也不一样等。

3. 对公共秩序影响严重　输入性突发公共卫生事件一般都是群体性和公共性、快速传播性和全球性的特点，必然是受到 WHO 高度关注，从而引起各国关注的突发公共卫生事件，导致国境口岸管控或关闭，从而影响全球经济贸易和人员交流，对各国经济、世界贸易秩序和各国人员商务、公务交往产生严重的影响。

二、输入性公共卫生风险评估

（一）输入性公共卫生风险评估内容

风险评估就是风险识别、风险分析和风险评价的全过程。即旨在通过收集基于事实的相关信息进行汇总分析，然后就如何处理处置特定的风险以及选择什么样的应对措施进行科学的决策。输入性风险评估还需要对风险事件发生之前或之后，该事件给人们的生活、生命、财产，以及国家的经济、社会秩序等各方面造成的影响和损失的可能性的量化评价。

输入性公共卫生风险评估是对口岸外或国境外可能造成口岸内或者国境内引发突发公共卫生事件的风险进行辨识、描述和评估的一个系统和循环的过程，风险评估是整个风险管理过程的核心部分，包括前期准备谋划、风险识别、风险分析、风险评价、风险管理对策和撰写评估报告的整个过程。其中，风险识别、风险分析和风险评价是风险评估的核心。

1. 输入性公共卫生风险识别 就是针对计划准备阶段所确定的输入性风险评估议题，发现和描述输入性公共卫生事件风险或不确定性事件的来源、后果及脆弱性。做好输入性传染病风险识别，才能正确地分析风险因素，在众多传染病中分析辨别出需要关注的境外重点传染病，从而判断传染病输入、传播及扩散的概率等影响因素，识别评估出口岸内和国境内对象面临的各种风险。

2. 输入性公共卫生风险源的确定 随着我国对外经济快速发展和倡导的“人类命运共同体”“一带一路”“多边主义”等倡议或理念，越来越得到世界大部分国家的认可，国家间、地区间贸易交往将更加频繁，货物和人员流动剧增，导致或促进各地原有传染病发病、流行的生态地域限制被打破，使传染病及其病媒生物的地区间传播、蔓延风险大大增加。因此，当前国境外的传染病事件信息源以及国境口岸或者国境内监测到的输入传染病信息源将被相关部门越来越重视和关注。

（1）通过境外疫情收集确定：当前我们国家尚未建立完善的境外疫情收集网络措施，海关、卫生行政等部门在逐步探索相关工作。境外传染病疫情暴发是公共卫生风险源的重要因素，另外国家或局部区域的自然灾害、战争、环境污染等事件造成的公共卫生状况的脆弱性，形成相关传染病已有传播或有可能造成暴发流行的因素，也会成为输入性公共卫生风险源。加强这部分的信息收集，逐步完善风险评估信息源类别和信息源内容。WHO、美国和欧盟等相关疾控机构对世界疫情日常监测收集做得相对完善和成熟，且监测网络覆盖世界各国比较全面，信息掌握就比较及时有效。

（2）通过口岸动态监测和检疫发现确定：国境口岸卫生检疫工作是世界各国设在口岸上为防止传染病在口岸进出境环节上的传入传出，而开展的有关卫生检疫措施。中华人民共和国是《国际卫生条例（2005）》的缔约国，按照定期国家发布的监测传染病和检疫传染病目录，开展口岸相关传染病监测或者检疫工作，这部分所得的传染病检出信息，通过流行病学调查可以追溯源头，从而纳入传染病信息源，为后期风险评估起到参考意义。另外海关部门定期在口岸开展的病媒生物、压载水、污染物等病原微生物的监测，也是重要的风险评估信息源。

（3）通过实验室技术检测发现确定：新发传染病或未知病原体（称为 X 病毒）输入风险一直存在，近些年来拉沙热、埃博拉出血热、猴痘等新的传染病疫情，迫使我国不断在实验室诊断方面提出新的要求，因此海关、卫生行政等部门实验室不断谋划做好实验室诊断技术储备和能力的不断提升，开展相关检测方法、试剂和标准等的研究。根据境外新发疫情或者日常检测，发现新发传染病或者未知病原体，在有效指导疫情的控制工作同时也是可纳入传染病风险源类别，对后期风险评估起到补充作用。

（4）通过部门信息共享确定：这里所提部门信息实际是一个泛泛概念，只要是境内外相关部门权威发布的，对自身开展风险评估有用的信息都可以纳入风险评估信息源。WHO、全球疾病警报地图、美国疾病预防控制中心（US Center for Disease Control and Prevention，USCDC）、欧盟疾病预防控制中心（European Centre for Disease Prevention and Control，ECDC）等相关权威网站、各国卫生主管部门政府发布、政府间互相通报、驻外使领馆或驻外中资机构等也可以成为信息来源，国境内相关部门之间，如海关、卫生行政、教育、文广旅、海事、移民、交通运输等部门间信息共享，也能对相关输入性的公共卫生风险评估起到积极辅助的作用。

（5）通过地方卫生机构监测确定：各类传染病都有一定的潜伏期，且当前技术能力客观有限，不能够在口岸监测或检疫能够百分之百被发现，因此国内很多医疗卫生机构特别是基层医疗卫生机构也是重要的监测或检测发现输入性传染病的来源部门。当前地方卫生行政部门也加强了输入性传染病的监测，每年回国人员中能够检测出登革热、疟疾、猴痘等输入性病例。

3. 输入性公共卫生风险分析　是认识输入性风险属性并确定风险水平的过程，即通过分析比较用于确定输入性公共卫生风险的发生可能性、后果影响程度和脆弱性的相关资料，得出输入性公共卫生风险要素的风险水平。

（1）输入性公共卫生风险发生可能性分析：对口岸或某一区域内公共卫生安全可能造成输入性传染病发生的公共卫生风险进行分析评估。评估结果可分为极低、低、中等、高、极高五个等级。

（2）输入性公共卫生风险后果严重性分析：对口岸或某一区域内造成输入性传染病公共卫生事件后果严重性分析，可从风险影响的地理范围、波及的人口数、所造成的经济损失、对人群健康影响的严重性、对社会稳定和政府公信力的影响、对公众的心理压力等方面考虑，大型活动还应考虑风险对该活动的顺利举办可能造成的负面影响等。可按照其后果严重性的大小分为极低、低、中等、高、极高五个等级。

（3）输入性公共卫生风险脆弱性分析：对口岸或某一区域内造成输入性传染病公共卫生事件的脆弱性分析，包括风险承受能力和风险控制能力的分析，可从口岸或医疗卫生机构及时发现能力、人群易感性、病媒分布及密度、公众心理承受力，公众公共卫生意识和自救互救能力、医疗救援能力、技术储备、卫生资源及其扩充能力等方面考虑。按照脆弱性大小将其分为极低、低、中、高、极高五个等级。

（二）输入性公共卫生风险评估原则

1. 定性定量结合的原则　风险评估中引入应用的方法系统、结构化，在人口学、流行病学、临床、病理等数据资源的基础上，使用定性与定量相结合的方法，避免了以往的经验主义。

2. 以信息为基础的原则　采集有效信息是风险评估的基础。在风险评估过程中，要重视信息的收集，同时确保信息的质量。

3. 广泛沟通的原则　输入性公共卫生风险评估工作不仅局限于口岸系统，还要与卫生、环境、交通运输、农业农村、公安等部门加强信息的交流与沟通以及合作，这有助于风险评估工作的高效开展。

4. 动态管理的原则　风险评估是适应风险与环境变化的动态过程。由于输入性公共卫生风险的不断变化，新的风险可能出现，而一些风险可能消失，因此应对风险的变化保持足够的敏感度，通过不断的策略调整以对风险做出最适当的反应，使风险评估工作得到持续改进。

三、输入性公共卫生风险评估方法

（一）专家会商法

专家会商法属于定性分析类别，是指通过专家集体讨论的形式进行评估。主要由参与会商的专家根据评估的内容及相关信息，结合自身的知识和经验进行充分讨论，提出风险评估的相关意见，会商组织者根据专家意见进行归纳整理，形成风险评估报告。

专家会商法是日常风险评估的常用形式，也经常应用于专题风险评估。当风险评估内容还没有可依据的固定的评估工具或评估框架时，或者受到评估时间、评估证据等因素限制，无法进行准确的评价时，专家会商法往往是突发公共卫生风险评估的首选方法。

专家会商法的实施步骤：①组成专家小组：主要根据评估议题所涉及的领域及知识范围确定专家。②风险评估内容及相关信息介绍：由评估组织者或指定的专家向参与的评估专家介绍评估的议题、评估的背景、评估要达到的目标任务。③专家讨论：主要由参与评估专家根据各自的专业或学术领域以及知识、经验，围绕评估目的，针对评估议题和相关信息资料，就评估对象的风险以及针对性的措施建议广泛发表意见，并就所涉及的相关问题进行充分的讨论，以达成一致性或倾向性的意见。④撰写并提交会商纪要或评估报告：将专家会商达成的一致性或倾向性意见作为评估结论，讨论中出现的重要分歧意见在报告中也要进行说明记录，以供领导进行风险管理决策时参考。

（二）德尔菲法

德尔菲法（Delphi method）也属于定性分析类别，是按照确定的风险评估逻辑框架，使用统一的调查问卷进行多轮次专家咨询，专家组成员是以匿名的方式（函件）提交意见。经过反复征询和反馈、归纳与修改，最后获得具有趋于集中、高准确率的风险分析的结果。整个过程当中，各专家不得互相讨论，只能单独、匿名表达自己的意见观点，只得与调查人员进行沟通商谈。

德尔菲法的实施步骤：①确认议题问题和制订计划：德尔菲法议题目标通常是大家普遍关心且意见分歧较大的，此阶段主要任务就是选择和规划好风险议题，明确目标任务，并制订相应的计划。②选择参加的专家：专家首先要具有代表性，按照风险议题所需要的专家知识范围和领域确定专家。③编制调查问卷表：是要建立在对德尔菲法充分了解的基础上，问题要集中、用词要恰当、调查表要简洁，组织者的意见不能强加在问卷表中。④反馈问卷并统计和分析专家意见：德尔菲法就是通过多轮次的问卷征询、归纳与修改，最后形成专家基本一致的看法，一般包括四轮的问卷征询调查。⑤描述结果：将经过几轮下来的专家预测结果和看法以文字或者图表的形式表现出来。

（三）风险矩阵法

风险矩阵法是属于定量分析与定性分析相结合的类别，又称层次分析法，是把风险发生可能性的高低以及风险发生后对目标的影响程度，作为两个维度绘制在同一个平面上，对风险发生的可能性和影响程度进行定性或定量的分析。风险矩阵法当前已成为公共风险分析领域运用最广泛、最热门的一种工具，其具有简单易用的特点，同时也兼顾了风险概率和影响后果两个核心要素。

风险矩阵法实施步骤：①组成专家小组。②组织专家对风险因素的发生可能性按照一定的标准进行量化评分，并计算平均得分。③组织专家对风险因素的后果严重性按照一定的标准进行量化评分，并计算平均得分。④用矩阵中的行表示风险发生的可能性，列表示风险危害性，建立二维矩阵表，对每种风险的影响程度进行评级。等级越高表明风险影响越大。

（四）快速风险评估法

快速风险评估是对潜在的公共卫生意外事件发生的早期阶段进行的评估。它一般是由信息表和风险等级测算工具组成，可对风险所造成的风险进行估计。快速风险评估是公共卫生应对的重要组成部分，因而被公共卫生专业人员广泛采用。

快速风险评估法的核心思想是：风险（risk）=概率（probability）×影响（impact），概率是指发生人群传播的可能性，影响是指疾病的严重程度。快速风险评估是对一件被确认为需要关注的潜在公共卫生事件问题时，通常就应该在24～48h之内对其进行快速风险评估。快速风险评估的结果将决定是否需要做出应对，应对的紧迫性和级别，关键控制措施的设计和选择，以及是否涉及其他部门和事件的进一步管理。快速风险评估一般是对传染病事件的潜在公共卫生问题进行快速风险评估，传染病病原体的特点（潜伏期、传播方式、已有的干预措施、媒介/宿主种类）和事件的具体情况（风险人群的特点、免疫状态、可用的预防/治疗控制措施以及国际传播的潜在可能性）对事件发生的概率和影响起到了决定性作用。

（曹雪春）

第7章 案例分析

学习目的

通过一起输入性登革热暴发疫情的发现与防控，达到以下学习目的：

1. 掌握病因的基本概念。
2. 掌握“暴发”“流行”的概念。
3. 掌握暴发的调查步骤。
4. 掌握暴发疫情核实诊断的主要依据。
5. 掌握不明原因疾病病因分析的主要步骤。
6. 熟悉实验室检测在疾病暴发调查中的作用。

一、背　　景

2004年10月3日，Z省N市疾控中心接到N市第一医院防保科报告，称该医院近期收治了多例来自该市C县X镇P村的持续发热病例，发病原因与疾病诊断均不明；据患者反映，当地类似病例较多，并已引起了群众的恐慌。请求N市疾控中心协助诊断。

问题1　如果你作为N市疾控中心负责人，接到报告后，你该怎么办？

问题2　你认为应去哪些现场进行初步调查，收集哪些信息？

二、应急行动

N市疾控中心领导首先派出流行病学专业人员赴N市第一医院了解住院患者情况；另外，同时派出流行病学等专业人员赶赴C县现场，会同C县疾控中心有关专业人员对X镇发生的不明原因发热患者事件进行初步核实调查。

问题3　如果疾控中心领导派你作为公共卫生人员赴N市第一医院调查，你准备如何调查？

问题4　如果疾控中心领导派你作为现场流行病学专业人员赴C县X镇进行发病情况调查，你准备如何开展？

三、初步调查结果

（一）N市第一医院的初步调查结果

N市第一医院是该市一家医疗水平较高的三级甲等综合性医院。公共卫生专业人员从该院的感染科、血液科、泌尿内科、急诊病房等病房了解到该院自2004年9月中旬以来陆续收治了6例均来自N市C县X镇P村的患者，其中2例为母女关系。主要症状是持续性发热、头晕、乏力、白细胞（WBC）和血小板（PLT）减少，多数患者发病后期出现皮疹等症状。临床检测多种病原体（包括流行性出血热病毒、EB病毒、柯萨奇病毒、巨细胞病毒等）的特异性抗体，结果均为阴性，临床专家经会商初步考虑为病毒性感染（具体病原不明），可能具有传染性。2004年10月3日在现场调查时，对6例患者病情摘录，见表7-1。

表7-1　N市第一医院6例发热患者病情一览表

编号	性别	年龄	职业	发病时间	主要症状	血常规检测	其他
1	女	35	制鞋	9月18日	持续发热9天，乏力，双下肢皮疹	WBC 1.1×10^9/L PLT 3.3×10^9/L	10月2日血培养（–） 9月26日肥达试验H 1∶40　O 1∶40

续表

编号	性别	年龄	职业	发病时间	主要症状	血常规检测	其他
2	女	57	制鞋	9 月 12 日	持续发热 11 天，乏力，双下肢皮疹	WBC 3.7×10^9/L PLT 5.0×10^9/L	9 月 27 日肥达试验 H 1∶80 O 1∶40 巨细胞病毒 IgG 37（0～15）
3	女	42	制鞋	9 月 25 日	持续发热 7 天，乏力，躯干及四肢皮疹	WBC 2.6×10^9/L PLT 6.2×10^9/L	
4	男	67	制鞋	10 月 2 日	持续发热 2 天，乏力，四肢酸痛	WBC 5.5×10^9/L PLT 9.6×10^9/L	
5	女	41	制鞋	9 月 21 日	持续发热 6 天，乏力，躯干及四肢皮疹	WBC 1.0×10^9/L PLT 9.7×10^9/L	9 月 25 日肥达试验 H 1∶40 O1∶40
6	女	35	护士	9 月 24 日	持续发热 6 天，乏力	WBC 2.2×10^9/L PLT 2.4×10^9/L	9 月 25 日血培养（–） 9 月 28 日肥达试验 H 1∶40 O1∶40

问题 5　从上述表 7-1 中，通过对 6 例住院病例的临床资料分析，作为公共卫生专家，你如何进行病因分析与推断？可以初步对优先考虑或排除的病种进行排序吗？

（二）C 县 X 镇的现场调查初步结果

N 市位于亚热带地区，四季分明。C 县 X 镇常住居民有 4 万余人，分 10 个行政村，外来流动人员较多，接近本地人口数。主要饮用自来水和雨水，每家均备有 2～3 口水缸积水。大多数本地居民具有生食、半生食小海水产品的习惯。C 县 X 镇个私经济发达，主要以家庭作坊式，从事鞋业加工。环境卫生较差，垃圾随意堆放，河道变臭、变黑，布料、橡胶等堆积于室内，经常有居民在周围燃烧废弃橡胶，苍蝇、蚊子密度较高。

N 市和 C 县二级疾控中心的现场流行病学专业人员首先对 C 县 X 镇卫生院及 X 镇下辖的各村卫生室自 2004 年 8 月份以来居民就医情况进行了全面调查。结果表明，自 2004 年 8 月 20 日至 2004 年 10 月 2 日 X 镇 P 村共发生 23 例不明原因的发热病例，其中男性为 6 例，女性为 17 例；年龄分布为 1～9 岁 2 例，10～19 岁 2 例，20～59 岁 17 例，60 岁及以上 2 例；时间分布为 8 月下旬 2 例，9 月上、中、下旬分别为 3 例、11 例、6 例，10 月 1～2 日为 1 例；在发现的 23 例不明原因的发热病例中，20 例均集中在 P 村，且方圆在 300m 的范围区域内，并呈明显的家庭聚集现象，其中每户 3 例的有 2 户，每户 2 例的有 5 户。病例临床症状主要表现为持续发热、头晕、乏力、血二系减少（白细胞和血小板），发病后期出现皮疹与在 N 市第一医院住院治疗的患者临床表现基本一致。现场调查时，17 例患者已经好转，6 例患者仍在住院治疗中。

问题 6　根据以上资料，你认为是否有必要进行进一步的现场调查？为什么？

问题 7　根据以上临床症状和初步调查信息，你考虑本次事件是否可以定性？如果可以，请说明理由；如果不可以，还需要收集哪些方面的信息？

（三）发热病例的病原学病因调查

1. 伤寒、副伤寒检测　2004 年 10 月 3 日，N 市疾控中心的现场流行病学调查专业人员会同当地 C 县疾控中心、X 镇卫生院的相关人员，在疫情暴发现场 X 镇的 P 村开展了对部分恢复期病例、密切接触者以及健康人群的血清样本采集。共采集了 14 例恢复期患者、11 例密切接触者以及 18 份健康人群血清，采用被动血凝试验对血清样本进行伤寒、副伤寒快速检测，检测工作在 C 县疾控中心实验室完成，具体由 Z 省疾控中心与 N 市疾控中心的 2 位主任技师进行实验室操作，检测试剂由 Z 省疾控中心提供。10 月 3 日 20 时 30 分，完成了实验室的初步检测，结果表明，在 14 例恢复期患者血清中，有 7 份检出乙型副伤寒阳性；11 例密切接触者人群血清中，有 3 份检出乙型副伤寒阳性；18 份健康人群血清中，有 8 份检出乙型副伤寒阳性。

随即召开了由省、市、县三级组成的疫情防控专家以及领导们参加的会商会，会上 Z 省疾控中心检验专家提出了本次不明原因的发热疫情是由乙型副伤寒引起的肠道传染病事件。

问题 8 根据以上现场调查与实验室检测结果，你认为本次病因推断是否合理？请说明理由。

2. N 市伤寒、副伤寒疫情资料回顾 伤寒、副伤寒是 N 市下辖的各区县常见的肠道传染病之一，近年来在 N 市局部地区出现过甲型副伤寒暴发疫情。对 N 市各市属医院实验室 2004 年的伤寒、副伤寒病例实验室诊断情况进行调查后发现，全市 8、9 月份伤寒、副伤寒实验室诊断病例数与往年无明显变化，且近期没有 C 县 X 镇伤寒、副伤寒实验室诊断病例报告。在 N 市第一医院住院治疗的 6 例患者中，对其中 2 例进行伤寒血培养检测，结果均为阴性；对其中 4 例进行血清肥达试验，结果也均为阴性。

问题 9 根据对 N 市伤寒、副伤寒疫情资料回顾，对本次不明原因发热事件的病因推断，你有什么不同的思考？请说明理由

3. 对 N 市第一医院住院病例登革热检测 2004 年 10 月 3 日采集了在 N 市第一医院住院的 6 例患者血清，采用间接免疫荧光法进行登革热 IgG 抗体检测，结果 4 份呈阳性。

问题 10 根据上述检测结果，能否确定本次不明原因发热事件是登革热暴发疫情？请说明理由。

4. 初步判断 现场专家组针对现场调查资料和实验室诊断结果进行综合分析后，一致判定本次 C 县 X 镇的不明原因发热事件为一起登革热输入后引起本地暴发的可能性较大，为重大公共卫生事件。

问题 11 你认为此时工作重点是什么？并请制订下一步现场工作方案。

四、现场调查与防控

（一）迅速成立现场疫情防控领导小组

为了迅速有效控制本次疫情，制订了现场防控工作方案。

1. 加强组织领导，C 县成立了由副县长为组长的登革热疫情控制领导小组，进驻 X 镇现场办公，下设专家组、信息组、流行病调查组、消毒杀菌技术指导组、后勤保障组等。每日下午召开协调会议，汇报工作进展，解决存在的主要问题。

2. 加强疫情监测，规范发热患者的管理。在 C 市范围内各镇（街道）卫生院以上的医疗卫生机构均开设了发热门诊，对来自 X 镇及其周围乡镇的发热患者进行实名登记，并实行日报告制度。规定近期 X 镇及其周围乡镇医疗卫生机构一律不得诊治发热患者，必须及时转送到当地镇级卫生院以上医疗卫生机构进一步做血常规化验等检查治疗，对疑似病例采集血清标本进行实验室检测。

3. 开展进一步流行病学调查，确定传染来源、掌握流行特征和疫情波及范围。

4. 划定疫点疫区。划定以每个病例居住家庭或工作场所为中心，半径 100m 周围的范围作为疫点。划定 X 镇为疫区。

5. 取各种措施消除蚊媒孳生地，全面实行翻盆倒罐、填塞竹树洞、铲除杂草和疏通下水道，处理室内外各种小积水、花瓶、盆景。同时加强疫区内蚊虫密度监测。

6. 患者和接触者管理。对现症患者实行住院隔离，隔离期限从发病之日起不少于 7 天。对登革热疑似病例做好流行病学调查，对接触者进行 15 天医学观察。

7. 广泛开展健康教育，利用宣传资料、墙报、黑板报、横幅、宣传车、短信等各种途径向群众宣传蚊媒传染病的防治知识，提高广大群众自我保护能力。

问题 12 为全面掌握本次暴发疫情的流行特征，如何在 C 县范围内开展病例搜索？

（二）制定病例搜索的定义

1. N 市登革热的历史资料调查 据历史记载，N 市曾于 1928 年发生登革热暴发疫情，之后的 76 年间无登革热病例报告。至 2004 年 10 月 3 日，再次出现登革热暴发疫情。

2. 制定登革热监测病例的定义 专家组制定了登革热监测病例的定义包括三方面内容：①实验室诊断病例：在 C 县范围内，发热（最高温度超过 38℃），WBC、PLT 减少或出现皮疹，实验室登革热抗体检测阳性。②临床诊断病例：在 C 县范围内，发热（最高温度超过 38℃），白细胞、血小板减少或出现皮疹。③疑似病例（监测病例）：9 月初以来，在 X 镇或去过 X 镇，近期出现发热的患者。

（三）现场流行病学调查

对 C 县 X 镇病例较为集中的 3 个村进行了入户病例搜索，个案流行病学调查，部分病例采集血清标本检测登革病毒抗体检测。流行病学调查结果如下：

1. 首发病例 对 C 县 X 镇病例较为集中的 3 个村现场调查，发现居民区积水容器数量特别多，蚊虫密度相当高，并且白蚊、伊蚊占有一定比例。另据当地群众反映，该村（X 镇 P 村人）有一患者，在泰国从事技术工作 1 月余，于 7 月 18 日从泰国归来，3 天后出现类似症状，目前已经痊愈。经了解该患者曾在 X 镇卫生院住院治疗。

调查人员详细查阅有关病历：患者，吴某，男，1950 年 5 月 20 日出生，2004 年 5 月 27 日赴泰国，7 月 18 日从泰国回来，在泰国逗留 51 天。吴某，是 C 县 X 镇 P 村人，在 X 镇从事机器设备安装维修工作。7 月 22 日出现发热症状，7 月 27 日入院时血常规检查，WBC 2.1×10^9/L，PLT 29×10^9/L，8 月 3 日治愈出院。入院诊断：上感，出院诊断：上呼吸道感染。根据流行病学调查，高度怀疑为首例输入性登革热患者。

该地居民多从事室内拖鞋制作，主要材料为橡胶、化纤布料和黏合剂等。废弃的材料多在居住附近焚烧，居民普遍反映气味浓烈。

问题 13 上述情况是否和本次事件有关，你还需要哪些实验室检测，以明确诊断和鉴别诊断？

患者概况：首例患者，男，1950 年 5 月 20 日出生，X 镇人，某化纤有限公司（C 县）员工。从事机器设备安装维修工作。

5 月 27 日乘飞机到泰国曼谷直接到泰国某公司。从事设备安装和维修。于 7 月 18 日返回 X 镇，19 日、20 日在家中休息两天，7 月 21 日到单位工作。7 月 22 日傍晚出现发热、乏力等症状，到 X 镇某卫生室就诊，当时测体温 39℃，在该卫生室抗炎输液，次日又到该卫生室就诊、输液。7 月 24 日又到单位工作，上班期间出现面部潮红，由同事陪同去 X 镇中心卫生院门诊，予以抗感染及对症治疗。7 月 27 日又至 X 镇中心卫生院门诊，查体温 40℃。血常规：WBC 2.1×10^9/L，PLT 2.9×10^9/L，收治入院，入院诊断：上呼吸道感染。经抗炎输液治疗好转于 8 月 3 日出院。出院诊断：上呼吸道感染。8 月 5 日开始上班至 10 月 3 日，目前情况良好。10 月 5 日采集的血清标本，经实验室检测登革热 IgG 阳性。

2. 病例时间分布 见图 7-1。首发病例发生在 7 月 22 日，高峰期出现在 9 月下旬至 10 月上旬。

3. 地理分布 病例分布有明显的地域聚集性，79 例患者主要分布于该镇破西路周围方圆 300m 的范围内，占全部病例的 95.18%（79/83），仅 4 例分布在此范围以外。在病例较为集中的 300m 范围内，病例分布不均匀，表现为以病例家庭成员（包括打工者）和同院邻居为主的簇状分布。

4. 人群分布 83 例患者中，男性 29 例，女性 54 例（性别比为 0.54∶1）。发病年龄最小为 7 岁，最大为 76 岁，主要分布在 20～59 岁组的年龄范围内，占 78.31%（65/83）。83 例病例中，71 例为本地常住人口，12 例为外地流动人口。

5. 临床表现 所有病例均出现发热症状，最高体温 40.5℃，发热持续时间 2～11 天，平均 5 天，其中有 37.5%的患者出现双峰热；同时出现不同程度的头痛（59.04%）、乏力（85.54%）、食欲缺乏（69.88%）；61.45%的患者出现颜面、颈、胸背部潮红（即“三红征”），45.78%患者伴有肌肉或关节酸痛；部分患者在发病后 1～11 天（平均 5 天）出现皮疹，占 61.45%，皮疹为片状斑疹，并有散在的针尖样出血点，主要分布于四肢。血常规检查，88.7%的患者 WBC（最低为 1.2×10^9/L）

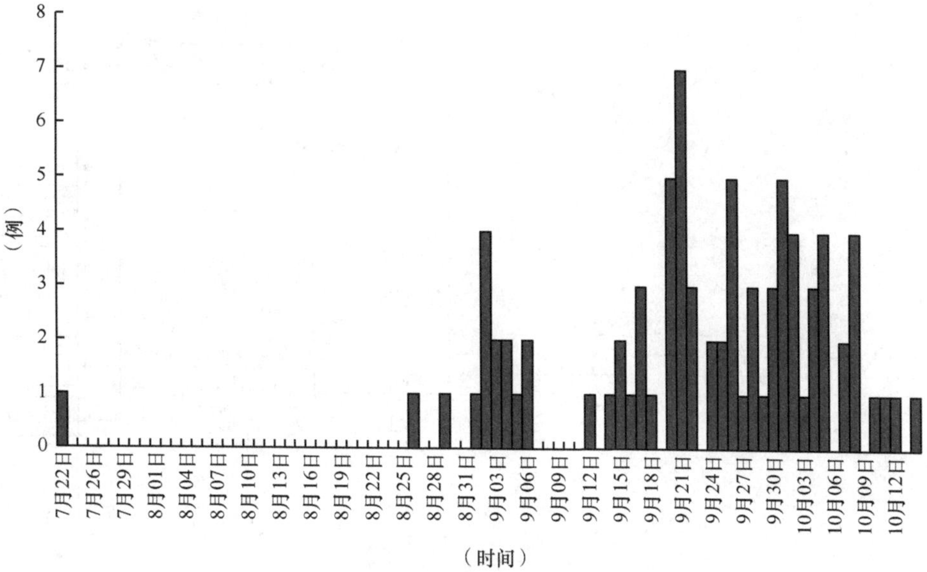

图 7-1 病例出现时间分布

和 PLT（最低为 16×10^9/L）明显下降。病程一般为 10～15 天，患者恢复期随着临床症状消失，WBC、PLT 迅速上升至正常，表现为自愈性。

问题 14 流行病学调查是否完整、充分，还需要哪些信息？

（四）蚊媒监测

疫情发生后对当地进行了病媒监测：2004 年 10 月 6 日在 X 镇共捕获成蚊 128 只，其中白蚊伊蚊 26 只，占 20.31%。捕获蚊蚴 400 余条。检查 19 户家庭，共有积水容器 96 只，其中 18 户家庭的 62 只积水容器中白纹伊蚊幼虫阳性。经计算布雷图指数 326，容器指数 64.58%，房屋指数 94.74%。

问题 15 如何计算布雷图指数？

问题 16 请制订一份现场快速灭蚊技术方案。

（五）疾病传播链分析

早期病例和特殊病例的传播链调查：首发病例居住处周围 30m 范围内，共发生 13 例实验室确诊登革热病例。13 例患者发病时间及相互关系，见图 7-2。A 患者为本次暴发疫情的首发患者，B 患者与 A 患者为同院近邻，病例分布表现为明显的居住聚集性。

对本次暴发疫情疫区以外的 4 例患者感染来源进行追踪调查，结果 4 例患者在发病前 15 天内均有去疫区短期居住或逗留史和蚊虫叮咬史。根据暴露时间推算，该 4 例患者的潜伏期为 4～10 天。

采用 PCR 法，对发病 7 天内患者的急性期血清 10 份进行分型特异性核酸检测，其中 5 份检出登革 1 型病毒特异性核酸片段。细胞培养分离到 2 株登革 1 型病毒，序列分析属于亚洲株系。

问题 17 病例的传播链在暴发调查中的作用？

五、结论和启示

本次事件为一起输入病例引起的登革热暴发疫情，共计发病 83 例，在部分居民中引起一定程度的恐慌。当地疾控中心在接到报告后迅速开展流行病学调查，仅用了 2 天时间查明病因，并制订了以快速杀灭成蚊为主的综合性防治措施。由于政府主导，多部门之间协调行动，保证了各项控制措施落实到位，使疫情在短时间内得到有效控制。

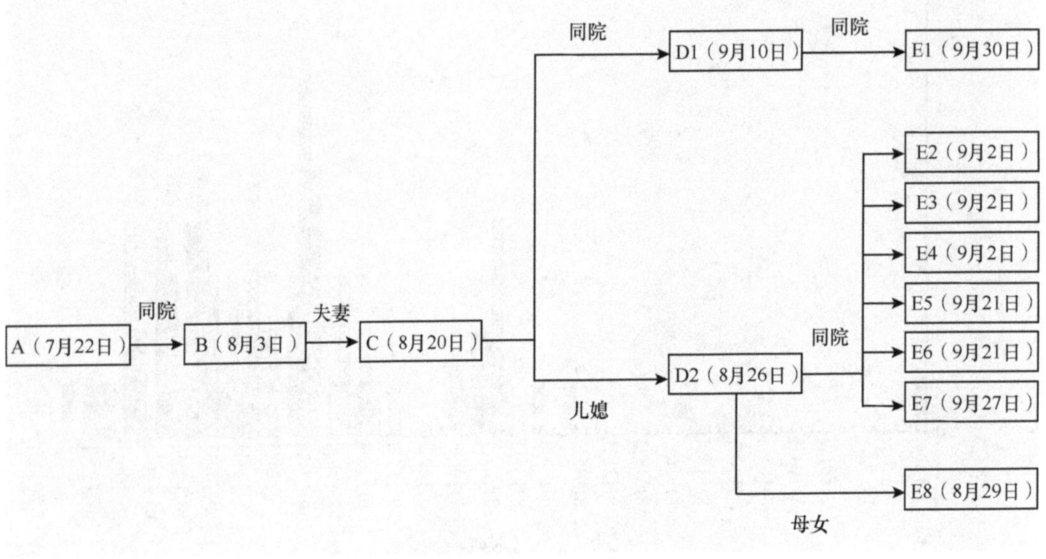

图 7-2　病例的传播链

参考答案

问题 1　如果你作为 N 市疾控中心负责人，接到报告后，你怎么办？

①了解疫情情况：迅速与 C 县疾控中心主任电话联系，了解当地发病情况。②向上级口头通报：先口头向 N 市卫生行政部门疾控处领导报告，简单通报 N 市第一医院发现了不明原因的发热聚集性病例事件，市疾控中心的各项应急处置正在部署中。③准备派出应急专家，初步核实诊断：拟派出 2 支应急队伍，派出公共卫生应急第一分队（包括现场流行病学与实验室检验专家）赴 N 市第一医院，开展医院内部的相关情况调查，包括访谈患者、医生，查阅相关病案资料；同时，派出公共卫生应急第二分队（包括现场流行病学、实验室检验家、健康教育、媒介防治与消毒专家）赴 C 县 X 镇 P 村开展现场流行病学初步调查。

问题 2　你认为应去哪些现场进行初步调查，收集哪些信息？

①调查现场：包括 N 市第一医院和病例居住地（即 C 县 X 镇 P 村）。②收集信息：在报告医院（即 N 市第一医院）：一是要对所有住院的病例进行流行病学个案调查，重点收集流行病学史、主要临床表现、实验室检测结果，疾病进程、转归、治疗等信息。二是要与主治医生进行交谈，了解医生对本病的初步印象、临床诊断与鉴别诊断等。在疫情发生地（即 C 县 X 镇 P 村）：要了解疫情发生地的一般情况、居民中是否还有更多类似病例存在、病例分布的范围、病例的基本特征等。③核实诊断：进行现场初步调查的目的是核实诊断，主要包括临床诊断是否成立？临床医生的初步印象？根据临床症状与体征、实验室检测结果，对照国家诊断标准进行分析判断；是否存在暴发疫情（发病人数是否异乎寻常？报告体系是否发生变化？当地一般发病水平）；现场的危害程度？是否有死亡病例发生？临床转归？可能波及的范围、现有人员是否可应对现场控制工作等。

问题 3　如果疾控中心领导派你作为公共卫生人员赴 N 市第一医院调查，你准备如何调查？

出发去医院之前，首先要与 N 市第一医院防保科领导取得联系。到达医院后，一是要对所有住院的病例进行流行病学个案调查，重点收集流行病学史、主要临床表现、实验室检测结果，疾病进程、转归、治疗等信息。二是要与主治医生进行交谈，了解医生对本病的初步印象、临床诊断与鉴别诊断等。

问题 4　如果疾控中心领导派你作为现场流行病学专业人员赴 C 县 X 镇进行发病情况调查，你准备如何开展？

核实诊断：听取当地业务人员介绍疫情情况，包括发病情况、首例患者发病情况、一般情况等；

现场初步调查（访谈、采样）、访视患者（临床医生、患者访谈、查阅病历）、环境卫生情况等。

问题5　从上述表7-1中，通过对6例住院病例的临床资料分析，作为公共卫生专家，你如何进行病因分析与推断？可以初步对优先考虑或排除的病种进行排序吗？

一般情况下，病因线索的查找可先按感染性与非感染性两类查找病因线索，然后逐步细化。例如，导致急性胃肠炎的主要因素有：

感染性：细菌和细菌毒素、病毒、寄生虫。

非感染性：化学毒素（重金属、消毒杀虫剂等）、生物毒素（鱼类、植物等）、过敏、精神等。

（1）根据起病方式、发热（热度、热程、热型）、病情进展、常规检验结果，判定是感染性疾病，还是非感染性疾病的可能性大。

（2）若考虑感染性疾病可能性大，可根据患者的症状、体征，实验室检测结果，以及试验性治疗反应，判定是细菌性、病毒性，还是其他病原微生物的感染，再判定有无传染性。

（3）致病因子的甄别可按下列顺序分析：首先考虑常见病、多发病，再考虑少见病、罕见病，最后考虑新出现的疾病。

从现有住院病例资料可得到如下提示：

（1）流行病学调查病例来自同一个村，发生时间集中，传染性疾病？

（2）病例临床表现相似，主要为持续性发热、头晕、乏力、血二系（白细胞和血小板）减少，多数患者发病后期出现皮疹等。

（3）临床检测多种常见病原体（流行性出血热、EB 病毒、柯萨奇病毒、巨细胞病毒）特异性抗体均阴性，血培养阴性。

初步考虑病种病毒性感染可能性大（具体病原不明）。

登革热？

伤寒、副伤寒？

其他病毒病？

问题6　根据以上资料，你认为是否有必要进行进一步的现场调查？为什么？

需要进一步现场调查。因为，初步调查核实暴发疫情存在，发病人数远多于6例，疫情可能波及该乡镇多个村，并且原因不明。

问题7　根据以上临床症状和初步调查信息，你考虑本次事件是否可以定性？如果可以，请说明理由；如果不可以，还需要收集哪些方面的信息？

根据以上信息可初步判定暴发疫情存在。但由于目前现有资料不能确定病因，因此尚需要进行深入病因调查。需收集关于病因诊断与鉴别诊断的相关信息：①本地近期伤寒、副伤寒发病情况，实验室检测及结果；②本地登革热疫情相关资料；③危险因素调查（病例生活的环境、饮水、饮食、病例可能暴露史、媒介等）。

问题8　根据以上现场调查与实验室检测结果，你认为本次病因推断是否合理？请说明理由。

本次病因推断不合理。在省、市、县三级组成的疫情防控专家以及领导们参加的会商会上，Z省疾控中心检验专家提出了本次不明原因的发热疫情是由“乙型副伤寒”引起的肠道传染病事件，N市疾控中心流行病学专家当即提出了反对意见，认为病因推断不合理。主要理由：一是乙型副伤寒是肠道传染病，但通过现场流行病学调查表明，本次事件中没有通过肠道传染病的“粪口途径”传播的可能性，因为现场调查不支持；二是乙型副伤寒在N市历史上没有报道，可能性小；三是2003年6月8日发生在N市N县的一起甲型副伤寒暴发事件中，早期对发热患者的病因调查中，实验室也检出为“乙型副伤寒”，后经血培养证实为“甲型副伤寒”，分析原因可能由省疾控中心提供的检测试剂存在问题，出现了“假阳性”的结果。

问题9　根据对N市伤寒、副伤寒疫情资料回顾，对本次不明原因发热事件的病因推断，你有什么不同的思考？请说明理由

在N市第一医院住院治疗的不明原因发热6例患者中，对其中2例进行伤寒血培养检测，结

果均为阴性；对其中 4 例进行血清肥达试验，结果也均为阴性；说明临床上不支持“伤寒、副伤寒”的诊断。

同时，在本次不明原因发热事件的病因推断中，对现有住院病例血培养结果也不支持“伤寒、副伤寒”诊断，因此，要考虑其他病因。

需要进一步实验室检测：一是扩大病例血液标本，进一步检测伤寒、副伤寒；二是采集典型病例血清进行登革热特异性抗体检测；三是采集部分正常人群血清进行血常规检测。

问题 10　根据上述检测结果，能否确定本次不明原因发热事件是登革热暴发疫情？请说明理由。

2004 年 10 月 3 日采集了在 N 市第一医院住院的 6 例患者血清，采用间接免疫荧光法进行登革热 IgG 抗体检测，结果 4 份呈阳性。登革热抗体 IgG 阳性是既往感染登革热的证据，但是本次调查由于时间和检测试剂的限制，仅能对现有检测结果进行判定。考虑 6 例住院病例中有 4 例登革热抗体 IgG 阳性，阳性率较高。同时 N 市在 1928 年有登革热流行记载，已经有 76 年没有登革热疫情报告，人群体内基本无登革热抗体存在。因此，认为多数患者体内检出的登革热抗体 IgG 阳转，是近期感染所致；另 2 例登革热抗体阴性患者，其发病时间均较晚，采样时间是发病的第 5～6 天，推测登革热抗体 IgG 尚未达到检出线可能性存在。至此，可以基本确定本次不明原因发热事件是登革热暴发疫情。

一是实验室登革热 IgG 抗体检测结果；二是登革热传播媒介的白蚊、伊蚊孳生环境广泛存在，且密度很高；三是在现场调查中，发现 C 县 X 镇 P 村同类病例较多；四是疫情发现的时期正值登革热流行季节。

问题 11　你认为此时工作重点是什么？并请制订下一步现场工作方案。

本次事件已定性为登革热暴发疫情，此时工作重点为：①全面掌握疫情特征；②全面开展快速杀灭成蚊和消除蚊媒孳生地为主的综合性防控措施，以尽快控制疫情的进一步传播。

现场工作方案主要内容：①组织领导。②加强疫情和蚊媒监测。③开展进一步流行病学调查，病例的搜索，确定传染来源、掌握流行特征和疫情波及范围。④划定疫点疫区，疫区内紧急灭蚊、消除蚊媒孳生地措施。加强疫区内蚊虫密度监测。⑤患者和接触者管理，治疗。⑥广泛开展健康教育。

问题 12　为全面掌握本次暴发疫情的流行特征，如何在 C 县范围内开展病例搜索？

（1）首先要制订“登革热监测病例”的定义：实验室诊断病例：在 C 县范围内，发热（最高温度超过 38℃），白细胞、血小板减少或出现皮疹，实验室登革病毒抗体检测阳性。登革热诊断标准 WS216-2008：患者血清中登革病毒特异性 IgM 抗体阳性；患者急性期血清、脑脊液、血细胞或组织中分离到登革病毒；患者恢复期血清特异性 IgG 抗体比急性期有 4 倍及以上增长；应用 RT-PCR 或实时荧光定量 PCR 检出登革病毒基因序列。任何一项阳性均可作为登革热确诊病例实验室依据。临床诊断病例：在 C 县范围内，发热（最高温度超过 38℃），白细胞、血小板减少或出现皮疹。疑似病例（监测病例）：9 月初以来，在 X 镇或去过 X 镇，近期出现发热的患者。

（2）开展病例搜索：按照监测病例的定义，对病例较为集中的 X 镇 3 个村进行入户调查，对符合监测病例的患者进行排查，不能排除的进行个案流行病学调查，并采集血清标本。X 镇的其他村及邻近乡镇 9 月初以来到过医疗卫生机构且符合监测病例定义的就诊者进行流行病学个案调查。按照病例分类标准对搜索到的患者进行分类。

符合临床诊断和实验室诊断标准的患者进行计数和三间分布统计，来描述本次疫情流行病学特征。

（3）首发病例调查：考虑到本次暴发疫情由输入病例引起的可能性较大，因此，在病例搜索的同时，对首发病例的调查和确认也是工作重点。

问题 13　上述情况是否和本次事件有关，你还需要哪些实验室检测，以明确诊断和鉴别诊断？

①首例病例发现：在现场调查中，发现当地有 1 例吴姓患者，2004 年 5 月 27 日赴泰国，7 月 18 日从泰国回来，在泰国逗留 51 天。7 月 22 日出现发热症状，7 月 27 日曾在 X 镇卫生院住院治

疗，8 月 3 日治愈出院，出院诊断：上呼吸道感染。泰国是登革热疫区，当地有病例存在。根据流行病学调查，查阅该吴姓患者病史记录，临床表现与现患病例相似，考虑由输入病例引起登革热疫情的可能性较大。高度怀疑吴姓患者为首例输入性登革热患者，且与本次事件高度关联。

②首例病例确认：采集吴姓患者的血液，实验室检测登革热 IgG 抗体。若结果阳性，可确认。

问题 14 流行病学调查是否完整、充分，还需要哪些信息？

需补充下列信息：一是造成本次的暴发疫情的危险因素，即本地居民生活环境特点、传播媒介白蚊伊蚊密度。二是早期病例的传播链。三是采集现症病例血液标本进行病毒培养分离，并与泰国流行株病毒序列进行比对，从实验室证实本次暴发病原体的来源。

问题 15 如何计算布雷图指数？

布雷图指数是评价一个地区伊蚊密度的指标，也就是平均每百户内有伊蚊幼虫（孑孓）孳生的容器数。“布雷图指数”在 5 以下，则属于安全范围；如果该指数高于 20，则意味着一旦有外部病例输入，就可能在该地区造成登革热的流行。

问题 16 请制订一份现场快速灭蚊技术方案。

现场快速灭蚊技术方案，内容包括：一是工作目标，要求 7 天内布雷图指数降到 5 以下。二是工作内容，包括环境治理消除孳生地，迅速发动居民翻盆倒罐，清除积水和卫生死角；快速杀灭成蚊：疫点空间喷雾、重点区域滞留喷洒；灭蚊效果评估。

问题 17 病例的传播链在暴发调查中的作用？

一是明确传染源与传播途径；二是识别密切接触者；三是制订防控策略；四是评估防控效果。

（许国章 方 挺）

第8章 示范应用

第1节 甲型H1N1流感疫情防控的示范应用

2009年3～4月，墨西哥暴发甲型H1N1流感疫情，导致过百人感染，疫情随后迅速传播到全世界。2009年4月30日凌晨，WHO把全球流感大流行警告级别提高到第5级。2009年6月11日，WHO将全球流感大流行警告级别提升至最高等级第6级。

在甲型H1N1流感流行早期的以境外输入性病例为主期间，病例职业以留学生和商贸服务人员为主；在以境内输入性病例为主期间，病例职业以大学生和从事国内商贸活动的人员为主；在以本地感染病例为主的流行期间，病例职业以中小学生为主。

一、疫情应对

（一）第一阶段：严防死守

2009年4月25日～7月10日为疫情防控的第一阶段。在此阶段，迅速启动突发公共卫生事件应急机制，由政府牵头组建甲型H1N1流感防控领导小组，强化联防联控机制。及时全面部署防控工作，积极应对，开展多部门合作，涉及21个政府职能部门。各部门、各辖区科学防控、联防联动迅速落实各项防控措施，有效强化了甲型H1N1流感防控工作。成立专家咨询组，就当前防控形势和工作进行分析研判，提出防控要求。开设了24小时咨询电话，解答居民疑虑，并宣传个人卫生防护知识。

邻近国家地区出现疫情后，迅速反应加强检疫，抑制病例输入，与机场、海关等有关部门建立紧密的协调机制。做好疫情的监测工作，以口岸进出境、宾馆、展馆、各级医疗卫生机构、人员聚集性地区（如学校、机关、企事业单位和社区团体等）为重点检测场所，对来自甲型H1N1流感重点发病地区国家航班从常态时的抽查检疫转变为全部实施登机检疫。对入境旅客进行体温监测和医学巡查，对发热病例全部进行流行病学调查。对不能排除染疫嫌疑的旅客转运至指定医院，并做好后续追踪管理工作。同时，向旅客发放就诊方便卡，提示旅客在有发热等症状时到指定医院就医。为及时发现输入性甲型H1N1流感患者，严格控制传染源，切断甲型H1N1流感通过交通工具传播，从民航（含国际航班）、铁路运输、公路运输以及港口四个方面进行交通入口的疫情防控工作。

6月11日报告第1例输入性病例，随后各项工作按照之前既定的防控策略逐步实施，信息公开发布，病例及时救治，追踪密接进行集中医学观察。机场加强留学生及归国人员健康温馨提示，要求归国后自觉居家医学观察7天，一旦有流感样病例出现，急救车接送到指定的发热门诊救治，减少传播环节等一系列措施迅速出台。

（二）第二阶段：重点预防本地传播

2009年7月11日～9月30日为疫情防控的第二阶段。在此阶段，全面落实“早发现、早报告、早诊断、早隔离、早治疗”要求，充分做好医疗救治、集中医学观察和相关人员、物资等各项应急准备。对每个疑似病例进行实验室确诊，病例诊断主要依靠临床症状和流行病学史。重症病例在医疗卫生机构隔离治疗，轻症病例采取居家隔离治疗的措施，对密切接触者采取居家医学观察的措施，以减少二代病例，严防社区传播。

加强监测报告，做好调查处理。各级医疗卫生机构严格按照《预检分诊管理办法》要求，设立发热门诊，做好门（急）诊就诊患者的预检分诊工作，要求各医院积极救治甲型H1N1流感疑似与确诊住院病例，加强对不明原因肺炎和流感样病例的症状监测，做好定点医院和转运急救中心的准备，强化专业人员相关知识的培训，做好相关物资的储备及防控工作资金保障。

坚持属地化管理、联防联控原则；坚持预防为主、防治结合原则；坚持充分准备，快速反应原则。通过全面落实以控制传染源、切断传播途径、保护易感人群为主的社区联防联控措施，切实做到社区早发现、早报告、早隔离、早转诊，以便定点医疗卫生机构早诊断、早治疗，确保社区内不发生重大疫情流行。加强宣传，做到家喻户晓；加强排查，确保医疗救治；加强隔离，强化卫生防控指导；加强协作，防止疫情反复；加强调查，配合疫情处置。各街道办事处（乡镇政府）、居委会（村委会）等基层组织要负责做好组织协调工作；落实辖区内有关部门和单位入境人员（留学生）的信息收集、汇总和上报；落实留验、集中医学观察场所；负责做好辖区内隔离医学观察对象的思想教育、生活保障和综合管理等工作。

（三）第三阶段：以监测代替检疫，关注重症，减少死亡和聚集性疫情

2009年10月1日～12月31日为疫情防控的第三阶段。在此阶段，随着本地病例的不断增加，本地出现多起学校聚集性疫情，疫情进入快速增长期，疫情防控工作也由缓扩散阶段向减危害阶段过渡的关键时期。立即调整防控策略，首先扩大流行性感冒的监测系统，加强哨点医院的流感样病例监测工作，增加流感样病例的采样数和检测等；对辖区疾控中心进行甲型H1N1流感实验室检测的培训，使各辖区疾控中心具备实验室诊断能力，使流感网络实验室扩展至县区，为掌握疫情情况，提供更好的技术支持；将甲型H1N1流感从检疫传染病调整为监测传染病，实行分类收治，重症病例及高危人群集中收治，对患有慢性基础性疾病、妊娠、肥胖等易发生重症的高危人群进行重点关注，对重症病例的转归等详情进行日报告，降低重症患者发生率和病死率，轻症病例可采取居家隔离治疗，加强随访和指导，确保治疗安全有效；关注聚集性疫情，尤其是学校等集体单位的防控，要求学校加强晨检，做好教室等场所的通风消毒工作，针对有疫情发生的班级或学校，予以采取停课、停学的防控措施。

大力推广接种甲型H1N1流感疫苗，同时根据各地每天接种进度，进行疫苗调配，最大限度地满足各地接种需要。严格把握临时接种点的设置工作，每一个临时接种点均由当地卫生行政部门批准，具备候种、接种、留观等区域，标识清楚，并张贴接种禁忌证，同时保证不少于5名业务人员，其中包括具有急救经验的临床医生，并联系急救机构设置绿色通道以防不良反应的发生。

（四）第四阶段：常态化监测与防控

疫情发展至2010年1月，发病数已较前明显减少，防控策略调整为继续维持原有流行性感冒监测哨点医院的流感样病例监测工作，将甲型H1N1流感的监测工作融入日常监测工作中去；并做好流行后期的健康教育工作，对流感疫苗的接种，流感的个人卫生防护等健康知识进行宣教，以加强群众的防病意识和能力。

（五）疫情应对经验总结

甲型H1N1流感防控工作，在疫情出现早期即明确制订了保护公众健康和生命安全，保障经济正常运行以及维护社会和谐稳定等疫情防控目标和原则，科学处置应并成功应对了此次甲型H1N1流感的疫情。

在国外发生疫情后，就先明确了外堵输入、内防扩散的防控策略，实现了防控目标，未出现疫情的集中暴发，未引发社会的恐慌，未对正常的工作、学习、生活秩序造成较大的冲击，为大型活动提供了重要的卫生安全保障，为推动某地经济社会发展创造了稳定环境。组织专家及时多次进行研判，并根据疫情的走势，适时调整防控策略，使防控工作做到了高效有序。联防联控的防控机制，使疾控、医疗救治、卫生检疫、学校等各部门都落实各自责任，提高了防控的效率，健全了辖区管理制度。充分利用电视、广播、报纸等大众传媒普及甲型H1N1流感防治知识，在医疗卫生机构和社区发放宣传折页、张贴宣传画报等，开展卫生防病培训和宣传教育活动。坚持做到疫情信息的及

时公开，做好舆论的导向，确保了人心安定和社会和谐。

二、疫情期间重大活动保障

在疫情第一阶段（2009 年 6 月 8 日～12 日），某地将召开某重大会展活动，参会人数达 10 668 名，团组 150 个，分别来自 80 多个国家和地区，为确保此重大活动的顺利举行，完成“力争活动期间不发生甲型 H1N1 流感本土病例，确保不出现疫情扩散”的目标，有关部门积极行动、周密部署、提前谋划，详细制订了“9+1”的防控甲型 H1N1 流感工作总体方案、疫情监测工作方案、交通入口防控工作方案、会展中心防控工作方案、社区防控工作方案、医疗救治工作方案、现场应急处置工作方案、新闻发布工作方案以及信息报送工作方案等，并由政府发文，为有关部门做好会展活动情况的疫情防控工作提供了非常好的指引，确保了重大活动和疫情防控双赢的目标。

（一）总体方案

目前，甲型 H1N1 流感疫情防控形势十分严峻。为保证会展活动的顺利召开，有效预防和控制甲型 H1N1 流感的输入和传播，特制订本工作总体方案。

1. 指导思想 以科学发展观为指导，坚持“预防为主、堵外防内”的防控策略，在政府的统一领导下，完善部门联防联控机制，按照分层分级分区域管理的原则，积极应对，科学处置，全力以赴做好甲型 H1N1 流感防控工作，确保会展活动的顺利举办，最大限度地减少疫情对公众健康和社会造成的危害，维护社会和谐稳定。

2. 工作目标 力争会展活动期间不发生甲型 H1N1 流感本土病例，确保不出现疫情扩散。

3. 组织体系

（1）领导机构：成立会展活动防控甲型 H1N1 流感工作领导小组，负责统一指挥协调会展活动期间的甲型 H1N1 流感防控工作。组长由副长担任，副组长由政府副秘书长、外经贸局、卫生健康局局长担任。成员单位由宣传部、卫生健康局、商贸局、外办、公安局、财政局、交通运输局、机场、民航空管站、铁路、边检、口岸打私办、海关、食品药品监督管理局、旅游局、文化广电新闻出版局、国台办、国侨办等部门和各辖区政府组成。

（2）成员单位职责

1）宣传部：坚持正确舆论导向，遵循科学适度的原则，负责协调做好会展活动期间甲型 H1N1 流感疫情防控工作情况的新闻报道工作和防控知识宣传，组织召开活动期间的新闻发布会。协助加强网络舆论监管和引导。协调各级媒体，主要是本级媒体，开展病例相关人员全面排查的信息发布。

2）卫生健康局：组织制订会展活动期间疫情的预防控制、医疗救治等实施方案及技术规范；组织实施应急医疗救治工作和各项预防控制措施；负责疫情的监测、预警和报告，及时发布疫情信息；根据防控工作需要，提出预防控制对策和应急处置措施；积极指导有关部门做好活动期间的卫生保障工作。根据疫情变化，启用政府指定的留验宾馆。

3）商贸局：负责组织做好参会人员的信息收集和登记工作，摸清和掌握参会客商的来源和活动动向，防止疫情在活动期间出现输入性传播扩散；负责协调做好会议活动场所必要的防护用品及器材等的购置工作；负责组织疫情发生期间生活必需品的市场供应，维护市场秩序。

4）外办：负责做好疫情应急处理的涉外事务，协助有关部门做好涉外人员医学观察等现场处置，做好向有关国际组织及有关国家驻华机构的信息通报。

5）公安局：密切注视会展活动期间与疫情有关的社会动态，依法、及时、妥善地处置有关的突发事件，维护社会稳定。协助卫生行政部门依法落实强制隔离措施，负责落实宾馆饭店涉外人员的信息查询和协同对密切接触者的追踪。

6）财政局：根据预防控制工作的需要，制定经费保障方案及相关政策，保证应急处理的药械、医疗救治、疫情处置所需经费；保证疫情应急处置所需的工作经费。

7）交通运输局、机场、民航空管站、铁路：加强对乘坐交通工具人员的检疫、查验工作，防止甲型 H1N1 流感通过交通运输环节传播。确保应急处置人员以及防治药品、器械等急用物资的运送及人员疏散。

8）口岸打私办：组织协调口岸各单位落实相应的疫情防控应急措施，做好相关信息的收集、分析、汇总和上报工作。

9）海关、边检：组织做好出入境卫生检疫工作，采取有效控制措施，防止甲型 H1N1 流感通过口岸的传入。负责对出入境运输工具、货物、物品的监管、查验和消毒等工作。

10）食品药品监督管理局：负责对疫情应急处置药品、医疗器械生产和流通等质量安全的监管，协助有关部门做好药品、医疗器械生产和储备信息的管理。

11）旅游局：负责落实星级饭店的疫情防控管理，组织旅游行业疫情的预防和应急处理工作；组织做好对旅游团队及人员的宣传教育、登记、观察工作，防止疫情在海内外旅游团队中发生跨地区传播扩散。根据疫情趋势和相关信息，提出旅游建议。

12）文化广电新闻出版局：负责组织实施各类文化娱乐场所内的疫情预防控制措施，根据防控工作需要，必要时采取暂停文化娱乐场所的经营活动等措施。

13）国台办、国侨办：负责收集海外华人、华侨和留学生信息，开展海外留学生及家长的健康教育，配合卫生部门做好留学归国人员的追踪、医学观察工作。

14）各辖区政府：按照属地管理原则，负责统一指挥协调各有关部门利用社区卫生服务网络做好会展活动期间辖区内甲型 H1N1 流感防控工作。当地外经贸、旅游和卫生行政部门要重点掌握重点宾馆客商情况，报当地卫生行政部门。

（3）办事机构：领导小组下设办公室，负责会展活动甲型 H1N1 流感防控的具体事务工作。在会展活动期间抽调工作人员实行集体办公，并设客商信息综合组、防疫医疗处置组和新闻宣传发布组 3 个工作组。各工作组职责如下：

1）客商信息综合组：负责会展活动期间甲型 H1N1 流感防控综合协调工作。负责与领导小组成员单位的沟通联系；收集、审核、报送参会相关人员的信息；完成领导小组交办的其他临时性工作。

2）防疫医疗处置组：负责会展活动期间甲型 H1N1 流感的预防控制工作和患者的医疗救治工作。组织制订和实施会展活动甲型 H1N1 流感预防控制技术和诊疗工作方案；收集、汇总、分析、报告甲型 H1N1 流感疫情和医疗救治动态，组织开展流行病学调查，提出完善疫情防控策略、措施建议。负责会展活动涉及的外事工作，做好来自疫病流行国家和地区人员的信息登记和检验检疫等工作，负责落实防控工作的所需物资；组织开展防控工作督导检查。

3）新闻宣传发布组：负责协调做好会展活动期间甲型 H1N1 流感疫情防控工作宣传报道工作，组织召开活动期间特别是现场处置的新闻发布会。协调各级媒体开展疑似、确诊病例相关人员全面排查的信息发布。

4. 工作任务

（1）建立参会客商信息的采集报送机制：建立起由多渠道覆盖的信息采集报送网络，理顺信息采集、汇总、分析、反馈机制，畅通信息报送渠道，摸清和掌握参会客商，尤其是外籍客商的人口学特征、行程、食宿、健康状况等动态信息。

（2）强化疫情监测报告工作：加强对国内外疫情信息的收集，掌握疫情的最新动态。在原有全流感哨点监测网络的基础上，将监测网点延伸至宾馆、展馆等重点场所。各级医疗卫生机构加强预检分诊、规范开设发热门诊，加强季节性流感、异常流感样病例和不明原因肺炎的监测、排查、报告和处置工作，增强监测系统的灵敏性。

（3）严格交通检验检疫工作：在机场、港口、铁路、公路等交通入口加强对来自疫情流行国家和地区入境人员、货物和交通工具的检疫查验和消毒处理工作，进一步细化交通环节联防联控的工作程序，严防疫情通过口岸和交通道口传入我国。

（4）抓好宾馆的疫情防控工作：在全国各大宾馆入口设置红外线体温检测仪，设立临时医疗点，切实做好入住人员的信息登记和健康服务工作，完善宾馆防控工作的组织领导、应急处置预案和工作方案。加强宾馆的通风换气、卫生清洁消毒工作，强化员工的卫生防病知识培训和入住宾客的健康温馨提示。

（5）落实展馆各项防控措施：在展馆入口处设置红外线体温检测仪，馆内临时医疗点和洗手点的设置工作；建立入馆人员体温检测工作制度；落实馆内参会人员健康状况的巡查和健康教育工作；加强展馆通风换气，做好展馆内外环境的清洁消毒工作。

（6）夯实社区防控的基层基础：按照属地化管理的原则，充分调动基层社区资源，加强排摸，多渠道收集社区外籍和归国人员信息，按照分类管理的原则，做好追踪随访、居家医学观察以及健康监测工作。加强社区居民健康教育，引导社区居民积极配合和参与疾病防控工作，形成群防群控的工作局面。

（7）加强应急准备工作：在现有储备的基础上，根据疫情防控的需要，按照填平补齐的原则，进一步充实个人防护用品、实验室检测试剂、消杀药械、医疗设施设备、药品等应急物资储备。落实涉外定点医疗卫生机构、集中医学观察场所和留验点；开展应急演练，完善突发疫情应急处置方案；加强应急值班制度、应急机动队和应急车辆24小时待命值守制度，确保快速有效应对随时可能发生的疫情。

（8）大力开展应急宣传：加强社会舆情监测，通过对社会公众心理变化及关键信息的分析及时调整策略，有针对性地开展健康教育。开通中英文热线咨询电话为公众解疑释惑。制订完善应急新闻宣传工作方案，一旦发生疫情，按照及时、公开、透明的原则，依据《中华人民共和国传染病防治法》和《政府信息公开条例》的有关规定和程序，及时组织召开新闻发布会，向社会通报疫情及防控工作情况，正确引导社会舆论，避免公众产生恐慌情绪，维护社会和谐稳定。

5. 工作要求

（1）高度重视，加强领导：当前和今后一段时期内，国内外甲型H1N1流感疫情发展趋势还存在着诸多的不确定性，因此，必须高度重视，从最坏的可能性考虑，做最充分的准备，争取最好的结果。

会展活动即将举办，届时将有大量的外籍宾客流入我国，发生输入性病例的风险较大。各级政府和有关部门、单位领导必须牢固树立大局意识、政治意识和责任意识，深刻认识做好甲型H1N1流感防控工作的重要性与特殊意义，保持高度警惕，采取强有力的措施，把各项目标任务落到实处。切实保障人民群众健康和生命安全，保障社会生产生活正常进行。

（2）联防联控，密切协作：有关部门、单位要在政府的统一领导下，进一步完善部门联防联控机制，明确各自的职责，加强沟通联系，密切配合，认真落实各项防控措施，确保联防联控工作机制协调、顺畅、有效运行。各辖区政府要切实负起属地各项管理职责，建立工作领导小组，明确职责分工。坚持“密切跟踪、积极应对、联防联控、依法科学处置”的原则，组织好防控甲型H1N1流感疫情工作。

（3）严格督查，确保落实：对于本方案涉及的各项工作任务，要明确职责分工，任务到人，职责到位，管理到位，严格落实责任制。县两级政府要会同有关部门负责督促检查，健全工作机制，对督查中发现的问题，要责令立即整改，确保各项措施落实到位。严格责任追究制度，对因工作不负责任，措施不力，造成严重后果的单位和个人，要依法严肃追究责任。

（二）疫情监测方案

为了保障会展活动的顺利举行，做好甲型H1N1流感防控工作，做到早期发现、报告和诊断甲型H1N1流感病例，根据《中华人民共和国传染病防治法》、卫生部《甲型H1N1流感病例密切接触者判定与管理方案（试行）》，特制订本疫情监测方案。

1. 监测目的　掌握会展活动期间本市甲型H1N1流感疫情动态，及时发现、诊断和报告甲型H1N1流感病例和聚集性疫情，以便及时采取控制措施，有效防范疫情扩散。

2. 监测对象 所有参会人员及工作人员。根据疫情需要可适当扩大监测范围。

3. 监测病例定义

（1）甲型H1N1流感可疑排查病例：发病前7天内与甲型H1N1流感疑似或确诊病例可能有过接触；或发病前7天内曾到过甲型H1N1流感流行的国家或地区，出现发热（腋下体温≥37.5℃）、流感样症状或出现咳嗽、咽痛、流涕等流感样症状者。

（2）甲型H1N1流感疑似病例：符合下列情况之一即可诊断为疑似病例。①发病前7天内与甲型H1N1流感疑似或确诊病例有密切接触（在无有效防护的条件下照顾患者，与患者共同居住、暴露于同一环境，或直接接触患者的气道分泌物或体液），出现流感样临床表现。②发病前7天内曾到过甲型H1N1流感流行（出现病毒的持续人间传播和基于社区水平的流行和暴发）的国家或地区，出现流感样临床表现。③出现流感样临床表现，甲型流感病毒检测阳性，但进一步检测排除既往已存在的亚型。

（3）甲型H1N1流感确诊病例：出现流感样临床表现，同时有以下一种或几种实验室检测结果。①甲型H1N1流感病毒核酸检测阳性（可采用实时RT-PCR和RT-PCR）。②分离到甲型H1N1流感病毒。③血清甲型H1N1流感病毒的特异性中和抗体水平呈4倍及以上升高。

以上病例具体名单由防疫医疗处置组确定并发布。

4. 重点监测场所与内容

（1）口岸出入境监测：会展活动期间，海关对机场入境的参会人员进行监测，进行登记并核实信息，于每天16时前将登记的信息传真报告疾控中心。

如果在入境检疫时发现有发热（腋下体温≥37.5℃，下同）或急性呼吸道症状者，要立即通知卫生健康局将其送往定点医院进行隔离诊治。对同一交通工具的其余人员，海关要进行登记，将信息报告防疫医疗处置组，并将飞机前后3排乘客移送到指定的留验点实施医学观察，留验期限视患者的诊断结果等具体情况而定。

（2）宾馆监测：会展活动期间，宾馆负责对入住本宾馆的所有外籍参会人员的管理工作，宾馆医务室做好外籍参会人员的健康登记工作（每日需测量体温2次，询问是否出现咳嗽或咽痛等症状），每天于16时以传真形式将汇总的健康登记表报告旅游局，同时抄告辖区疾控中心。旅游局要加强对宾馆健康登记工作的监督管理。

在外宾参会期间，参会的外宾如果出现发热、咳嗽等异常情况，立即报告辖区疾控中心。

（3）展馆监测：所有展馆负责会展期间展馆入馆人员的体温和展馆的消毒工作，并设立临时医疗点。在展馆各入口处设立红外线体温探测仪，对每位入馆人员进行体温检测，对发热患者及时排查，凡腋下体温≥37.5℃的人员限制入馆，经初步核实后交疾控中心驻会展中心现场处置应急机动队排查处置。

（4）医疗卫生机构监测：各级医疗卫生机构严格设立预检分诊和发热门诊，按照规范处置流程进行监测。在参展期及展会结束后一周内对所有外宾和参与“会展活动”服务、接待工作的人员就诊期间发现符合监测病例定义的人员进行立即留置、由院内专家组进行排查，不能排除“甲型H1N1流感疑似病例”的诊断，报辖区卫生健康局和疾控中心。

（5）接待单位监测：直接负责外宾接待的各有关单位，应向组委会报告接待外宾的有关国别、接待安排及健康状况。在接待过程中和外宾返回后一周内若发现接待的外宾或我方接待服务工作人员中出现发热或流感样症状病例，应立即留置，并向辖区疾控中心报告并协同进行疫情排查处置。

（6）聚集性疫情监测：各级医疗卫生机构和“会展活动”活动涉及区域范围的学校、机关、企事业单位和社区团体，凡发现在一周内，在一个单位或一个社区发现不明原因聚集性的发热病例或急性呼吸道症状病例，涉及单位和相关人员应立即向辖区疾控中心报告，并协同进行疫情排查处置。其中涉及与本次会议涉外人员的流行病学关联的疫情，在排查的同时，应迅速采取控制措施。

（三）交通入口防控工作方案

为及时发现输入性甲型 H1N1 流感患者，严格控制传染源，切断甲型 H1N1 流感通过交通工具传播，特制订交通入口防控工作方案。

1. 民航（含国际航班）

（1）凡进港旅客（含机组人员）以航班为单位，在海关检测未完成之前，应统一在机场指定地点等候。海关发现来自疫区的有发热或急性呼吸道症状者，进行医学排查后向卫生健康局报告，由卫生行政部门送定点医院进行隔离诊治。同机的前后 3 排旅客移送临时留验点留验。海关对同机其余人员发放健康建议，将登记信息报卫生健康局，并对该飞机实施卫生处理。

（2）在发热（或呼吸道症状）患者的实验室检测结果未明确前，需留验对象在机场实施临时留验，临时留验点由机场落实。机场和海关负责临时留验点的管理和协调，调配专门人员，为临时留验旅客提供基本的休息设施和餐饮等服务。公安局机场分局协助留验管理。

（3）如实验室检测结果不能排除甲型 H1N1 流感的，由卫生健康局通知机场将留验对象转送至留验宾馆。留验宾馆接到卫生健康局通知后，做好接收的各项准备。

2. 铁路运输

（1）列车乘务员如在列车上发现来自疫区有发热、咳嗽、咽痛等流感样症状的患者，在交通工具行进过程中，应迅速将患者转移到车厢后部，与其他乘客保持 3 排座椅的距离，厢内所有人员立即戴上医用防护口罩，并详细登记乘客个人信息和联系方式，并电告前方到达站。列车到达车站后，车站事件处理责任人应组织工作人员将患者引入车站留验室，患者原所在车厢甩挂停靠在指定地点，所有乘客暂留车厢内。

（2）司乘人员要立即报告铁路主管部门，并由铁路主管部门及时将有关信息报告卫生健康局。由卫生健康局负责通知急救中心和疾控中心，由急救专用救护车将患者送传染病医院诊治。

（3）火车站事件处理责任人根据诊断结论，如排除甲型 H1N1 流感疑似患者的，立即放行暂留乘客（由火车站负责运送至原目的地）；不能排除甲型 H1N1 流感疑似患者的，患者留医院隔离治疗，同车厢所有乘客由火车站负责将其送往留验站进行医学观察，直至情况解除，如不能解除，则需医学观察 7 天。

（4）由辖区疾控中心负责指导车站进行疫点的消毒和流行病学调查。

3. 公路运输

（1）各长途公共客车司机发现来自疫区乘客中有发热、咳嗽、咽痛等流感样症状的患者，立即报告辖区交通部门有关负责人，由交通管理部门向辖区卫生行政部门报告，卫生行政部门负责通知急救分中心和疾控中心，由急救专用救护车将患者送当地定点医院诊治。同车其余乘客就地暂时留置，并立即戴上医用防护口罩，并由乘务人员详细登记乘客个人信息和联系方式。

（2）运输车辆事件处理责任人根据卫生行政部门诊断结论，如排除甲型 H1N1 流感疑似患者的，立即放行同车暂留乘客；不能排除甲型 H1N1 流感疑似患者的，患者留医院隔离治疗，同车其他乘客由交通管理部门负责将其送往辖区留验站留置观察，直至情况解除，如不能解除，则需留置观察 7 天。

（3）由辖区疾控中心指导车辆消毒和进行流行病学调查。

4. 港口

由海关负责对来自疫区的客（货）运船只进行检查，对船员实施健康申报和排查。凡发现有发热、咳嗽、咽痛等流感样症状的患者，立即向所在地卫生行政部门报告，由卫生行政部门通知急救中心和疾控中心，由急救专用救护车送就近定点医院诊治，同船舱其他人员暂时留船等候，并立即戴上医用防护口罩，并由乘务人员详细登记乘客个人信息和联系方式。如排除甲型 H1N1 流感疑似患者，则放行同船人员；不能排除疑似患者，则患者留接诊医院隔离治疗，其余船员留船观察至情况解除，如不能解除的，则需留船观察 7 天。消毒工作由海关负责，疾控中心负责流行病学调查并将处理结果报上级疾控中心。

（四）宾馆防控工作方案

为有效防范和应对会展活动期间可能出现的甲型H1N1流感疫情，保障会展活动的顺利进行，减少对公众健康和社会造成的危害，特制订如下工作方案。

1. 宾馆成立会展活动期间甲型H1N1流感防控工作领导小组，明确负责人和联系人（报旅游局），全面负责落实各项保障措施。制订防控甲型H1N1流感应急预案，并根据预案的要求进行演练，以提高实际应对能力。

2. 重点宾馆在入口处设立红外探测仪（由宾馆负责解决），宾馆派专人负责做好红外探测仪的监控工作，辖区社区卫生服务中心派人对其指导。宾馆工作人员发现温度异常人员将其确认后配发外科口罩，并将其转至宾馆内临时留置点，填写信息报告表，立即报告辖区疾控中心。尤其要加强对来自重点疫情国家人员的防控。

3. 在宾馆总台对外籍人员做好外籍人员填写酒店入住人员健康登记表，并发放健康告知书。各相关宾馆要将健康告知书以告示牌形式置于宾馆醒目位置。

4. 宾馆负责入住的外籍参会人员健康信息掌握（每天2次体温状况和有无咳嗽、咽痛等流感样症状），于16时之前汇总后，报旅游局和辖区疾控中心，旅游局整理汇总后报会展活动组委会。

5. 若外宾参会期间，参会的外宾如果出现异常情况（腋下体温≥37.5℃且出现咳嗽或咽痛之一者），应立即向辖区疾控中心报告，同时将其留置在房间内或临时留置点。宾馆配合卫生等有关部门做好病例转运、疫点消毒、密切接触者的追踪和管理等工作。

6. 宾馆设置应急场所和储备必要的应急物资。确定医务室和2间及以上临时留置点的场地。包括红外探测仪、手持体温计、水银温度计、外科口罩、手消毒液等应急物资。在每个房间放置2支水银体温计、酒精消毒棉和体温记录表。

7. 加强对员工的培训，告知甲型H1N1流感防控知识和应急处置预案，在服务礼仪中体现防控（保持一米八以上的有效距离）。加强房间和会场的开窗通风。

8. 做好论坛、会议相关签到资料信息的保留，保留7天。

（五）会展中心防控工作方案

为有效防范和应对会展活动期间可能出现的甲型H1N1流感疫情，保障会展活动的顺利进行，减少对公众健康和社会造成的危害，特制订如下工作方案。

1. 会展中心成立会展活动期间甲型H1N1流感防控工作领导小组，全面负责落实各项保障措施，并落实专人负责每个分展馆的防控工作。制订防控甲型H1N1流感应急预案，并根据预案的要求进行演练，以提高实际应对能力。

2. 在会展中心的每个入口处设立红外探测仪（由组委会负责解决），会展中心落实每入口处4名专人（至少1人懂英语）负责做好红外探测仪的监控工作，卫生健康局落实每入口处2名专人负责指导和排查工作，对体温异常人员经确认后将其转至临时留置点，填写信息报告表，并立即报告疾控中心驻会展中心应急机动大队。

3. 在会场期间，境外参会人员若出现发热、咳嗽、咽痛等不适症状时，由陪同人员或工作人员将其送至临时留置点。会展中心配合卫生行政等有关部门做好现场流行病学调查、疫点消毒、密切接触者的追踪和管理等工作。

4. 疾控中心应急机动大队进驻会展中心待命，急救中心派出急救车待命。

5. 会展中心设置应急场所和储备必要的应急物资。设立临时医务室、临时留置点和手消毒设施，在入口处设置温馨提示。包括红外探测仪、手持体温计、水银温度计、外科口罩、手消毒液等应急物资。

6. 会展中心要组织全体工作人员和志愿者的培训，告知甲型H1N1流感防控知识和应急处置要求，出现流感样症状要及时报告临时医务室，在服务礼仪中体现防控（保持一米八以上的有效距离），保持会场通风与环境卫生良好。

7. 会展期间，每天开馆前 2 小时开空调，闭馆前延迟 1 小时关空调。

8. 会展中心要协助做好论坛、会议相关签到资料信息的保留，保留 7 天。

（六）社区防控工作方案

为有效预防控制甲型 H1N1 流感疫情，确保社会稳定和经济发展，维护广大群众身体健康和生命安全，根据会展活动甲型 H1N1 流感防控工作总体方案要求，特制订本工作方案。

1. 工作目标 社区防控要坚持属地化管理、联防联控原则；坚持预防为主、防治结合原则；坚持充分准备，快速反应原则。通过全面落实以控制传染源、切断传播途径、保护易感人群为主的社区联防联控措施，切实做到社区早发现、早报告、早隔离、早转诊，以便定点医疗卫生机构早诊断、早治疗，确保社区内不发生重大疫情流行。

2. 工作措施

（1）加强宣传，做到家喻户晓：社区责任医生、公共卫生管理员、联络员在当地政府的领导下，作为辖区内甲型 H1N1 流感卫生防控工作责任人，划片分区，责任到人，深入社区家庭，对辖区居民的社区卫生防控实行网格化管理。根据不同的预警级别，通过开设健康教育课、设置健康教育宣传栏、分发健康教育资料等多种形式的健康宣教工作，增强居民的自我防范和保护意识，引导社区居民积极参与社区防控工作。

（2）加强排查，确保医疗救治：社区责任医生、公共卫生管理员、联络员要及时掌握辖区内有关部门和单位入境人员（留学生）的健康状况和每日活动信息，实施属地化卫生防控排查；对流动人口集聚点、托幼机构、学校、建设工地等重点场所，要加强卫生防控排查和监测，及时掌握社区内居民健康状况。各社区卫生服务中心（含乡镇卫生院，下同）要在机构内部设立预检分诊点，有条件的中心可设立与普通患者相隔离的发热或呼吸道感染门诊，对发热患者要严格按照预检分诊流程进行诊疗排查。一旦发现就诊患者或社区居民中有甲型 H1N1 流感样症状患者，应立即报告当地疾控机构和同级卫生行政部门，并严格按照属地管理、分级负责原则，对医学观察者实行 7 天的医疗卫生机构或居家隔离，发现疑似、临床诊断和确诊病例，按防控要求立即转入定点医院进行救治。未经许可的社区卫生服务机构、村卫生室（个体诊所和门诊部）不得截留诊疗有发热、流感样症状且诊断不明确的患者，确保患者得到及时诊断和有效救治。

（3）加强隔离，强化卫生防控指导：社区责任医生、公共卫生管理员、联络员要定期对责任区内需要居家隔离进行医学观察的社区居民进行随访，随时观察健康状况变化，做好随访记录。做好随身携带物品的消毒处置工作，防止交叉感染。做好个人卫生及家庭预防指导，避免人与畜、禽混居，全面消杀蚊蝇等病媒生物，搞好环境卫生。

（4）加强协作，防止疫情反复：建立社区卫生服务机构与定点医疗卫生机构的甲型 H1N1 流感疫情防控协作机制。疾病排除或患者病愈出院后，定点医疗卫生机构应主动将信息反馈至所在地的县级疾控中心，再由县级疾控中心反馈至辖区社区卫生服务中心，社区责任医生、公共卫生管理员、联络员要根据掌握的信息，负责跟踪服务，实行定期访视制度，做好访视记录，防止患者病情出现反复或引发其他疾病。

（5）加强调查，配合疫情处置：一旦发生甲型 H1N1 流感疑似病例或疫情流行，各社区卫生服务中心要在当地政府的统一领导下，在上级疾控中心的统一指导下，全面开展社区疫情联防联控工作。社区责任医生、公共卫生管理员、联络员要在上级专业人员指导下，协助开展责任区内流行病学调查、密切接触者排查、疫点消杀及传染源管理等工作。

3. 工作职责 各街道办事处（乡镇政府）、居委会（村委会）等基层组织要负责做好组织协调工作；落实辖区内有关部门和单位入境人员（留学生）的信息收集、汇总和上报；落实留验、集中医学观察场所；负责做好辖区内隔离医学观察对象的思想教育、生活保障和综合管理等工作。

卫生行政部门要在当地政府的统一领导下，督导各社区卫生服务中心开展社区卫生防控工作。各社区卫生服务中心要认真组织社区责任医生、公共卫生管理员、联络员落实责任区内留验、集中医学观察者的健康管理监测，要强化其责任意识，积极主动开展社区卫生防控工作

4. 工作要求

（1）高度重视社区联防联控工作：各街道办事处（乡镇政府）、居委会（村委会）和卫生行政等有关部门一定要按照中央和省市的统一部署，加强领导，牢固树立政治意识、大局意识和责任意识，实而又实、细而又细、高度警惕，毫不松懈地做好社区联防联控工作。

（2）全面开展社区联防联控知识培训工作：各街道办事处（乡镇政府）、居委会（村委会）和卫生行政部门、社区卫生服务机构要组织相关人员开展有关传染病法律法规的学习，甲型 H1N1 流感防治方案的培训，提高对甲型 H1N1 流感的认知能力，切实提高社区卫生防控能力。

（3）不断完善社区联防联控工作机制：各街道办事处（乡镇政府）、居委会（村委会）和卫生行政部门、社区卫生服务机构、社区卫生工作人员要以对人民群众生命健康高度负责的态度，切实履行好各自职责，本着积极应对、联防联控、科学处置的工作原则，不断完善社区联防联控工作机制，确保社区联防联控工作信息畅通、工作有序、密切协作，共同落实各项防控措施，有效遏制甲型 H1N1 流感在社区的发生、蔓延和暴发。

（七）医疗救治工作方案

为有效应对会展活动期间我市可能发生的甲型 H1N1 流感疫情，根据国家和省防控工作要求和《关于加强甲型 H1N1 流感医疗救治工作的通知》精神，制订以下医疗救治工作方案。

1. 工作目标 通过加强甲型 H1N1 流感医疗救治准备工作，做到早发现、早诊断、早报告、早隔离、早治疗，着力提高会展活动期间可能出现的甲型 H1N1 流感病例诊疗水平，确保不出现死亡病例。

2. 工作措施

（1）成立医疗救治工作组和专家组：要成立医疗救治工作组和专家组，同时要做好会展活动期间的医疗救治工作方案。医疗救治工作组的主要职责是在甲型 H1N1 流感防控领导小组的统一领导下，具体负责会展活动期间可能出现的甲型 H1N1 流感疑似和确诊病例医疗救治以及境外客商日常就诊工作的组织协调和实施。医疗救治专家组主要职责是负责可能出现的甲型 H1N1 流感疑似和确诊病例的医疗救治工作，并及时提供技术指导和参与重症病例的抢救。

（2）确定定点医院和指定医院：①重症患者原则上在相关定点医院治疗和抢救，出现严重并发症的危重抢救病例，由医疗救治专家组指导救治，必要时请上级专家组前来会诊，确需转诊的，应经医疗救治工作组同意后，安排负压车或专用救护车辆进行转送上级定点医院。②各定点医院成立医疗救治专家组，负责可能出现的甲型 H1N1 流感患者医疗救治工作的技术指导和重症患者的抢救。开辟专门医疗区域，预留足够床位，储备有效的抗病毒药品（包括有关中药饮片和中成药）和器械，做好相关救治准备。③要确定境外客商就诊指定医院，负责会展活动期间境外客商出现各种疾病治疗工作和可疑发热患者的快速接诊和临床排查工作，上述有关医院要落实专门人员，做好医疗救治工作。

（3）严格规范应急反应和诊疗程序：①各级各类医疗卫生机构特别是境外客商就诊医院严格实行首诊负责制。在诊疗服务过程中，对不明原因的发热患者询问流行病学史。发现甲型 H1N1 流感样症状患者（境外客商）应立即报告当地疾控中心和同级卫生行政部门。②发现疑似病例（含在医学观察期间，出现急性发热或呼吸道症状的密切接触者）的，应立即报告当地疾控中心和同级卫生行政部门。并严格按照分级负责、属地管理的原则确定转运方案，由卫生行政部门通知急救机构派遣专用救护车辆或负压救护车将患者转运至确定的定点医院，根据《甲型 H1N1 流感诊疗方案（2009 年第三版）》，结合患者流行病学史、临床表现和实验室检测结果，组织专家尽快明确诊断，并及时规范、科学严谨地进行治疗。③有关医院接到外商其他紧急救治任务后，应立即启动绿色通

道，确定责任医生和责任护士，做好救治工作。对可疑发热患者要注意鉴别其他发热性疾病，尽可能明确诊断。④各级医疗卫生机构要进一步规范预检分诊和发热门诊，详细填写发热患者门诊日志登记表，要求对外宾正确到下榻宾馆，本地人员正确到单位或街道（乡镇）、村。同时，要登记联系电话。

3. 工作要求

（1）进一步强化人员培训：各医疗卫生机构要再次开展诊疗方案等方面的全员培训，进一步提高医务人员及早发现甲型 H1N1 流感的意识和诊疗能力。对有关医务人员有针对性地开展规范采样和正确使用呼吸机等相关医疗设备的强化培训，切实提高医疗救治能力。

（2）进一步强化院内感染控制：各级各类医疗机构要进一步加强院内感染控制工作，按《甲型 H1N1 流感医院感染控制技术指南（试行）》要求，增加手卫生设施的配置，强化消毒隔离，规范污物处理，杜绝院内感染，防止院内疫情扩散。重点科室（发热门诊、留观室、感染病区等）接触发热患者的医务人员要每天测体温，加强自身防护，有症状者要及时向医院防保科报告。同时，对发热或呼吸道症状患者及其陪同人员要提供并规劝佩戴口罩，防止患者之间、医患之间的交叉感染。

（3）进一步统筹医疗资源配置：卫生行政部门对医疗救治力量进行统一调配，各级医疗卫生机构必须服从安排。各地各单位要按照传染病防治的要求，配齐专用诊疗设备和急救药品、器材以及医护人员防护用品，并根据疫情变化及救治实际需要，调整充实医疗救治技术力量。

（八）现场应急处置工作方案

为了有效应对会展活动期间可能发生的输入性甲型 H1N1 流感疫情，及时、有效地采取各项防控措施，做到早发现、早报告、早隔离、早治疗，控制疫情的传播、蔓延，保障会展活动的顺利进行，依据《中华人民共和国传染病防治法》《甲型 H1N1 流感诊疗方案（2009 年第三版）》等相关要求，特制订本技术方案。

1. 疫情报告与判定

（1）疫情报告：各宾馆、会展中心、医疗卫生机构等相关机构和个人发现甲型 H1N1 可疑排查病例、密切接触者等相关信息，均向辖区或疾控中心 24 小时应急值班电话报告，并将可疑排查病例等相关人员留置在临时留置点、临时医务室等相对独立的场所。辖区疾控中心立即对报告信息进行核实，若无法排除疑似病例相关信息，派出现场应急处置机动队进行相关现场处置工作，同时报告大会医疗防疫组。

（2）疫情判定：①Ⅳ级疫情防控：会展活动参会人员和工作人员等相关人员中出现的甲型 H1N1 病例密切接触者。②Ⅲ级疫情防控：会展活动参会人员和工作人员等相关人员中出现甲型 H1N1 可疑排查病例的报告。③Ⅱ级疫情防控：在会展活动参会人员和工作人员等相关人员中，出现疑似病例或确诊病例。④Ⅰ级疫情防控：在会展活动参会人员和工作人员等相关人员中，出现多个甲型 H1N1 流感病例或多起疫情；甚至在会展活动所在区域出现流行病学互不关联的局部暴发或流行。

2. 疫情的应急响应

（1）Ⅳ级疫情防控的应急响应：参会人员和工作人员等相关人员中出现甲型 H1N1 病例密切接触者时，当地卫生行政部门立即派出专业人员对有关信息进行核实和流行病学调查后，将有关情况报告组委会客商信息综合组，由其负责查找和转送密切接触者至集中留验点进行隔离医学观察，同时调查前一天与其有过密切接触的相关人员名单，实施必要的健康管理措施，集中留验点每天按要求上报留观对象的健康状况，新闻宣传发布组负责做好密切接触者协查管理的信息发布工作。

（2）Ⅲ级疫情防控的应急响应：在接到可疑排查病例的报告后，当地卫生行政部门立即派现场应急处置机动队赶赴现场开展现场流行病学调查、实验室标本采集和疫点消杀等工作。开展疫情主动搜索，对其中宾馆、场馆等非医疗卫生机构发现的可疑排查病例，由防疫医疗处置组派专车送至定点医院进行隔离诊治，由市级专家组进行会诊，并开展实验室检测工作。与其密切接触的人员由组委会客商信息综合组负责协调落实就地留验观察，观察的时限视患者的诊断结果而定。新闻宣传发布组及时发布患者排查结果以及防控工作的动态信息。

（3）Ⅱ级疫情防控的应急响应：在会展活动期间出现甲型H1N1流感疑似或确诊病例时，卫生行政部门做好患者的隔离救治工作；立即报告组委会客商信息综合组，由其负责查找和转送密切接触者至集中留验点进行隔离医学观察。组委会会同当地政府做好隔离人员的生活保障和维稳工作。卫生行政部门指导病例所在的宾馆、展馆和可能污染的场所做好疫点消毒工作。对疫情影响范围的公众开展健康教育和心理疏导工作，避免恐慌。按照《中华人民共和国传染病防治法》和《政府信息公开条例》的有关规定和程序，组委会及时组织召开新闻发布会，向社会通报疫情及防控工作情况。

（4）Ⅰ级疫情防控的应急响应：若出现的聚集性疫情，在Ⅱ级防控应急响应的基础上增加以下措施：

根据疫情波及范围及严重程度，由专家咨询委员会进行危害程度评估，经组委会报省委、省政府批准，依法实施疫区封锁、交通检疫、停产、停业、停课和停止大型经贸旅游活动等紧急措施。每日收集、掌握和报送疫情动态信息，由省卫生厅向社会发布疫情通报，组委会新闻宣传发布组及时组织召开新闻发布会，正确引导社会舆论。加强舆情监测，及时了解民情舆情，依法、及时、妥善处理与疫情有关的突发性事件苗头，维护社会安全稳定。

3. 现场控制技术措施

（1）现场流行病学调查：①接到疫情报告后，当地卫生行政部门立即组织相关人员对报告的疫情信息进行核实和流行病学调查与分析，对报告的所有病例立即进行流行病学现场调查，调查内容包括病例基本情况、居住地及家庭背景、发病和就诊经过、临床表现、实验室检查、诊断和转归情况、暴露史、旅行史、密切接触者情况等，寻找发生感染并造成传播流行的原因或线索、查找传播链、分析传播原因。在疫情调查处理进程中或结束后，应及时对流行病学资料进行整理、分析，撰写流行病学调查报告，并及时向上级疾控中心和同级卫生行政部门报告。②现场调查人员应指导医疗卫生机构对患者鼻、咽拭子/吸取物或鼻、咽冲洗液/吸取物进行采集，使用A类标本运输箱送至疾控中心病毒研究室，开展相关实验室检测工作。

（2）疫情相关人员的管理：①病例管理：疑似、和确诊病例应送至定点医疗卫生机构进行隔离治疗。隔离治疗期间，疑似、病例要分开管理，符合国家卫生部制定的出院标准后可出院。②密切接触者的管理：密切接触者是指在未采取有效防护情况下接触传染期甲型H1N1流感病例或疑似病例的人群，具体包括诊断、治疗或护理、探视甲型H1N1流感病例和疑似病例的人员；与病例或疑似病例共同生活或有过近距离接触的人员；或直接接触过病例或疑似病例的呼吸道分泌物、体液；或可能暴露于病例污染的环境或物体的人员等。具体名单由卫生行政部门提供，由医疗防疫组确定并发布。对密切接触者实施集中隔离医学观察7天（从离开疫区或与传染源脱离接触之日起开始计算）。每天测量体温2次。每日将医学观察情况报告给辖区疾控中心。一旦发现发热或呼吸道症状，要及时报告当地卫生行政部门和疾控中心，在采取有效防护的情况下，送定点医院进行隔离治疗。

（3）疫点处理：出现人感染甲型H1N1流感病例后，及时对可能污染场所的环境和物品进行严格消毒处理。①物表：可使用消毒剂喷雾或表面擦拭消毒。应按照先上后下，先左后右的方法，依次进行。消毒剂可选用0.2%过氧乙酸溶液或有效氯为200～400mg/L的含氯消毒剂溶液。泥土墙吸液量为150～300ml/m^2，水泥墙、木板墙、石灰墙为100ml/m^2。对上述各种墙壁的喷洒消毒剂溶液不宜超过其吸液量。地面消毒先由外向内喷雾一次，喷药量为200～300ml/m^2，待室内消毒完毕后，再由内向外重复喷雾一次。以上消毒处理，作用时间应不少于15min。②空气：能够开窗通风的场所原则上不进行空气消毒，密闭场所采用每立方米用15%过氧乙酸溶液7ml（即每立方米用纯过氧乙酸1克），使用过氧乙酸熏蒸器进行消毒，也可放置瓷或玻璃器皿中，底部用装有适量酒精的酒精灯加热蒸发，熏蒸 2h，即可换气。熏蒸消毒时要注意防火，还要注意过氧乙酸有较强的腐蚀性。对于体积较大的房屋，密闭后应用 2%过氧乙酸溶液按每立方米 8ml 的量进行气溶胶喷雾消毒。公共场所应加强自然通风为主和机械通风。必要时可采用循环风式空气消毒机或紫外线（无人条件下）对空气消毒。③对患者用过的使用和接触的物品、排泄物、呕吐物、垃圾、生活污水、运输工具和污染环境，进行煮沸、浸泡、喷洒、擦洗、覆盖等方法消毒，并作用到规定的时间。对污染重、经济价值不大的物品和废弃物，在征得其物主单位同意后焚烧。④离开现场前，嘱咐疫点单位达到消毒作用时间后开窗通风，擦拭打扫。⑤疫点处理时要注意个人防护、手部卫生和消毒，严格遵守操作规程、消毒制度。⑥应填好现场消毒记录表，并及时上报。

（4）健康教育：加强流感等呼吸道传染病防治知识的宣传，让群众正确认识甲型 H1N1 流感。指导宾馆、展馆、食堂等场所加强空气流通；教育公众养成勤洗手等良好的卫生习惯。

4. 应急响应的终止

（1）国家、省、市专家组对Ⅰ、Ⅱ级应急响应后疫情控制效果进行综合评价，经过疫情检索确定本市内最后 1 例患者隔离后 7 天后无新发病例出现，经市政府逐级报请省政府或国务院批准，终止应急响应。

（2）专家组对Ⅲ级应急响应后疫情控制效果进行综合评价，可疑病例被明确排除后，经市政府批准，终止应急响应。

（3）专家组对Ⅳ级应急响应后疫情控制效果进行综合评价，密切接触者及其相关接触人员在医学观察 7 天后无新发病例出现，经政府批准，终止应急响应。

（九）新闻发布工作方案

为了切实做好会展活动期间甲型 H1N1 流感新闻发布工作，确保防控信息准确、及时、透明，有效指导参会人员科学防控，正确引导社会舆论，避免公众产生恐慌情绪，确保会展活动顺利召开，确保防控工作有序有效，特制订甲型 H1N1 流感新闻发布工作方案。

1. 会展活动前期，甲型 H1N1 流感防控工作介绍以及健康宣教 会展活动召开之前，组委会防控甲型 H1N1 流感工作领导小组新闻宣传发布组（以下简称新闻组）组相关媒体的记者采写新闻稿，素材由会展活动组委会各相关部门负责提供，新闻稿严格实行两次审核，由提供素材的单位负责第一次审核，然后交由新闻组第二次审核。新闻素材的主要内容如下。

（1）做好会展活动甲型 H1N1 流感防控工作的重要性。

（2）会展活动期间社会公众需要了解组委会对于流感防控工作的具体要求。

（3）针对来自（或 7 日内到过）疫情比较严重的国家和地区以及有确诊病例的国家和地区的参会人员的指导性建议。

（4）会展活动期间，组委会提供的健康服务内容。

（5）针对来自（或 7 日内到过）疫情比较严重的国家和地区以及有确诊病例的国家和地区的参会人员，一旦发现自己或者他人有流感样症状后寻求帮助的路径。对疑似感染病例的隔离方法和密切接触者的隔离方法。

（6）防控流感的知识。

2. 会展活动期间，甲型 H1N1 流感防控工作新闻发布 各口岸（交通入口）、宾馆、会场等一旦发现来自（或 7 日内到过）疫情较重国家有流感样症状病例，根据《信息报送工作方案》，按程序报送，最终由组委会防控甲型 H1N1 流感工作领导小组医疗防疫处置组（以下简称防疫组）负责汇总分析。

在实验室检测结果出来前，如有需要，主要是指现场出现一定程度的慌乱，或者留验场所内旅客情绪不稳定，信息扩散到社会上，引起社会恐慌。由新闻组发布书面新闻通稿，通稿由防疫组提供。现场（交通口岸、场馆）可以以广播的形式按照新闻通稿进行发布。发布内容除简要介绍事件发生的总体情况之外，应详细阐述各相关部门采取的防控措施。目的是引导舆论、维护稳定。对当事个人基本信息，务必保密。

如本地实验室检测结果为阴性，如果之前已经发布过相关信息，则须立即对外宣布检测结果，消除紧张情绪。

如本地实验室检测结果为阳性，卫生行政部门及时将信息上报省卫生厅、市委、市政府，在请示卫生厅同意后报卫生部。市应急办应及时向省应急办汇报。经政府授权后，向社会各级媒体发布。由新闻组负责组织，由卫生健康局新闻发言人向各级媒体发布新闻通稿。新闻发布通稿由防疫组提供，由组委会防控甲型 H1N1 流感工作领导小组组长审定。发布内容主要包括实验室检测结果，该疑似病例的基本信息，目前病情特点，流行病学调查情况，密切接触人员的隔离情况。

一旦该疑似病例被确诊，经省政府授权后，由组委会防控甲型 H1N1 流感工作领导小组组长审定，由新闻组负责组织，向各级媒体发布。召开新闻发布会，由卫生健康局新闻发言人发布。发布稿由防疫组提供。发布内容主要包括两级实验室检测结果，该确诊病例的基本信息，目前病情特点，流行病学调查情况，密切接触人员的隔离情况；通报各级相关部门所采取的各项措施；向社会公众提出健康建议。原则上，不安排发言人接受采访。疾控中心指定专家，可以就防控工作通过媒体，向社会公众提出进一步的防控建议。在患者出院之前，坚持每日向媒体发布确诊病例治疗情况，建议书面新闻通稿发布，原则上不再另外安排采访。定点医疗卫生机构可指定 1 名专家接受媒体采访，介绍患者治疗和康复情况。

如果会展活动期间出现甲型 H1N1 流感群体性感染事件或检出散发的多例确诊病例，根据疫情紧急响应等级，由组委会请示省委、省政府决定，是否终止会议。组委会的决定，由新闻组负责组织，召开新闻发布会，由政府新闻发言人、卫生健康局新闻发言人向各级媒体发布新闻通稿。发布稿由防疫组提供。发布稿由会展活动组委会总负责人审定。发布内容主要包括疫情概况和防控注意事项；如终止会议，则必须说明终止的理由和终止会议后的相关指导意见。

3. 其他事项

（1）所有新闻发布都由新闻组统一负责组织。

（2）组委会设立新闻发布会场。

（3）除了会展活动甲型 H1N1 流感防控工作专场新闻发布之外，组委会在会展活动期间组织的例行发布中，能及时地通报疫情防控工作进展，并发布健康建议。

（4）各相关部门、县（市）区政府疫情新闻发布必须遵守《中华人民共和国传染病防治法》有关规定，未经省、市政府授权，不得随意发布有关疫情的消息。

（十）信息报送工作方案

为了切实做好甲型流感信息报送工作，更好地为政府决策提供科学依据，为做好新闻发布工作提供基础素材，特制订应对甲型流感信息报送工作方案。

1. 会展活动客商情况报送 参会客商情况，由市外经贸局负责采集汇总，及时报送会展活动防控甲型流感工作领导小组客商信息综合组（以下简称综合组）。

2. 口岸旅客信息报送 口岸发现有来自（7 日内到过）疫情严重的国家和地区或者有确诊病例国家和地区的旅客，由海关填写参加会展活动境外人员登记表，每天 16 时前传真至疾控中心，同时报综合组。如果发现其中有流感样症状及发热（腋下体温≥37.5℃），或出现咳嗽、咽痛、流涕等症状者，海关及时报告疾控中心。

3. 宾馆客商情况报送 宾馆中发现有来自（7 日内到过）疫情严重的国家和地区或者有确诊病例国家和地区的驻店旅客，须填写会展活动宾馆外籍人员健康登记表。每天 16 时传真至旅游局和辖区疾控中心。旅游局收到传真之后，及时将有关情况汇总报综合组。辖区疾控中心收到传真后，分析整理后报上级疾控中心。

宾馆如果发现住店旅客和在宾馆参加活动的客商，出现流感样症状及发热（腋下体温≥37.5℃），或咳嗽、咽痛、流涕等症状者，由宾馆及时报告辖区疾控中心，由辖区疾控中心报告上级疾控中心。

4. 会展中心客商情况报送 主会场内发现有来自（7 日内到过）疫情严重的国家和地区或者有确诊病例国家和地区的客商以及工作人员，出现流感样症状及发热（腋下体温≥37.5℃），或出现咳嗽、咽痛、流涕等症状者，由场馆内临时医务点立即报告疾控中心驻会展中心应急机动大队。并填写会展中心参会人员健康登记表，每天 16 时，报综合组和疾控中心。

5. 城乡社区卫生服务机构信息报送 城乡社区卫生服务机构发现辖区有来自（7 日内到过）疫情严重的国家和地区或者有确诊病例国家和地区的人员，并须填写医疗卫生机构、药店排查人员登记表，每天 15：30 前报辖区疾控中心。辖区疾控中心报各辖区卫生健康局，各县（市）、区卫生健康局汇总信息后，报上级卫生健康局；上级卫生健康局及时汇总信息后，16 时前报综合组。辖区疾控中心汇总后报上级疾控中心。如果其中发现有流感样症状及发热（腋下体温≥37.5℃），或出现咳嗽、咽痛、流涕等症状者，需要立即报告辖区疾控中心，由辖区疾控中心报上级疾控中心。

6. 各定点医疗卫生机构信息报送 各定点医疗卫生机构发现有来自（7 日内到过）疫情严重的国家和地区或者有确诊病例国家和地区，或出现流感样症状及发热（腋下体温≥37.5℃），且出现咳嗽、咽痛、流涕等症状者，需报告辖区疾控中心，并由辖区疾控中心报上级疾控中心；上级医院直接报告上级疾控中心。并须填写医疗卫生机构、药店排查人员登记表，每天 15：30 前报卫生健康局和疾控中心。卫生健康局 16 时前将信息报综合组。

7. 药店信息报送 药店发现有购买退烧药的客户，一定要仔细询问，如果发现用药者来自（7 日内到过）疫情严重的国家和地区或者有确诊病例国家和地区，或出现流感样症状及发热（腋下体温≥37.5℃），且出现咳嗽、咽痛、流涕等症状者，须报告辖区疾控中心，由辖区疾控中心报上级疾控中心。并填写医疗卫生机构、药店排查人员登记表，药监局汇总信息后，报综合组。

各报送点务必按照报送程序，坚持日报告和零报告制度，认真做好信息采集、汇总和报送工作。

（方　挺　尹志英）

第 2 节　疟疾疫情防控的示范应用

2010 年，由卫生部牵头，联合 13 个部委共同印发了《中国消除疟疾行动计划（2010—2020 年）》，提出到 2020 年全国实现消除疟疾目标。全国消除疟疾工作进展顺利，自 2017 年以来无本地原发疟疾病例发生，24 个疟疾流行省（自治区、直辖市）均通过了省级消除疟疾评估。但我国每年仍有近 3000 例境外输入病例，原疟疾流行地区传疟媒介依然存在，由输入性疟疾导致的再传播风险不容忽视。2020 年 12 月 30 日中国疾病预防控制中心《关于印发消除疟疾后防止输入再传播技术方案的通知（中疾控传防发〔2020〕98 号)》，制定疟疾防控策略，从以每个病例/疫点为核心的“线索追踪，清点拔源”消除策略转向以及时发现输入传染源为重点的“及时发现，精准阻传”防止再传播策略，在“1-3-7”工作规范基础上，进一步加强多部门合作，提高监测和突发疫情应急处置能力。及时发现和规范治疗输入病例、调查和评估输入病例传播风险、及时处置输入再传播风险疫点或人群，有效阻断再传播风险。

一、病 例 发 现

患者 2024 年 8 月 19 日在无明显诱因下出现寒战、发热伴头晕头痛，伴胸闷。隔日发热，发热时体温在 38.5℃以上。自行服用对乙酰氨基酚症状未缓解。8 月 22 日赴某卫生院就诊，诊断“发热”，因其自述有疟疾感染史，转至某区人民医院就诊。某区人民医院医生根据患者自述有埃塞俄比亚旅居史和疟疾既往感染史，且此次发病症状与历次发病类似，初步诊断患有疟疾的可能，采血送检排查，该医院实验室镜检检出疟原虫，8 月 23 日 10 时 22 分以疟疾（恶性疟）通过中国疾病预防控制信息系统（简称直报系统）报告，接到报告后，市、区两级疾控中心立即开展个案调查和疫点处置工作，并开展了专题风险评估。

二、病例报告

责任报告人对发现的所有疟疾病例（包括实验室确诊病例和临床诊断病例）均应在 24 小时内，通过直报系统进行网络直报。该病例患者曹××，男，27 岁，陕西汉中人，现住某市某区职工宿舍。8 月 23 日至某市某区人民医院就诊，采血镜检发现疟原虫，8 月 23 日 10 时 22 分某区人民医院在 24 小时内通过直报系统以疟疾（恶性疟）进行疫情网报，8 月 23 日 17 时经某市疾病预防控制中心复核后订正为间日疟。

三、病例核实

病例报告地的县级疾控中心负责在病例报告后的 2 日内完成对网报疟疾病例血涂片的镜检复核，市级疾控中心在病例报告后的 3 日内完成镜检复核工作。8 月 23 日某区人民医院通过直报系统报告恶性疟病例，病例报告地区疾病预防控制中心快速诊断测试（quick diagnosis test）进行复核，结果为间日疟阳性。8 月 23 日某市疾病预防控制中心复核，疟疾血片镜检结果检出间日疟原虫，疟疾 PCR 结果为间日疟原虫核酸阳性。

四、病例个案调查

（一）境外旅居史

该患者自述 2023 年 7 月至 2024 年 4 月 4 日于埃塞俄比亚从事道路建筑。2024 年 4 月 4 日入境回国，直接返回老家，7 月 25 日到外省务工住在某市某单位宿舍，自述均在工作场所内活动，无外出史。

（二）既往疟疾发病史

该患者自述曾于埃塞俄比亚患过疟疾，于 2023 年 10 月、12 月及 2024 年 4 月 3 日出现疟疾相关症状，每次发病均在非洲当地使用抗疟药进行治疗，具体药品情况不详。无输血史，家庭中也无疟疾感染史。

（三）患者的发病与诊治情况

患者 8 月 19 日在无明显诱因下出现寒战、发热伴头晕头痛，伴胸闷。隔日发热，发热时体温在 38.5℃以上。自行服用对乙酰氨基酚症状未缓解。8 月 22 日赴卫生院就诊，诊断“发热”，因其自述有疟疾感染史，转至某区附属人民医院就诊。医生根据患者自述有埃塞俄比亚旅居史和疟疾既往感染史，且此次发病症状与历次发病类似，采血送检，实验室镜检检出疟原虫。

患者病情较轻，在某区人民医院住院治疗。参照《抗疟药使用规范》（WS/T 485—2016）首选磷酸氯喹加磷酸伯氨喹 8 日口服治疗（简称氯伯喹 8 日疗法）；可选磷酸哌喹、青蒿素类复方药物治疗（artemisinin-based combination therapy，ACT）或磷酸咯萘啶等药物加磷酸伯氨喹口服治疗。本次治疗方案，选用了青蒿素类复方药物治疗（ACT）加磷酸伯氨喹口服治疗。剂量：双氢青蒿素哌喹片，总剂量 8 片，每片含双氢青蒿素 40mg、磷酸哌喹 171.4mg。用法：首剂口服 2 片，于 8 月 23 日服用，8h、24h、32h 各口服 2 片；口服磷酸伯氨喹片，总剂量 180mg（24 片，每片含伯氨喹基质 7.5mg），首剂于 8 月 24 日服用，每日 3 片，连服 8 日。经随访，患者 24 日、25 日、26 日已无发热。

（四）病例的分类及判定依据

1. 病例的分类　该病例为境外输入间日疟复发病例。

2. 判定依据

（1）境外感染依据：埃塞俄比亚为疟疾流行区，病例在埃塞俄比亚居住期间有疟疾患病史，出现多次发病且治疗情况不详。实验室经疟疾镜检及 PCR 检测，确诊疟原虫虫种为间日疟原虫。

（2）排除本地感染依据：查阅某市某区近 5 年疟疾感染情况，近 5 年均无本土病例发生。2019 年 11 月、2023 年 8 月和 2024 年 8 月分别报告 1 例境外输入疟疾（恶性疟）病例，本次所报告病例与上述 3 例输入病例无任何关联。本地保持良好的疟疾监测能力，该区 2023 年血检筛查“四热患者”共 709 例，除检出 1 例境外输入确诊病例外，均未检出疟原虫，各级复核结果表明无阳性片漏检现象。根据上述情况可以排除某市本地感染可能。

（五）病例同行人员追踪调查

患者在埃塞俄比亚往返无同行人员。

（六）发病后活动情况

本次发病后除划定疫点外自述未外出，曾前往某卫生院，某区人民医院就诊，已通知医院内落实灭蚊措施。

五、病 例 随 访

该患者为间日疟病例，某市某区疾控中心负责患者治疗的全程随访，督促患者规范服药，了解患者转归，分别在服药后第 3 天、7 天、1 个月随访一次，随访记录见表 8-1。

表 8-1　随访记录

随访日期	服药天数	镜检结果	体温（℃）	随访情况
2024 年 8 月 26 日	服药后 3 天	阴性	37	服药后，热退
2024 年 8 月 30 日	服药后 7 天	阴性	36.5	伯氨喹继续服用，全身状况好转
2024 年 9 月 20 日	服药后 28 天	阴性	36.5	伯氨喹 8 月 31 日服完，自述身体状况良好

根据某省消除疟疾后监测方案要求，间日疟和卵形疟病例临床治愈后，应在下个流行季节前采用磷酸伯氨喹 8 日疗法，进行抗复发治疗。区疾控中心应在该病例每次抗复发治疗前主动告知，并在报告后 1 年和 2 年时各随访一次。

六、疫点的调查和处置

病例居住地所在的县级疾控中心应在病例报告后 7 日内（自然日）完成疫点调查，并通过中国疾病预防控制信息系统——监测报告管理的“流病调查”录入和上报。

（一）疫点基本情况

疫点位于某市五乡镇明堂岙村中铁四局搅拌站（29.84°N，121.75°E），地貌属于丘陵，海拔约 8m，植被丰富，厂区无植被，无大型养殖场所，员工生活起居均在厂区，距该村的居民区距离较远，厂区内干净整洁，所有宿舍均有纱窗、防蚊液等防蚊措施。五乡镇配备乡镇卫生院一家，卫生室 14 间。全镇常住人口 72 600 人，流动人口 57 641 人。

（二）疫点示意图

以患者居住的宿舍为中心半径 100m 划疫点范围，面积约 31 400m^2，详见图 8-1。